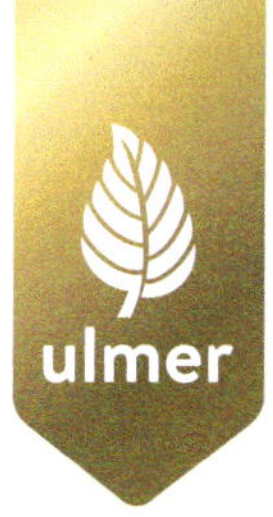

Rudi Beiser

Geheimnisse DER UNKRÄUTER

Heilkraft, Mythen und Ökologie

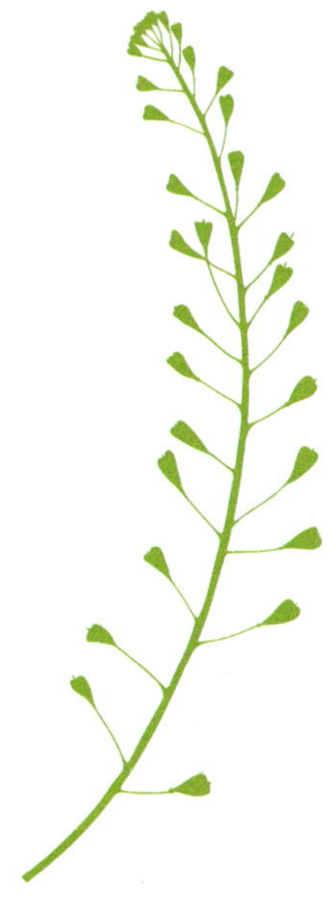

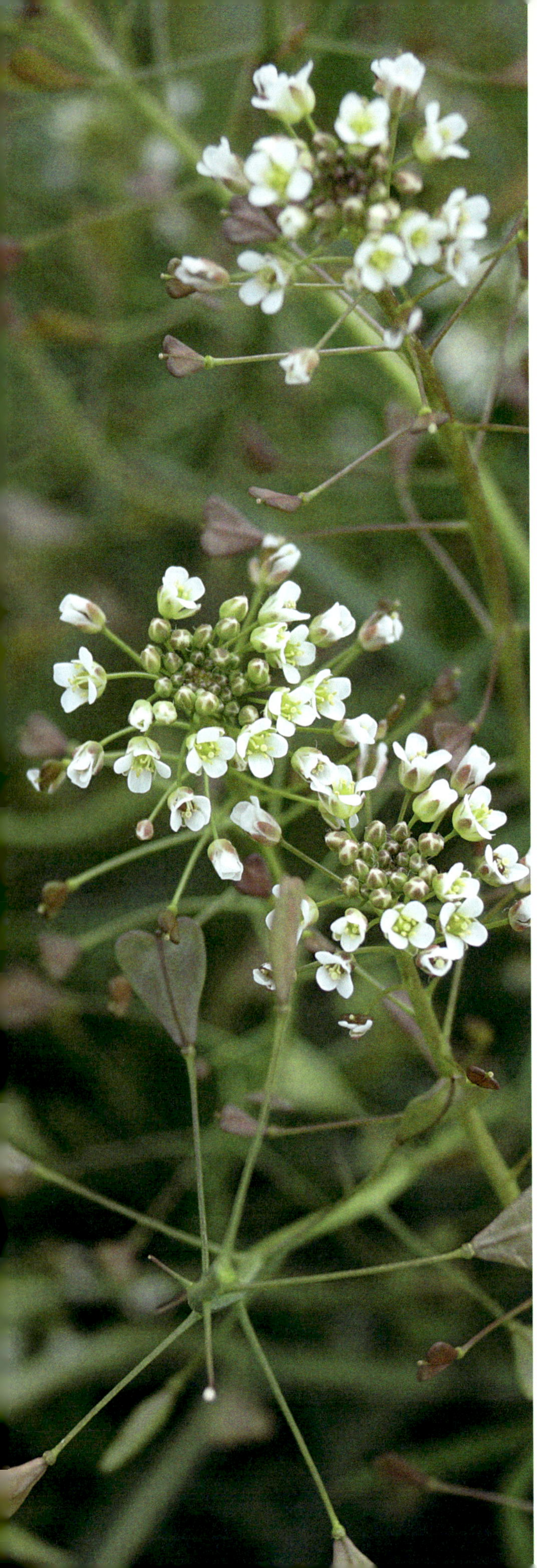

Inhalt

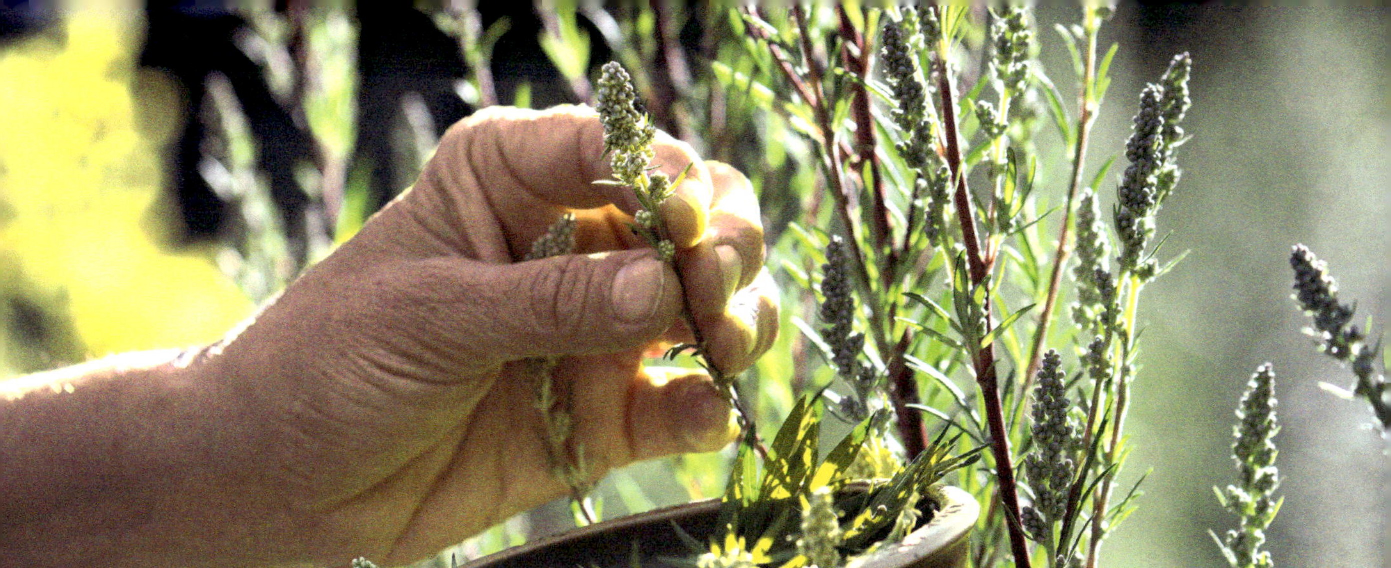

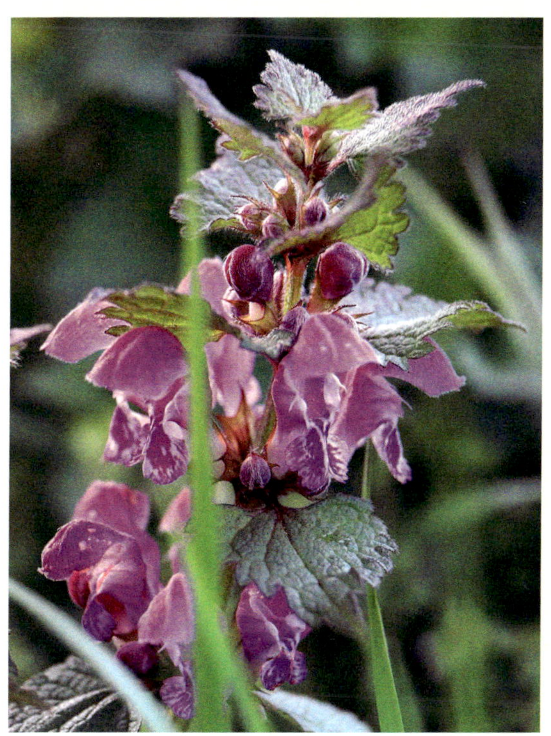

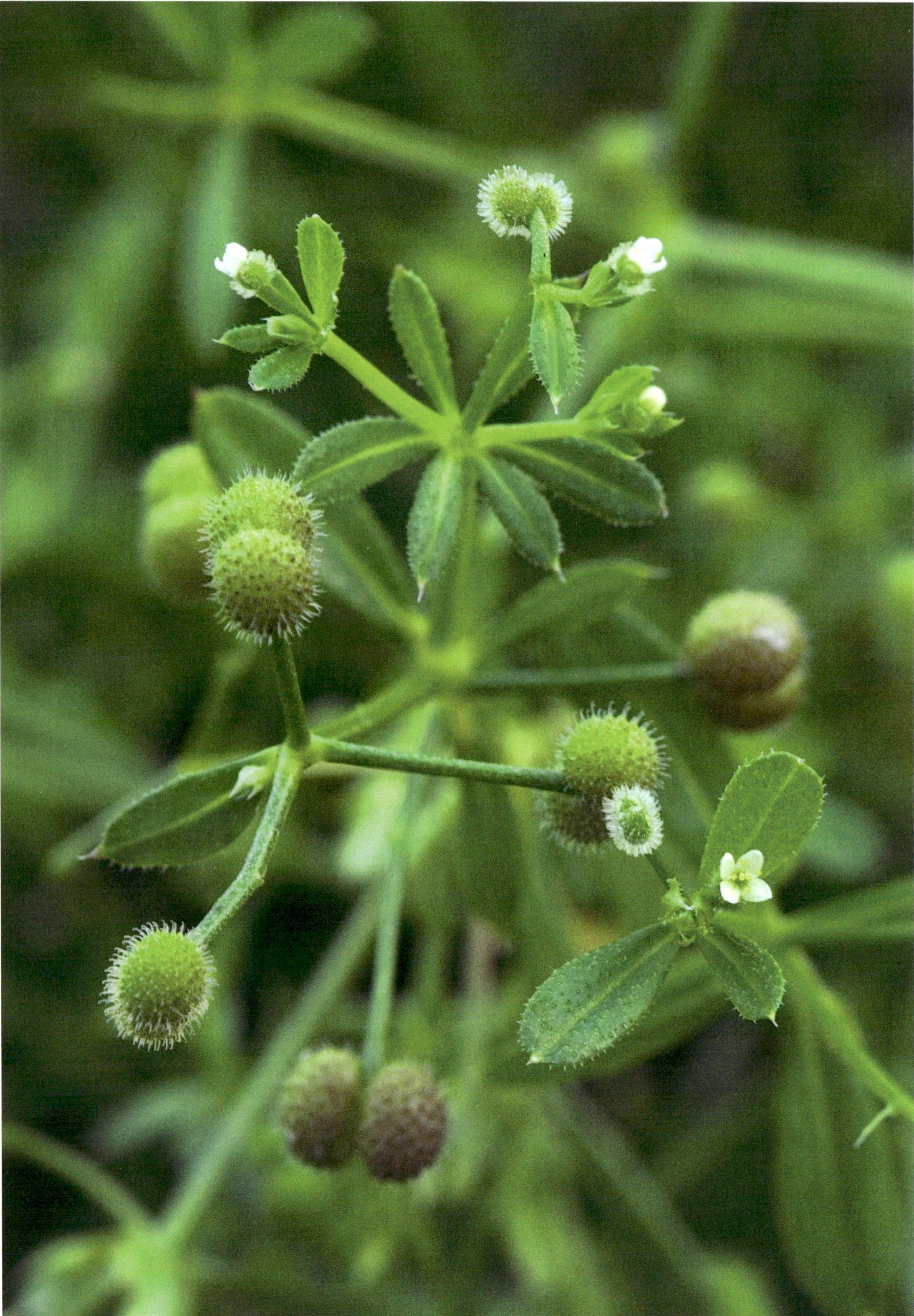

Vorwort

Viele Gartenbesitzer fluchen über sie: die lästigen Unkräuter! Sie machen sich ungefragt auf Äckern und in Gärten breit und erschweren unseren geliebten Kulturpflanzen das Wachstum. Vor allem bereitet das Entfernen der Unkräuter viel Arbeit und genau dies hat bei mir vor 45 Jahren das Interesse an Pflanzen geweckt.

Als Jugendlicher half ich meinen Eltern bei den Arbeiten in unserer Landwirtschaft, wobei vor allem das ungeliebte Heraushacken der Unkräuter viel Zeit in Anspruch nahm. Es war eine wahre Sisyphusarbeit, denn die Unkräuter präsentierten sich stets konkurrenzfähiger und vitaler als das Kulturgemüse. Diese unverwüstliche Vitalität weckte meine Neugier. Ich wollte die Pflanzen, die mich beständig plagten, kennenlernen und benennen können. Eine neue Welt eröffnete sich mir: Beim Studium des von meinem Taschengeld gekauften Bestimmungsbuchs entdeckte ich bald, dass es sich bei den Unkräutern häufig um Heilpflanzen oder sogar essbare Wildkräuter handelte. Je länger ich mich mit ihnen beschäftigte, desto spannender und faszinierender wurden sie für mich. Ich fing an, Rezepte auszuprobieren, trocknete die Kräuter zu Tee oder nutzte sie als Spinatersatz. Seither hält sich mein Ärger über die Unkräuter in meinem Garten in Grenzen und es überwiegt das Interesse an der wilden Pflanzenwelt, die so viele Überraschungen für uns bereithält.

Da die meisten gärtnerisch Tätigen nur den Fluch der Unkräuter und selten ihren Segen kennen, kam mir die Idee, ein Buch über eben jene Unkräuter zu schreiben. Denn die wenigsten wissen, welch ungeahnte Schätze sich da zwischen die Kulturpflanzen mischen. In diesem Buch finden Sie alles Wissenswerte zu den 30 häufigsten Unkräutern in unseren Gärten und auf unseren Äckern. Sie lernen ihre raffinierten Verbreitungsstrategien und ihre ökologische Bedeutung kennen und Sie erfahren von ihrem Nutzen als Nahrung und Medizin. Zahlreiche Rezepte aus Wildkräuterküche und Heilkunde runden die Pflanzenporträts ab. Lernen Sie die ungebetenen Gäste, die es sich auf landwirtschaftlichen Flächen oder in ihrem Garten gemütlich machen, besser kennen und möglicherweise sogar ein wenig lieben. Wer weiß, vielleicht sind es dann irgendwann gar keine Unkräuter mehr?

Ich wünsche Ihnen viel Freude beim Lesen und Ausprobieren der Rezepte!

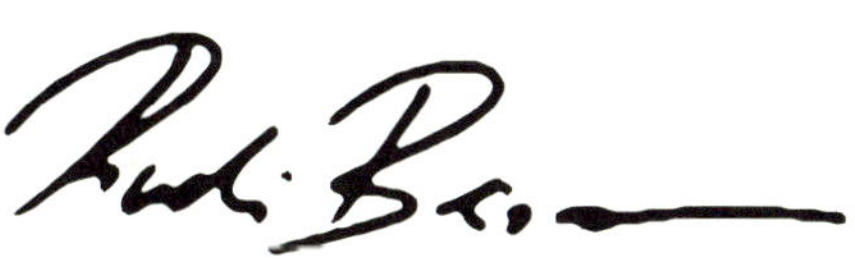

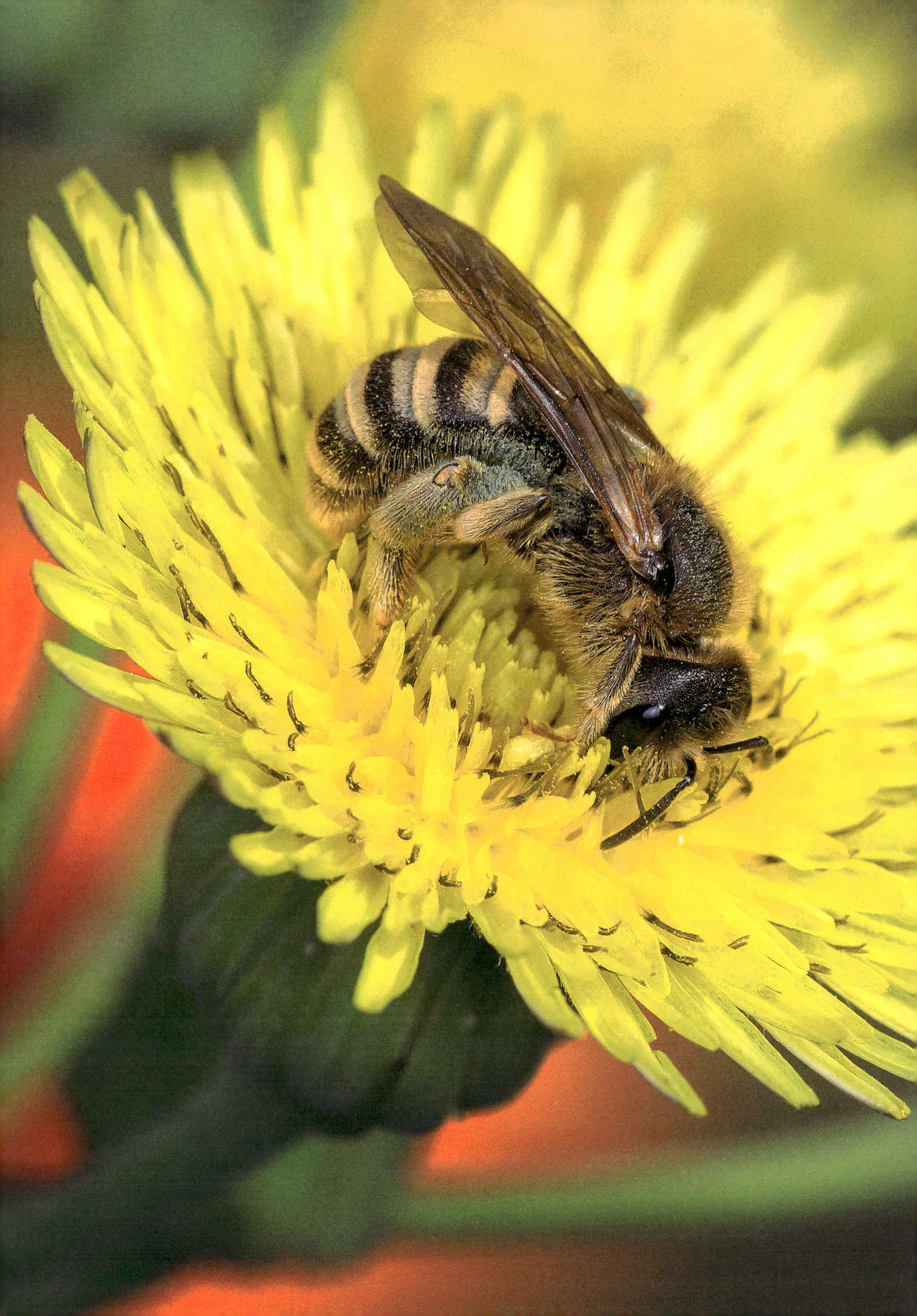

UNKRAUT – Fluch und Segen

Kleine Kulturgeschichte DER UNKRÄUTER

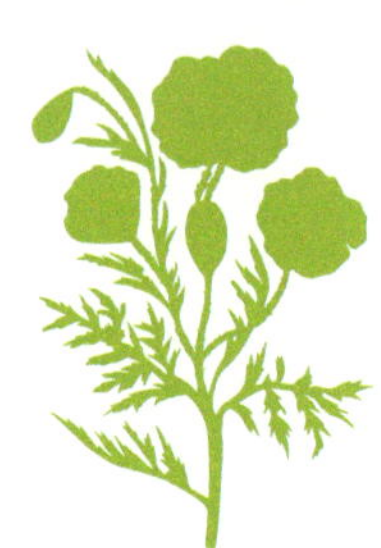

Die Geschichte der Unkräuter beginnt in der Jungsteinzeit, dem sogenannten Neolithikum. In dieser Zeit fing der Mensch an, sich seine Nahrung selbst anzubauen und sesshaft zu werden. So entwickelten sich Ackerbau und Viehzucht. Dieser Vorgang hatte seinen Ursprung vor etwa 12 000 Jahren irgendwo im heutigen Irak, Syrien und Jordanien. Vom Nahen Osten wanderte die neue Wirtschaftsform über den Balkan langsam Richtung Mitteleuropa, wo die Menschen erst vor etwa 7500 Jahren die Landwirtschaft für sich entdeckten. Aus den umherziehenden Sammlern und Jägern wurden sesshafte Bauern. Es entstanden die ersten Dörfer und man begann mit der Domestizierung von nutzbaren Wildpflanzen, wobei der Schwerpunkt vor allem auf Getreide lag. Einkorn und Emmer gehören zu den ältesten Getreidearten, die aus Wildgräsern gezüchtet wurden. Auf den gerodeten Flächen und in den Gärten siedelten sich nun viele Wildpflanzen an, die mit den kultivierten Pflanzen in Konkurrenz traten. Das war die Geburtsstunde der sogenannten Unkräuter. Unabsichtlich förderte der Mensch ihre Verbreitung, indem er ihnen einen neuen Lebensraum eröffnete. Damals wurden sie aber vermutlich nur in den seltensten Fällen als Unkraut wahrgenommen, denn Wildkräuter waren in der Frühzeit des Neolithikums noch wichtige Nahrungs- und Medizinpflanzen. Die wenigen angebauten Getreidearten sowie Gemüse und Hülsenfrüchte konnten längst nicht den Bedarf der wachsenden Bevölkerung decken. Vor allem im Frühling, wenn die Felder und Gärten noch leer waren, nutzte man die im Siedlungsbereich gesammelten Wildpflanzen als lebensnotwendige Nahrungsergänzung.

Mithilfe der Archäobotanik konnte bei der Untersuchung neolithischer Siedlungsplätze die Nutzung verschiedenster Sammelpflanzen belegt werden. So fand man beispielsweise Reste von Bärlauch, Brennnessel, Weißem Gänsefuß, Gänsedistel, Rainkohl, Hohlzahn, Knoblauchsrauke, Pastinak, Kümmel, Wilder Möhre, Wegerich, Vogelmiere, Vogelknöterich und Sauerampfer. Dazu kam natürlich noch die große Zahl gesammelter Wildfrüchte, wie Haselnüsse, Eicheln, Kornelkirsche, Schlehe, Holunder, Brombeere, Himbeere und Heidelbeere. Es wurden auch Früchte von Pflanzen gesammelt, die heutzutage als giftig angesehen werden, wie beispielsweise der Schwarze Nachtschatten. Man geht heute davon aus, dass die gesammelten Wildpflanzen damals einen Anteil von etwa 40 % an der Ernährung ausmachten.

Man sollte sich in diesem Zusammenhang bewusst machen, dass die Menschen vor dem Beginn des Ackerbaus ausschließlich von wilden Pflanzen und Tieren lebten. 99 % der Menschheitsgeschichte gehörten der Wirtschaftsform der Sammler und Jäger. Der überwiegende Teil ihrer Nahrung waren direkt aus der Natur gesammelte Wildpflanzen und -früchte, Pilze und Nüsse. Und wie schon gesagt trifft diese Nutzung essbarer Wildpflanzen abgeschwächt auch auf die jungsteinzeitlichen Ackerbauern zu. Dementsprechend verdankten unsere Vorfahren ihr Überleben oftmals jenen Wildpflanzen, die erst viel später zu Unkräutern wurden und die wir heute tonnenweise mit Herbiziden bekämpfen.

Im Windschatten des Ackerbaus

Zu Beginn des Ackerbaus waren die meisten Unkräuter einheimisch. Sie besiedelten ursprünglich nur kleine ökologische Nischen, die von Natur aus offene Standorte waren, etwa Flussufer oder Waldlichtungen. Aber dann profitierten sie von den neu entstandenen Rodungsflächen und verbreiteten sich stark. Sie passten sich an jene Flächen an, die von den Menschen offengehalten und bearbeitet wurden. Äcker, Gärten und Weiden wurden zu ihrem neuen Lebensraum, den sie sich zusammen mit den Nutzpflanzen teilten. Man bezeichnet diese alteinheimischen Wildpflanzen als Apophyten oder Idiochoren. Dazu gehören zum Beispiel Gänsedistel, Weißer Gänsefuß, Kletten-Labkraut, Schwarzer Nachtschatten, Quecke, Rainkohl und Vogelmiere.

Einige Unkräuter, wie Adonisröschen, Kamille, Kornrade, Kornblume oder Klatschmohn, kamen erst mit dem Ackerbau zu uns; meist wurden sie als Verunreinigung des Getreide-Saatguts aus dem Balkan und dem Nahen Osten mitgebracht. Diese zu prähistorischer Zeit mithilfe des Menschen eingewanderten Pflanzen nennt man Archäophyten. Auch die Römer hatten vor 2000 Jahren bei ihren Eroberungszügen noch einige Unkräuter im Reisegepäck, zum Beispiel den Portulak.

Sehr viele neue Unkräuter kamen dann nach der Entdeckung der Neuen Welt und anderer Kontinente ab 1492 nach Europa; ein Vorgang, der noch immer nicht abgeschlossen ist. Solche Pflanzen nennt man Neophyten. Zu ihnen gehören Knopfkraut, Persischer Ehrenpreis, Nachtkerze, Zurückgebogener Amarant oder Kanadisches Berufkraut.

Die Zahl der Unkräuter nahm mit der Entwicklung des Ackerbaus immer mehr zu, was zum Teil mit den Bewirtschaftungsmethoden zusammenhing. Der Mensch erschloss immer mehr Lebensräume, die für die licht- und nährstoffhungrigen Ruderalpflanzen perfekte Bedingungen bereithielten. In der Jungsteinzeit kommen nur etwa 30 Unkrautarten vor und in der Bronzezeit sind schon etwa 60 Unkräuter nachgewiesen. Ab der Eisenzeit steigt die Zahl auf deutlich über 100 an und erreicht in der Neuzeit einen Wert von über 650 Arten. Im 19. Jahrhundert überschritt die Ackerunkrautflora ihren Höchststand; heute sind es nur noch weniger als die Hälfte.

Die moderne Landwirtschaft perfektionierte die Unkrautbekämpfung. Mit dem Einsatz von Maschinen, neuen Saat- und Erntetechniken, von Mineraldüngern und chemischen Unkrautbekämpfungsmitteln, den Herbiziden, begann die Verminderung der Artenzahl auf Äckern und in Gärten. Eine leistungsfähige Saatgutreinigung tat ihr Übriges, und die typischen Saatgutunkräuter wie Kornrade, Kornblume oder Roggentrespe verschwanden. Heute gilt die Ackerwildkrautflora als gefährdet, denn viele Unkräuter stehen auf der Roten Liste der Pflanzenarten, etwa Sommer-Adonisröschen, Kornrade, Acker-Rittersporn oder Acker-Schwarzkümmel. Inzwischen sind rund ein Drittel der einst so häufigen Ackerwildkräuter als gefährdet oder verschollen aufgeführt. Lange Zeit waren die Bauern die Garanten für eine artenreiche Kulturlandschaft. In den letzten Jahrzehnten hat sich dies leider ins Gegenteil verkehrt.

Vor allem jene Unkräuter dominieren jetzt die Felder, die die Verdichtung der Böden durch schwere Maschinen gut ertragen, etwa der Acker-Schachtelhalm. Außerdem haben sich Unkräuter durchgesetzt, die von den hohen Stickstoffkonzentrationen aus der intensiven Düngung profitieren, zum Beispiel Kletten-Labkraut, Weißer Gänsefuß, Hühnerhirse oder Vogelmiere. Zu guter Letzt haben viele Unkräuter sogar Resistenzen gegen Herbizide ausgebildet und können sich so in der vielerorts vorherrschenden „Agrarwüste" ungestört entwickeln. Sie werden deshalb als „Superunkräuter" bezeichnet. Diese Resistenz ist eines der größten Probleme der chemischen Unkrautbekämpfung.

Lange Zeit haben die Unternehmen der Agrarchemie den möglichen Schaden durch Unkräuter aufgebauscht, um ihre Herbizide anzupreisen. In Wahrheit haben die meisten der etwa 300 mitteleuropäischen Ackerunkräuter gar keinen negativen Einfluss auf die Kulturen und ihren Ertrag. Aktuelle Untersuchungen gehen sogar davon aus, dass bei uns tatsächlich nur etwa 20 Unkrautarten als problematisch anzusehen sind, also etwa 6 % der Ackerwildflora.

Unkräuter – die wilden Konkurrenten der Kulturpflanzen

Das Problem der Unkräuter offenbart sich schon in ihrem Namen, nämlich dass sie dort, wo sie wachsen, nicht erwünscht sind. Als Unkraut bezeichnet man also die unerwünschte Begleitvegetation an den von uns Menschen für die Kulturpflanzen geschaffenen Standorten. Die Wildpflanzen werden dementsprechend nicht gezielt angebaut, sondern sie erscheinen spontan über eingeschleppte oder

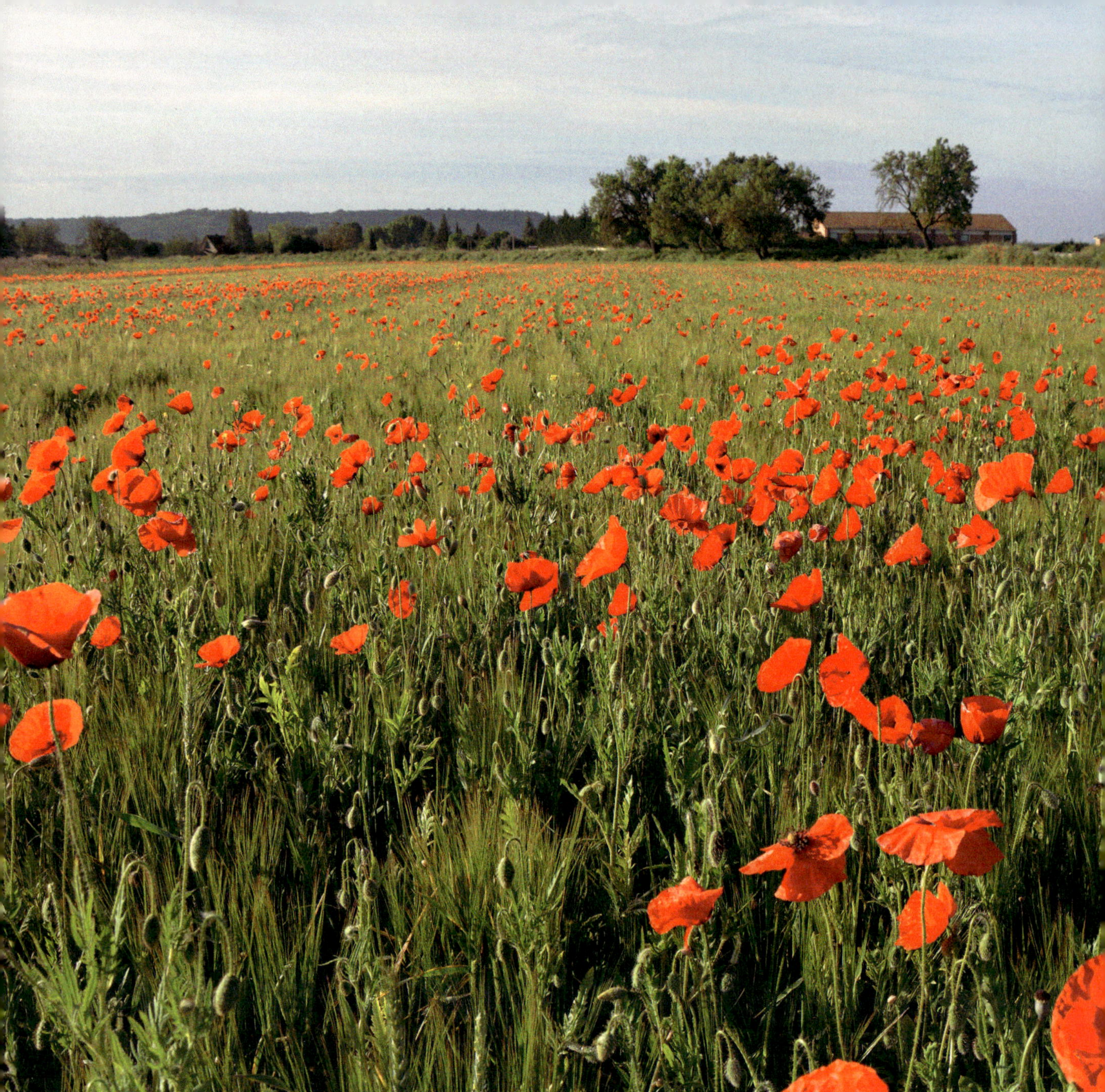

Der wunderschöne Klatschmohn kam erst mit dem Getreideanbau zu uns nach Mitteleuropa.

zugeflogene Samen, über das Samenreservoir des Bodens oder über Wurzelausläufer. Die Unkräuter sind Survivalspezialisten: Sie entwickeln sich schneller und vitaler als die Kulturpflanzen und gewinnen somit häufig den Konkurrenzkampf.

Als schädlich angesehen werden sie vor allem deshalb, weil manche von ihnen das Wachstum der Kulturpflanzen behindern und so für Ertragsverluste sorgen. Weltweit werden die Verluste, die durch Unkräuter entstehen, auf 9,7 % des Gesamtertrags geschätzt. Ohne Bekämpfungsmaßnahmen müsste man je nach Kultur mit Verlusten von 20–40 % rechnen. Diese Verluste entstehen durch die Konkurrenz um Wasser und Nährstoffe. Viele Acker- und Gartenunkräuter sind ausgesprochen nährstoffbedürftig, etwa der Weiße Gänsefuß oder die Hühnerhirse.

Eine weitere entscheidende Rolle spielt auch die Konkurrenz um Licht, denn viele Unkräuter schaffen es in kurzer Zeit, die Kulturpflanzen zu überwuchern. Durch diese Konkurrenzsituation

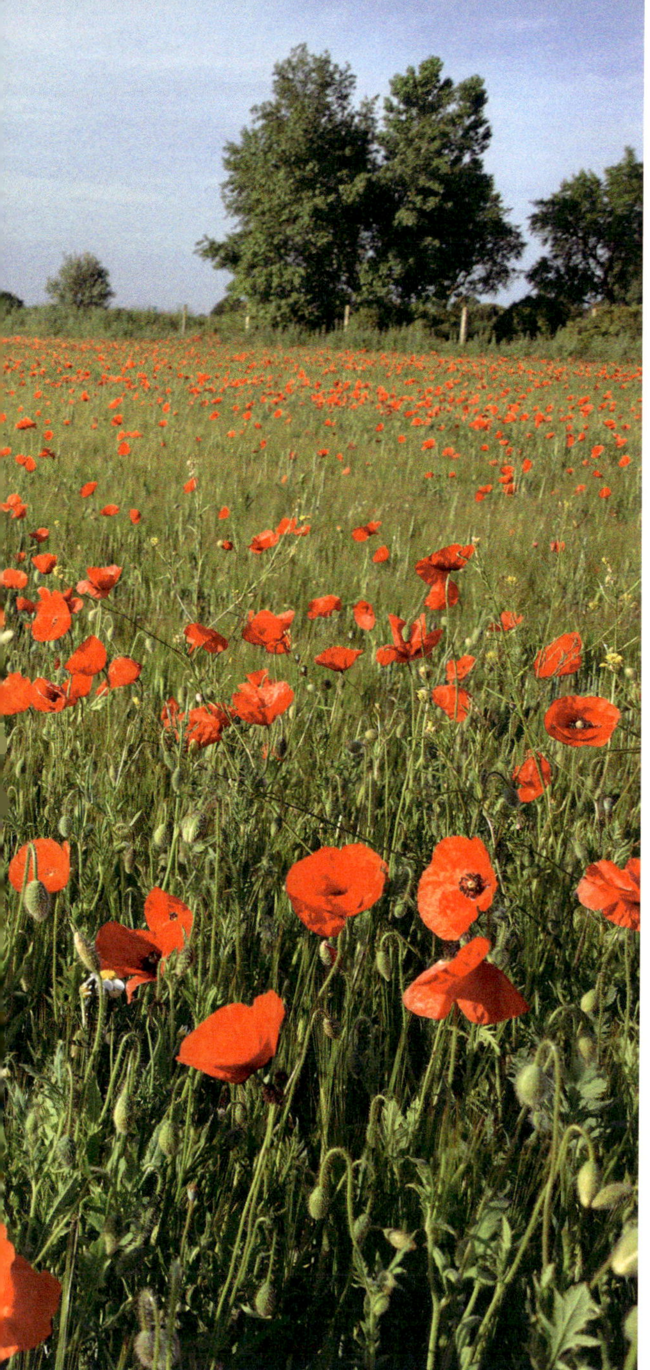

kommt es bei Getreide und Gemüse teils zu großen Ertragseinbußen. Manche Kulturpflanzen, die sehr langsam auflaufen, wie zum Beispiel Möhren, leiden besonders unter der Verunkrautung.

Manche Unkrautarten erschweren zudem die Ernte, indem sie sich um die Kulturpflanzen winden (Acker-Winde, Kletten-Labkraut). Andere Arten können die Qualität der Kulturpflanzen negativ beeinflussen, da sie bei der maschinellen Ernte unbeabsichtigt mitgeerntet werden. Das wird zum Problem, wenn sie beispielsweise Giftstoffe enthalten (Bingelkraut, Gemeines Greiskraut, Schwarzer Nachtschatten) oder die Ernteprodukte anderweitig verunreinigen. Einige Unkräuter gelten auch als potenzielle Wirtspflanzen für Schädlinge und Pilzkrankheiten.

In den letzten Jahrzehnten wurden fast ausschließlich die Schadwirkungen der lästigen Unkräuter hervorgehoben. Zu ihrer Bekämpfung wird von Seiten der industriellen Landwirtschaft, aber auch von Seiten der Hausgärtner ein beeindruckendes Waffenarsenal eingesetzt. Dazu gehören neben der mechanischen Bekämpfung vor allem die Herbizide, die allerdings zahlreiche ökologische Probleme verursachen. So sind der Verlust der Artenvielfalt sowie das Insektensterben unter anderem auf den Einsatz dieser Mittel zurückzuführen. Auch die Rückstände dieser Giftstoffe im Grundwasser stellen uns zunehmend vor große Probleme.

Lebensraum Agrarland

Äcker und Gärten sind mit über 30 % der Landfläche neben dem Wald das flächenmäßig größte Ökosystem Deutschlands. In diesem intensiv bewirtschafteten Lebensraum kommen neben den dort angebauten Kulturpflanzen etwas mehr als 300 wildwachsende Pflanzenarten vor. Sie sind eng an den Lebensraum Acker und Garten gebunden und könnten ohne die landwirtschaftliche Bearbeitung gar nicht existieren. Manche Arten sind sogar an ganz bestimmte Kulturpflanzen gebunden, wie etwa das Flachs-Leinkraut (*Silene linicola*) oder der Gezähnte Leindotter (*Camelina alyssum*), welche nur in Verbindung mit dem Leinanbau auftreten. Bis zum 19. Jahrhundert hat die Landwirtschaft durch das Freihalten und Bearbeiten der Flächen eine ungeheuer große Artenvielfalt ermöglicht. Die reich strukturierte (Agrar-) Kulturlandschaft bot einer Vielzahl von Pflanzen und Tieren Lebensräume. Mit der modernen intensiven Landwirtschaft ging diese Artenvielfalt verloren.

Inzwischen steigt das ökologische Bewusstsein. Dennoch ist es bis heute nicht gelungen, eine nachhaltige Landwirtschaft zu etablieren, die Ertragssicherheit mit dem Erhalt der lebensraumtypischen Artenvielfalt verknüpft.

UNKRAUT – eine Frage der Definition

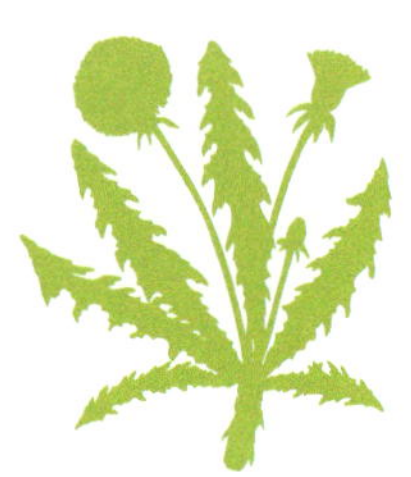

Der Begriff Unkraut ist subjektiv, denn er wurde von uns Menschen geprägt. Ohne den Menschen ist jedes Unkraut eine ganz normale Wildpflanze. Wir definieren zahlreiche Wildpflanzen als *Un*kräuter, weil sie aus unserer Sicht unerwünscht oder wertlos sind. Durch ein wachsendes ökologisches Bewusstsein und die Erfahrungen des Ökolandbaus macht man sich zunehmend Gedanken um die positiven Wirkungen und den möglichen Nutzen der Unkräuter. Das schlägt sich auch im Sprachgebrauch nieder, sodass für den diskriminierenden Begriff Unkräuter immer öfter wertfreie Synonyme genutzt werden: Ackerwildkräuter, Beikräuter, Begleitwuchs, Spontanvegetation oder Segetalpflanzen. Der Begriff Segetalpflanzen ist in der Fachliteratur gebräuchlich und eigentlich sehr treffend. Das lateinische *segetalis* heißt „zur Saat gehörend" und umschreibt letztlich den Umstand, dass diese Pflanzen zum Ackerbau gehören und ohne ihn nicht existieren können. Trotz negativer Prägung sprechen wir nachfolgend weiterhin von Unkräutern, denn dieser Begriff ist in der landwirtschaftlichen und gärtnerischen Kultur fest verankert. Allerdings werden wir lernen, dass alle Unkräuter auf irgendeine Art auch nützlich sind. Das wusste schon der Lehrer Rudolph Becker, der 1788 in seinen „Noth- und Hülfsbüchlein für Bauersleute" schrieb: „*Unkraut oder unnützes Kraut gibt es eigentlich gar nicht.*"

Können Unkräuter auch nützlich sein?

Da Unkräuter in der Gartenliteratur oft nur als lästiges Problem erwähnt sind und problematische Bekämpfungsmaßnahmen im Vordergrund stehen, möchte ich hier eine Lanze für sie brechen und ihre positiven Wirkungen etwas ausführlicher würdigen.

Gegen die Unkräuter wird gerne das Argument ins Feld geführt, sie würden mit Kulturpflanzen um Nährstoffe konkurrieren. Von Nährstoffmangel sind Kulturpflanzen bei uns aber keineswegs betroffen. Im Gegenteil: Leider sind viele Gärten

Die Ackerkratzdistel hält Gerste die Läuse vom Leib und ist eine wertvolle Nektarquelle inmitten von Monokulturen.

und landwirtschaftliche Flächen mit Nährstoffen überversorgt. Vor allem beim Stickstoff gibt es einen deutlichen Überschuss, der zahlreiche negative Umweltbelastungen nach sich zieht. So ist dadurch zum Beispiel das für die Trinkwasserversorgung wichtige Grundwasser akut gefährdet. Hier können die stickstoffliebenden Unkräuter sogar ausgleichend wirken, indem sie den überschüssigen Stickstoff vorübergehend einlagern und erst zu einem späteren Zeitpunkt (nach ihrem Absterben) allmählich wieder freisetzen. Somit werden Stickstoffauswaschungen ins Grundwasser verringert.

Im Garten- und Landbau werden die Kulturflächen meist ganzjährig unkrautfrei gehalten. Solche offenen Flächen sind in bestimmten Lagen sehr erosionsgefährdet. Die Unkräuter bieten aber nicht nur Erosionsschutz, sondern sie tragen zudem zur Bodenverbesserung bei. Sie beschatten und lockern den Boden, verhindern die Austrocknung und schaffen ein günstiges Mikroklima sowie optimale Bedingungen für die zahlreichen Bodenorganismen. Das wertvolle Bodenleben wiederum fördert die Bodengare und verbessert den Humusgehalt sowie die Bodenfruchtbarkeit. In einer Handvoll fruchtbarem Boden gibt es mehr Lebewesen als Menschen auf der Erde. Diese Organismen sorgen dafür, dass sich organisches Material (wie etwa abgestorbene Pflanzenreste) in pflanzenverfügbare Nährstoffe verwandelt.

Da immer nur der Konkurrenzgedanke im Vordergrund stand, vernachlässigte man in der Forschung die möglichen positiven Effekte der Unkräuter auf die Kulturpflanzen. So werden beispielsweise viele Kulturpflanzen durch benachbarte Unkräuter vor Infektionen geschützt. Man stellte zum Beispiel fest, dass Erbsen und Lein (Flachs) weniger Pilzerkrankungen bekommen, wenn in ihrer Nähe die Unkräuter Hirtentäschel, Weißer Gänsefuß und Vogelmiere wachsen. Gerste wird weniger von Läusen befallen, wenn Ackerdisteln und Quecke in unmittelbarer Nähe stehen. Die Anwesenheit von Gänsefuß und Fuchsschwanz begünstigt die Keimung von Weizen. Solche positiven Beeinflussungen nutzt man teilweise beim biologischen Anbau mit den sogenannten Mischkulturen.

Wichtig für das Ökosystem

Jede Pflanze hat im Kreislauf der Natur eine Funktion und besitzt oftmals nützliche Eigenschaften. So spielen Ackerunkräuter auch bei der Schädlingsregulierung eine wichtige Rolle. Zum einen stellen sie für die Schädlinge der Kulturpflanzen eine Alternativnahrung dar. Deshalb war zum Beispiel bei vergleichenden Untersuchungen der Blattlausbefall in unkrautbewachsenen Getreidefeldern wesentlich geringer als in unkrautfreien Flächen.

Zum anderen locken die Unkräuter viele nützliche Insektenarten, wie Schwebfliegen, Schlupfwespen oder Raupenfliegen, an und erhöhen somit die Nützlingsdichte.

Aber nicht nur Blattlausvertilger werden von den Unkräutern angelockt, sondern auch Honigbienen, Wildbienen und Hummeln. Denn Unkräuter bieten den Insekten vor allem zu jenen Jahreszeiten Pollen und Nektar an, wo ergiebige Trachten selten sind. Viele Unkräuter zählen nämlich zu den Frühblühern und Spätblühern.

Wie wichtig die Insekten für die Befruchtung der Kulturpflanzen sind, ist den meisten Menschen gar nicht bewusst. Fast 80 % der Kulturpflanzen sind auf Bestäubung angewiesen. Mit anderen Worten: Die Welternährung wird durch Insekten gesichert!

Bienen und Hummeln sind aber nicht die einzigen Insekten, die auf Ackerunkräuter angewiesen sind. Bei einer Untersuchung der hundert häufigsten Ackerunkräuter kam man zu dem Ergebnis, dass 1 200 Insektenarten von ihnen abhängig sind. Die Brennnessel ist zum Beispiel eine wichtige Futterpflanze für die Raupen von über 30 Schmetterlingsarten. Aber nicht nur die Insektenwelt profitiert von den Unkräutern, sondern auch viele Vögel und Kleinsäuger. Sie ernähren sich unter anderem von den Wildpflanzensamen und -früchten.

Auch für pflanzenfressende Nutz- und Haustiere sind die Unkräuter durchaus interessant. Etwa 15 % der Ackerunkräuter und -gräser eignen sich als gutes Futtermittel. Sie sind aufgrund ihres hohen Gehalts an Nähr- und Vitalstoffen der Tiergesundheit sehr zuträglich.

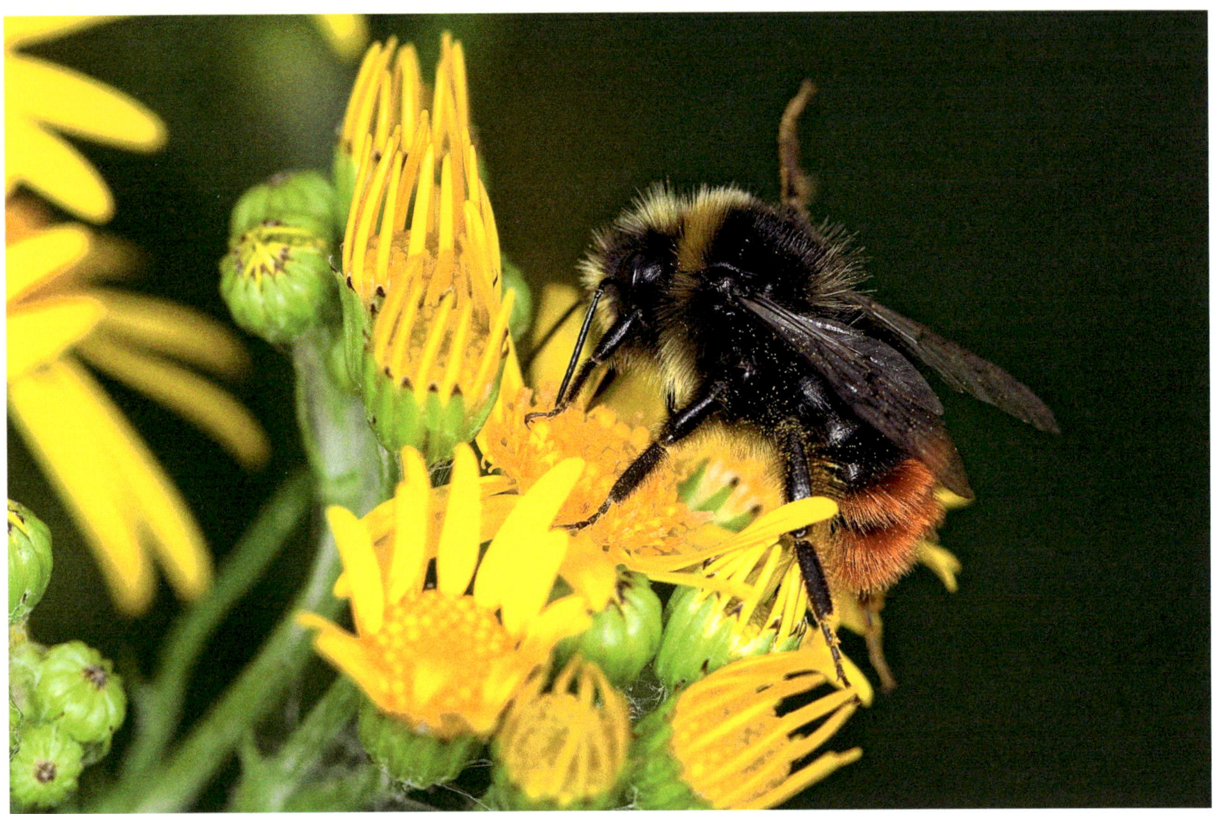

Die Steinhummel ist ein wertvoller Bestäuber von Wild- und Nutzpflanzen. Hier besucht sie ein Jakobs-Greiskraut.

Unkräuter als Nahrung

Unkräuter können aber auch für uns Menschen von Nutzen sein, beispielsweise als Nahrungsmittel oder Heilmittel. Am Beispiel eines „Ungrases“, der Kriech-Quecke (siehe auch Seite 133), lässt sich die vielseitige Nützlichkeit verdeutlichen: Die Kriech-Quecke ist aufgrund ihres Protein- und Mineraliengehalts ein hochwertiges Futtergras, das bei Milchkühen Menge und Qualität der Milch verbessert. Auch wir Menschen können die Quecke essen, denn die zarten Rhizomspitzen eignen sich hervorragend als Lebensmittel. Außerdem sind die Rhizome ein anerkanntes Heilmittel bei Harnwegserkrankungen. Doch damit nicht genug: Als wilder Verwandter des Weizens wird die Kriech-Quecke in der Resistenzzüchtung eingesetzt.

Millionen Jahre, fast die gesamte Menschheitsgeschichte hindurch waren Wildkräuter für uns Nahrungsgrundlage. Man kann sagen: Die Unkräuter waren unsere Urnahrung! Noch im frühen Mittelalter hatten unsere Vorfahren viele Wildpflanzen als Gemüse im Kochtopf und einige Arten wie den Weißen Gänsefuß oder den Guten Heinrich bauten sie sogar in ihren Gärten an. Erst vor einigen hundert Jahren verschwanden sie vom Speiseplan. Manche Unkräuter, wie etwa der Feldsalat, sind noch heute in gärtnerischer Nutzung.

Vor noch nicht allzu langer Zeit, während und nach dem Zweiten Weltkrieg, erlebten die Unkräuter in vielen Ländern Europas als Notnahrung noch einmal eine Renaissance. Man kochte Spinat aus Brennnesseln und fertigte Kaffeeersatz aus Löwenzahn- und Queckenwurzeln. Und in den letzten Jahren ist das kulinarische Interesse an den wilden Unkräutern, wieder stark gestiegen. In zahlreichen Studien wird der ernährungsphysiologische und gesundheitliche Wert der Unkräuter erforscht, oft mit dem Ergebnis, dass die untersuchten Pflanzen in Form von Pülverchen als Superfood oder Nahrungsergänzungsmittel vermarktet werden.

Bei einer Auswertung von über 300 Ackerunkrautarten kam man zu dem Ergebnis, dass fast 30 % davon in der Küche verwendet werden könnten. Im Vergleich zu den gezüchteten Kulturarten haben die wilden Unkräuter sogar Vorteile, denn sie besitzen eine hohe Nährstoffdichte. Im Durchschnitt enthalten Wildpflanzen nämlich dreimal so viel Protein, Vitamine und Mineralien. Der Giersch enthält beispielsweise 15-mal so viel Vitamin C wie Endiviensalat. Die Unkräuter Knopfkraut und Horn-Sauerklee besitzen mehr als doppelt so viel Eisen wie der dafür bekannte Spinat. Außerdem punkten die Wildpflanzen mit einem wesentlich höheren Gehalt an stark wirksamen Antioxidantien, die unsere Körperzellen vor Krebs schützen und das Risiko für viele Krankheiten senken. Da stellt sich schon die Frage, ob der Name Unkraut tatsächlich noch gerechtfertigt ist und ob es nicht Sinn macht, die bisher bekämpften Pflanzen einfach aufzuessen statt auszurotten. In den nachfolgenden Pflanzenporträts werden bei den essbaren Unkräutern ausführlich kulinarischer Nutzen und gesundheitlicher Wert beleuchtet.

Allerdings muss man bei der Nutzung von Wildkräutern aus der Agrarkultur bedenken, dass dieser Lebensraum leider sehr oft durch Pestizide und synthetischen Dünger belastet ist. Deshalb sollte man nur auf ökologisch bewirtschafteten Feldern, auf stillgelegten Agrarflächen oder in biologisch gepflegten Hausgärten sammeln. Andererseits muss uns auch klar sein, dass Pestizide sich kilometerweit durch die Luft verbreiten können und es in Deutschland (und weltweit) keinen Winkel mehr gibt, in dem sie sich nicht nachweisen ließen. Man findet sie weit abseits von Äckern, selbst in Naturschutzgebieten und Nationalparks. Sogar auf der Spitze des Brocken im Nationalpark Harz zählte man zwölf verschiedene Pestizide. Das Wort ist übrigens der Oberbegriff für alle chemischen Pflanzenschutzmittel – dazu gehören Mittel gegen Unkräuter (Herbizide), gegen Schädlinge aus der Insektenwelt (Insektizide) und solche gegen Pilzerkrankungen (Fungizide).

Es ist dringend Zeit, etwas zu ändern: Für eine zumindest stark pestizidreduzierte Ernährung gibt es ein sehr einfaches Patentrezept: Kaufen Sie alle Produkte in Bio-Qualität!

Unkräuter als Heilpflanzen

Die Unkräuter sind oft nicht nur essbar, sondern können zudem als Heilpflanzen dienen. Fast alle Unkrautarten, sogar die giftigen, nutzte man früher in der Medizin. Ein großer Teil davon ist auch heute noch Bestandteil der Volksmedizin oder anerkannter Arzneibücher. Kein Wunder, denn im Gegensatz zu den Kulturpflanzen sind Wildpflanzen reich gesegnet mit den pharmakologisch wirksamen sekundären Pflanzenstoffen. Sie enthalten davon drei- bis viermal so viel. Zu den sekundären Pflanzenstoffen gehören beispielsweise die Gerbstoffe oder die große Stoffgruppe der Flavonoide mit über 6000 chemischen Verbindungen. Deshalb können die Flavonoide pharmakologisch sehr vielseitig wirksam sein, zum Beispiel harntreibend, leberschützend, herzstärkend, entzündungshemmend oder antiviral. Der hohe Gehalt an Sekundärstoffen ist der Grund, weshalb nahezu alle pflanzlichen Arzneimittel aus Wildpflanzen und nicht aus gezüchtetem Gemüse hergestellt werden. Kopfsalattabletten wird es deshalb wohl nie geben! In den Pflanzenporträts ab Seite 20 wird auch die Nutzung der Unkräuter in der Heilkunde beleuchtet, und zwar aus Sicht von Medizingeschichte, Volksmedizin und aktueller Phytotherapie.

Zeigerpflanzen geben Hinweise

Etwa 40 % der Acker- und Gartenunkräuter haben eine Besonderheit, die für uns sehr nützlich sein kann. Sie sind auf ganz bestimmte Böden spezialisiert und reagieren auf Bodenveränderungen sehr empfindlich. Deshalb lassen sich mit diesen Pflanzen klare Aussagen über die Bodenverhältnisse treffen. Zeiger- oder Indikatorpflanzen nennt man sie darum auch. Sie geben uns Hinweise über Bodengüte und -struktur, Säurewert, Lichtverhältnisse, Wasserhaushalt und Humusgehalt sowie Stickstoff- und Kalkzustand. Mithilfe von Zeigerpflanzen können wir oftmals ohne den Aufwand einer Bodenprobe herausfinden, wie es um unseren Garten- oder Ackerboden bestellt ist.

Auch eventuelle Bewirtschaftungsfehler, wie Bodenverdichtung oder Überdüngung, lassen sich anhand des Bewuchses herauslesen. Richtig

Beispiele für Zeigerpflanzen

Bodenzustand	Charakteristische Zeigerpflanzen
schwerer, verdichteter, zu Staunässe neigender Boden	Acker-Schachtelhalm, Acker-Kratzdistel, Acker-Minze, Breit-Wegerich, Gänse-Fingerkraut, Kriechender Hahnenfuß, Huflattich, Kriech-Quecke, Kletten-Labkraut, Strahlenlose Kamille, Vogelknöterich, Weißklee
lockerer, humusreicher Boden, gute Bodengare	Einjähriges Bingelkraut, Gänsedistel, Kamille, Knopfkraut, Persischer Ehrenpreis, Efeublättriger Ehrenpreis, Vogelmiere, Weißer Gänsefuß
stickstoffreicher Boden	Acker-Winde, Acker-Minze, Acker-Kratzdistel, Zurückgebogener Amarant, Beifuß, Einjähriges Bingelkraut, Brennnessel, Efeublättriger Ehrenpreis, Persischer Ehrenpreis, Erdrauch, Giersch, Guter Heinrich, Acker-Gänsedistel, Kohl-Gänsedistel, Raue Gänsedistel, Weißer Gänsefuß, Gewöhnlicher Hohlzahn, Hirtentäschel, Hühnerhirse, Horn-Sauerklee, Gewöhnliches Greiskraut, Kamille, Kletten-Labkraut, Knopfkraut, Kriechendes Fingerkraut, Krauser Ampfer, Knoblauchsrauke, Löwenzahn, Portulak, Kriech-Quecke, Rainkohl, Schwarzer Nachtschatten, Behaartes Schaumkraut, Kriechender Hahnenfuß, Rote Taubnessel, Vogelmiere, Wiesen-Kerbel
nährstoffarmer Boden	Sommer-Adonisröschen, Gelber Hohlzahn, Blutwurz, Dost, Echtes Labkraut, Besenginster, Leinkraut, Wilde Möhre, Hasenklee, Kleines Habichtskraut, Hauhechel, Kompass-Lattich, Mauerpfeffer, Blauer Lattich, Echter Steinklee, Kleiner Sauerampfer, Acker-Stiefmütterchen, Quendel, Blauer Natternkopf, Kleiner Wiesenknopf, Wiesen-Margerite, Wundklee, Mittlerer Wegerich
alkalischer Boden (kalkhaltig, basenreich)	Sommer-Adonisröschen, Acker-Gauchheil, Acker-Winde, Acker-Senf, Gewöhnlicher Hohlzahn, Acker-Gänsedistel, Einjähriges Bingelkraut, Hundspetersilie, Klatschmohn, Kompass-Lattich, Leinkraut, Natternkopf, Odermennig, Tauben-Skabiose, Acker-Rittersporn, Kriechendes Fingerkraut, Persischer Ehrenpreis, Kleiner Wiesenknopf, Schlitzblättriger Storchschnabel, Wundklee, Wegwarte, Wiesen-Salbei
saurer Boden (kalkarm)	Adlerfarn, Acker-Minze, Acker-Ziest, Acker-Schmalwand, Acker-Spörgel, Arnika, Besenheide, Efeublättriger Ehrenpreis, Faden-Fingerhirse, Ferkelkraut, Hasenklee, Heidekraut, Heidelbeere, Acker-Hundskamille, Hunds-Veilchen, Wiesen-Margerite, Moose, Kleiner Sauerampfer, Wald-Sauerklee, Schmalblättriges Weidenröschen
nasser Boden	Acker-Minze, Acker-Schachtelhalm, Krauser Ampfer, Binsen, Braunelle, Mädesüß, Moose, Kriechender Hahnenfuß, Kohldistel, Pfefferknöterich, Scharbockskraut, Sumpf-Dotterblume, Wiesenknöterich, Wiesen-Schaumkraut, Großer Wiesenknopf, Zottiges Weidenröschen, Kleines Weidenröschen
trockener Boden	Sommer-Adonisröschen, Gelber Hohlzahn, Horn-Sauerklee, Acker-Schöterich, Färber-Kamille, Feld-Kresse, Kleines Habichtskraut, Hasenklee, Kompass-Lattich, Blauer Lattich, Kornblume, Mauerpfeffer, Portulak, Quendel, Natternkopf
schattiger Boden	Giersch, Gundermann, Goldnessel, Wald-Sauerklee, Wald-Bingelkraut, Moose

gedeutet können uns die Zeigerpflanzen bei der gärtnerischen oder landwirtschaftlichen Arbeit unterstützen. So weist beispielsweise das gehäufte Vorkommen von Acker-Schachtelhalm, Gänse-Fingerkraut und Vogelknöterich auf schwere, verdichtete Böden hin, die gelockert werden müssen. Oder man findet mithilfe der Zeigerpflanzen heraus, ob es einen Düngebedarf gibt oder ob man sich mit der Düngung lieber zurückhält. Tauchen Bingelkraut, Franzosenkraut, Weißer Gänsefuß oder Hirtentäschel in großer Menge auf, dann haben wir einen sehr stickstoffreichen Boden vorliegen. Die meisten Acker- und Gartenunkräuter, die in heutiger Zeit gehäuft auftreten, sind Stickstoffspezialisten, denn mit diesem Nährstoff sind unsere Böden meist überversorgt.

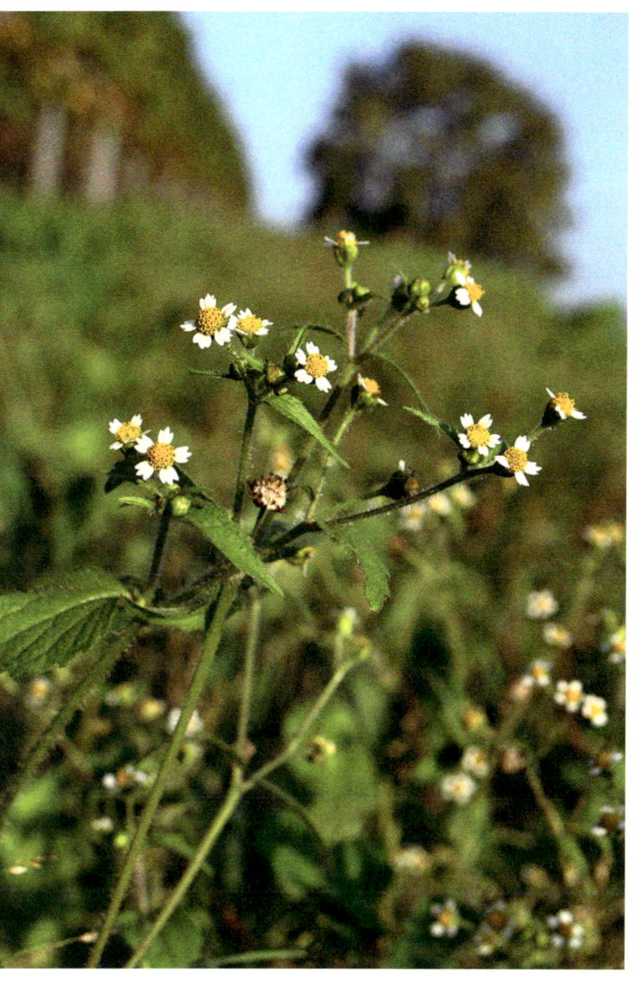

Das Behaarte Knopfkraut weist auf einen nährstoffreichen Boden hin.

Hilfreich in der Pflanzenzüchtung

Einige unserer heutigen Nutzpflanzen, wie zum Beispiel Roggen, Rucola oder Feldsalat, waren ursprünglich Unkräuter. Außerdem ist das genetische Potenzial der Ackerunkräuter für die Züchtung von besonderer Bedeutung, weil sie zum einen sehr gut an die Standorte der Kulturpflanzen angepasst sind und sie oft eine hohe Widerstandsfähigkeit gegen Krankheiten und Schädlinge besitzen. Auch hinsichtlich des Klimawandels ist es bedeutsam, auf robuste Wildpflanzen, die beispielsweise besonders gut mit Trockenstress zurechtkommen, zurückgreifen zu können. Durch Wiedereinkreuzung von Wildpflanzenerbmaterial bleibt der Genpool der Kulturpflanzen anpassungsfähig. Wie bereits erwähnt wird die Quecke in der Resistenzzüchtung des Weizens eingesetzt. Viele Wildpflanzen sind eine bedeutsame genetische Ressource für die Pflanzenzüchtung, vor allem wenn sie mit Kulturarten verwandt sind. Das betrifft nicht nur die für Ernährung nutzbaren Arten, sondern durchaus auch Zierpflanzen. So haben es beispielsweise züchterisch bearbeitete Sorten der Kornblume oder des Acker-Rittersporns in die Kataloge der Zierpflanzen-Gärtnereien geschafft.

Clevere Survivaltechnik

Ackerunkräuter haben verschiedene ausgeklügelte Vermehrungs- und Anpassungsstrategien, um sich auf den von uns Menschen bewirtschafteten Flächen zu behaupten: Meist haben sie ein großes Samenpotenzial, eine hohe Keim- und Auflaufgeschwindigkeit und einen raschen Aufwuchs. Sie sind sehr konkurrenzfähig und viel weniger krankheitsanfällig als Kulturpflanzen. Die Überlebenskünstler sind nicht darauf angewiesen, gepflegt und gegossen zu werden. Außerdem haben sie sich an die ackerbaulichen Maßnahmen gut angepasst. Sie erholen sich nach mechanischer Beschädigung sehr schnell und besitzen eine gute Fähigkeit zur Nährstoffaufnahme. Anhand der Vermehrungsstrategien unterscheidet man Samenunkräuter und Wurzelunkräuter: Die **Samenunkräuter** haben meist eine kurze Generationsdauer und können somit drei bis vier Generationen im Jahr entwickeln. Sie bilden viele Samen aus, die eine sehr lange Keimfähigkeit besitzen. Jahrzehnte lang können sie im Boden überdauern, bis sich optimale Bedingungen bieten, um zu keimen. Man spricht in diesem Zusammenhang von der Samenbank des Bodens, das heißt, im Boden sind immer viele Unkrautsamen vorhanden. Und diese Samenbank ist erstaunlich groß: In einem Quadratmeter Acker- oder Gartenfläche ruhen in den oberen 30 cm Boden mindestens 30 000 Unkrautsamen, in stark verunkrauteten Flächen sogar bis zu 500 000! Zu den Samenunkräutern gehören beispielsweise der Zurückgebogene Amarant mit einer Samenproduktion von bis zu 100 000 Samen pro Pflanze, das Knopfkraut und die Vogelmiere mit bis zu 15 000 Samen sowie Weißer Gänsefuß und Behaartes Schaumkraut mit jeweils 50 000 Samen.

Außerdem keimen die Samen der Unkräuter deutlich schneller als jedes Gemüse und oft schon bei Temperaturen von 2–5 °C, wie zum Beispiel die Kamille, die Rote Taubnessel oder die Vogelmiere. Auch beim Keim- und Wuchstempo bleiben die Gemüse weit hinter den Unkräutern zurück. So keimt der Weiße Gänsefuß schon innerhalb einer Woche und das Franzosenkraut (Knopfkraut) blüht bereits vier Wochen nach der Keimung!

Die Samen nutzen unterschiedlichste Ausbreitungsstrategien: Manche bevorzugen die Ausbreitung mit dem Wind und nutzen dazu Flughaare, zum Beispiel Acker-Kratzdistel, Gänsedistel, Greiskraut oder Löwenzahn. So können sie problemlos weite Strecken zurücklegen. Andere nutzen die Verdauungsausbreitung, das heißt, sie locken Tiere an, die ihre Früchte fressen und die unverdaulichen Samen wieder ausscheiden. Dazu gehört zum Beispiel der Schwarze Nachtschatten. Wieder andere lassen sich von Ameisen verbreiten, die sie durch ein nährstoffreiches Anhängsel, das Elaiosom, anlocken. So werden die Samen über weite Strecken Richtung Ameisenbau verschleppt. Gefressen werden dann nur die Anhängsel. Diese Ausbreitungsstrategie nutzen beispielsweise Ehrenpreis und Taubnessel.

Die **Dauer- oder Wurzelunkräuter** vermehren sich hauptsächlich mithilfe von unterirdischen Rhizomen oder Wurzelausläufern. Bei Bodenbearbeitung, wie Hacken, Pflügen oder Fräsen, werden die zerkleinerten Rhizome und Wurzeln verschleppt und zum Austrieb angeregt. Aus kleinsten Wurzelstückchen können sich dann neue Pflanzen bilden. Beschädigte Wurzeln werden sogar angespornt, an mehreren Stellen neu auszutreiben. Diese Strategie verfolgen zum Beispiel Acker-Schachtelhalm, Quecke, Giersch, Horn-Sauerklee, Acker-Kratzdistel und Acker-Winde.

Der Zurückgebogene Amarant ist Meister in puncto Verbreitung.

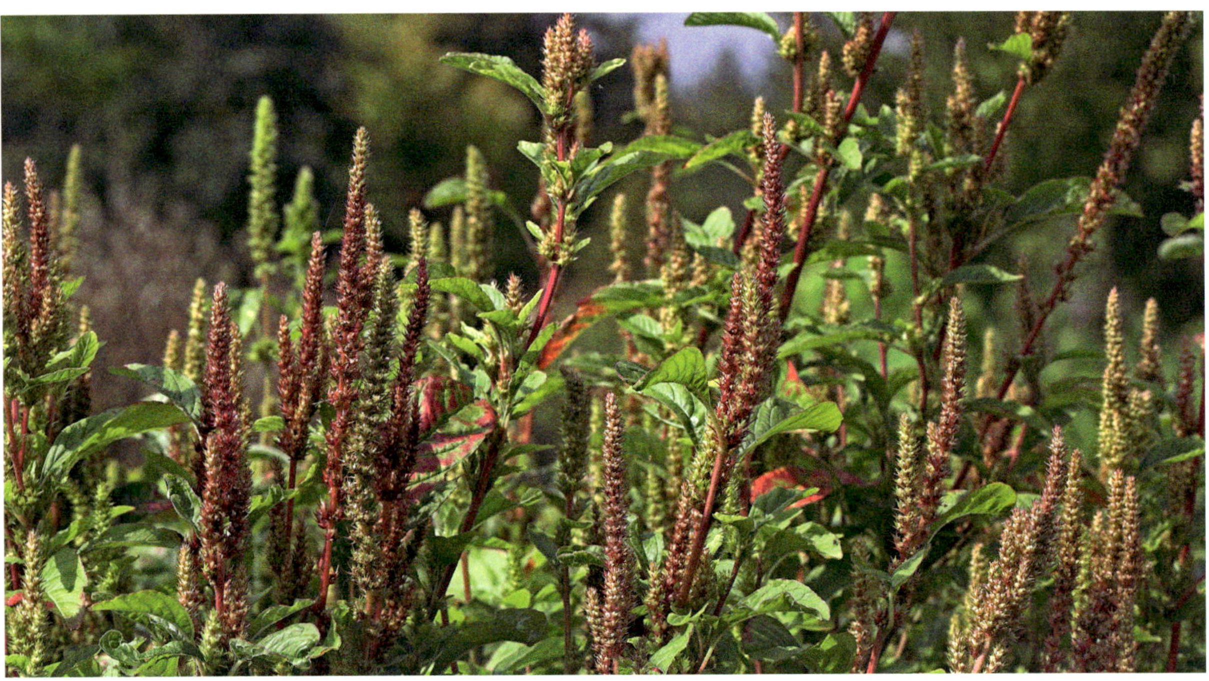

UNKRÄUTER *loswerden*

Wir können die Unkräuter als Gemüse und Heilpflanzen sowie als Insektennahrung einsetzen. Aber selbst wenn Unkräuter in vielerlei Hinsicht nützlich sind und auch der Schaden, den sie anrichten, oft überschätzt wird: Es gibt immer Situationen, in denen man sie auf bestimmten Flächen dezimieren oder loswerden möchte.

In der Regel werden Unkräuter mit Herbiziden bekämpft. Aus ökologischer Sicht ist dies die schlechteste Lösung. Diese Mittel zur Unkrautbekämpfung sind giftig und haben tiefgreifende Auswirkungen auf das Ökosystem. Sie schaden Tieren und Insekten und durchaus auch zahlreichen Kulturpflanzen. Die Wirkstoffe sind sehr langlebig und gelangen häufig ins Grundwasser und in Spuren auch ins Trinkwasser. Jährlich werden in Deutschland tausende Tonnen Pestizide auf Feldern und in Gärten ausgebracht. Nicht ohne Grund lassen sich die Gifte in nahezu allen Lebensmitteln nachweisen. Und so beeinträchtigen die Herbizide letztendlich auch unsere eigene Gesundheit.

Es gibt aber auch umweltfreundliche Bekämpfungsmöglichkeiten, wie die mechanische und thermische Unkrautregulierung, die vor allem in der biologischen Landwirtschaft schon seit Jahrzehnten Einsatz finden.

Das Gleiche gilt für die Unkrautbeseitigung im biologischen Hausgarten, wo man die unerwünschten Kräuter jätet, auszupft, aussticht oder hackt. Das erfordert zwar körperlichen Einsatz, aber wir wissen ja, dass Bewegung und Arbeit in der Natur gesund und glücklich machen. Das ist sogar durch Studien belegt: Forscher der Universität Essex haben herausgefunden, dass die Beschäftigung im Grünen ein deutliches Stimmungshoch und eine Steigerung des Selbstwertgefühls auslöst. Außerdem werden der Stress abgebaut, der Puls reguliert und das Risiko von Herzinfarkt und Schlaganfall reduziert.

Das mechanische Entfernen der Unkräuter muss allerdings immer wieder von Neuem erfolgen, da in der Samenbank des Bodens unzählige Unkrautgenerationen auf ihren Einsatz warten.

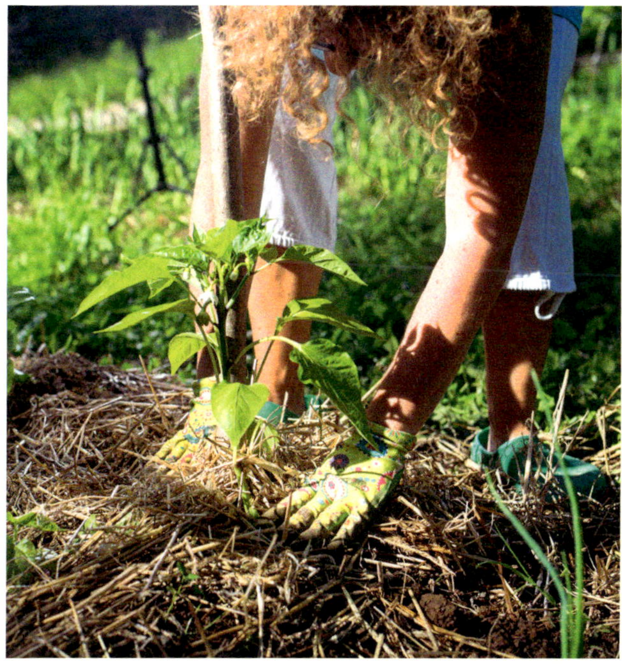

Eine Mulchschicht rund um die Paprikapflanze hält Unkraut fern.

Um diese Samenbank nicht beständig zu „füttern“, ist es sinnvoll, die Bekämpfung der Samenunkräuter möglichst vor der Samenreife durchzuführen.

Bei Wurzelunkräutern führt das Hacken und Ausstechen nicht immer zu zufriedenstellenden Ergebnissen. Hartnäckigen Vertretern rückt man durch das Ausbringen einer dicken Mulchschicht oder das Abdecken mit Unkrautvliesen oder Unkrautschutzmatten an den Kragen. Diese lichtundurchlässigen Schichten müssen mindestens ein bis zwei Jahre lang liegen bleiben, um die Wurzelunkräuter zuverlässig zu entfernen.

Eine weitere Methode ist das Abflämmen des Unkrauts mit Abflämmgeräten, die meist mit Gas betrieben werden. Es gibt aber auch strombetriebene Geräte, die mit Heißluft arbeiten. Die Pflanzen werden so stark erhitzt, dass das Eiweiß gerinnt und die Pflanze abstirbt. Die mit Hitze arbeitenden Geräte eignen sich sehr gut bei gepflasterten Flächen, um Unkräuter aus den Fugen zu entfernen.

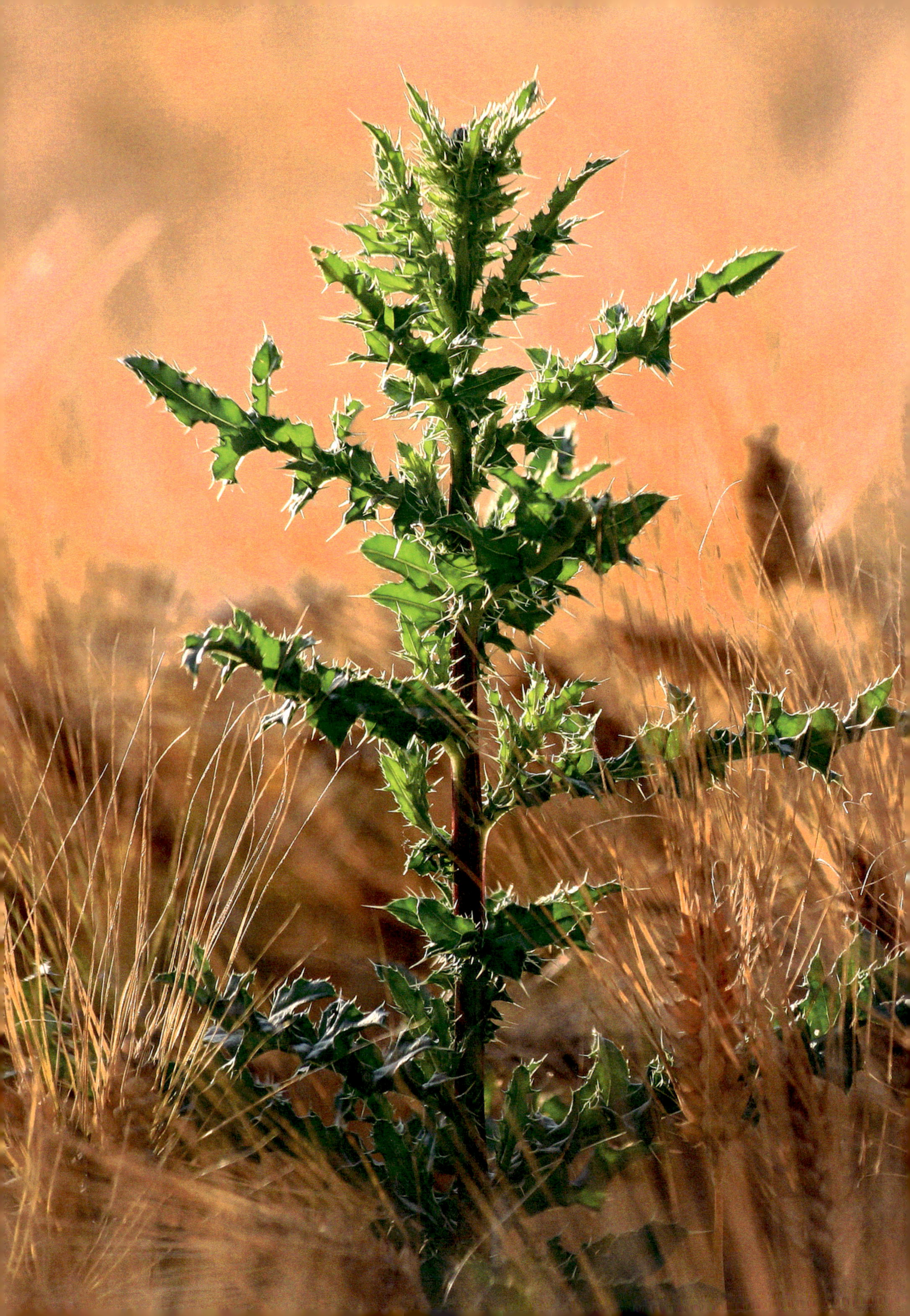

DIE ACKER-UNKRÄUTER

im Porträt

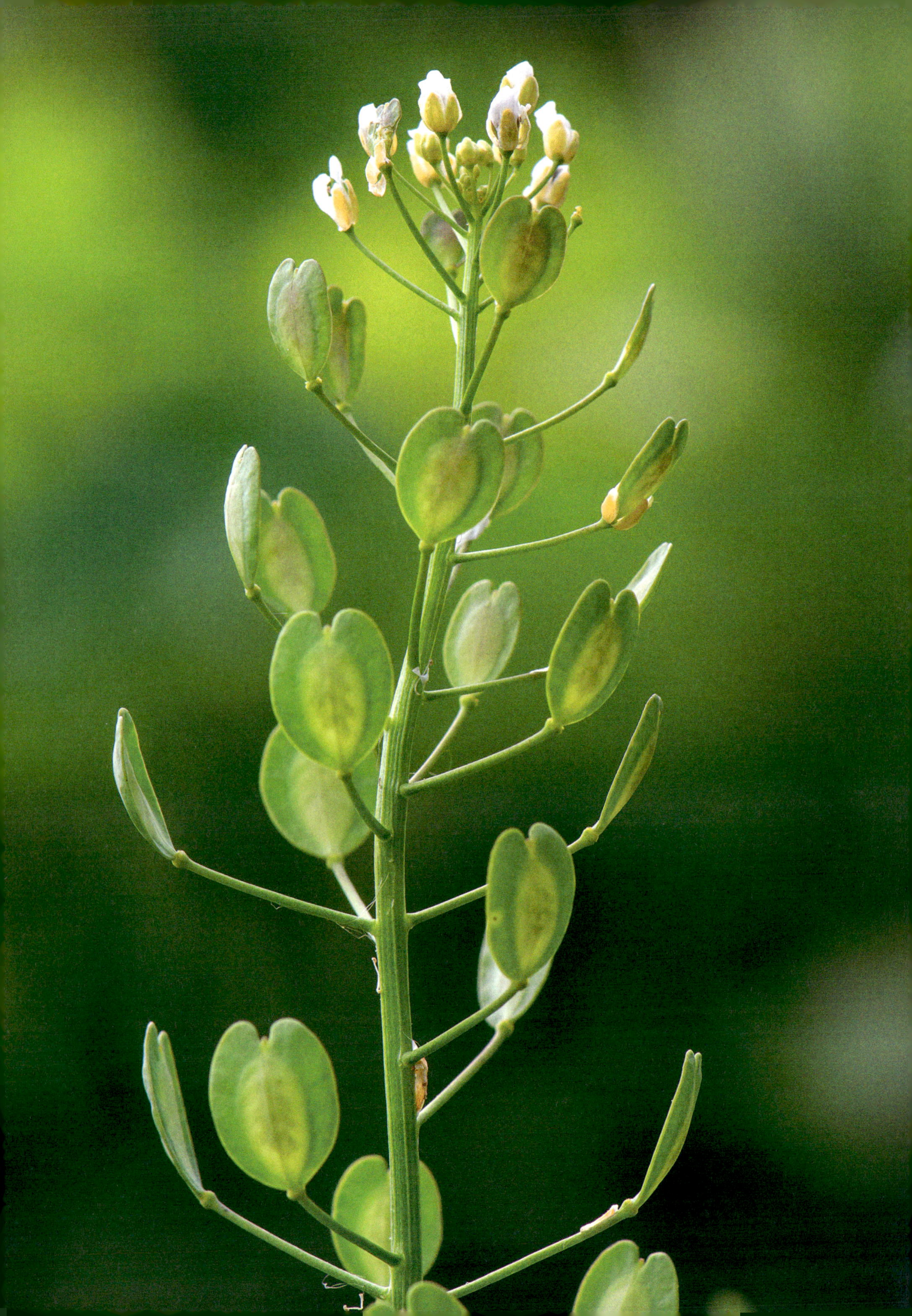

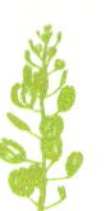

ACKER-HELLERKRAUT

Gut erkennbar an den runden Früchten

Das Acker-Hellerkraut (*Thlaspi arvense*), in manchen Regionen auch Acker-Täschelkraut oder Acker-Pfennigkraut genannt, macht mit seinem Namen deutlich, dass es vor allem auf Ackerböden, Brachflächen, in Weinbergen, Gemüsegärten und an Wegrändern vorkommt. Nährstoffreiche, kalkhaltige Lehmböden werden bevorzugt. Die Volksnamen nehmen auch Bezug auf die rundlichen Schötchenfrüchte, die unsere Vorfahren an kleine Geldmünzen erinnerten. Damals zahlte man noch mit Heller und Pfennig. Der Name Täschelkraut macht auf die Ähnlichkeit zu einem anderen Ackerunkraut aufmerksam, denn auch das Hirtentäschel besitzt auffallende Schötchen, die allerdings herzförmig sind. Zwar gehören beide verschiedenen Pflanzengattungen an, aber gemeinsam sind sie Mitglied der großen Familie der Kreuzblütengewächse. Die ursprüngliche Heimat des Hellerkrauts ist Europa, Indien und Asien. Inzwischen hat es sich als Neophyt auch in Amerika, Australien und in Teilen Afrikas verbreitet. In zwölf Ländern wird es als Hauptunkraut klassifiziert. Durch das ausgedehnte Wurzelsystem ist die Pflanze sehr konkurrenzfähig und kann beispielweise die Weizenerträge um 40–50 % reduzieren. Es wurde festgestellt, dass das Hellerkraut Keimung und Auflaufen von Weizen, Erbsen und Rucola massiv hemmt. Inzwischen ist es gegen einige Herbizide resistent.

Die einjährige Pflanze kann bis zu 40 cm hoch werden. Sowohl der gerillte Stängel als auch die Blätter sind kahl und besitzen eine gelbgrünliche Farbe. Zerreibt man ein Blatt zwischen den Fingern, entsteht ein lauchartiger Geruch. Anfangs zeigt sich die Pflanze als bodenständige Rosette mit ganzrandigen breiten, deutlich gestielten Blättern. Die Stängelblätter sind dagegen länglich, pfeilförmig und am Rand buchtig gekerbt. Typisch ist, dass sie den Stängel mit Öhrchen umfassen. An der Spitze des Sprosstriebs erscheinen ab April die kleinen weißen Blüten. Die Bestäubung findet weitgehend ohne Insekten statt. Die charakteristischen rundlichen Früchte sind oben eingeschnitten und haben einen geflügelten Rand. Sie sitzen fast waagrecht an dünnen Stielen. Im Sommer sieht man häufig Exemplare, die oben blühen und unten schon reife Früchte ansetzen. Die geflügelten Schötchen dienen als Windfang und fördern die Verbreitung. Die Verbreitung erfolgt aber nicht nur durch den Wind, sondern auch durch landwirtschaftliche Geräte und Saatgutverunreinigung. In einem Schötchen sitzen durchschnittlich 10–12 Samen.

Da sich mehrere Generationen pro Jahr ausbilden können und eine einzelne Pflanze 1000–2000 Samen produziert, ist es ein sehr häufig vorkommendes Ackerunkraut. Die Samen sind im Boden über 30 Jahre lebensfähig. Die Bodensamenbank ist sehr gut mit dem Acker-Hellerkraut ausgestattet: In Kanada zählte man 1300 Samen pro Quadratmeter.

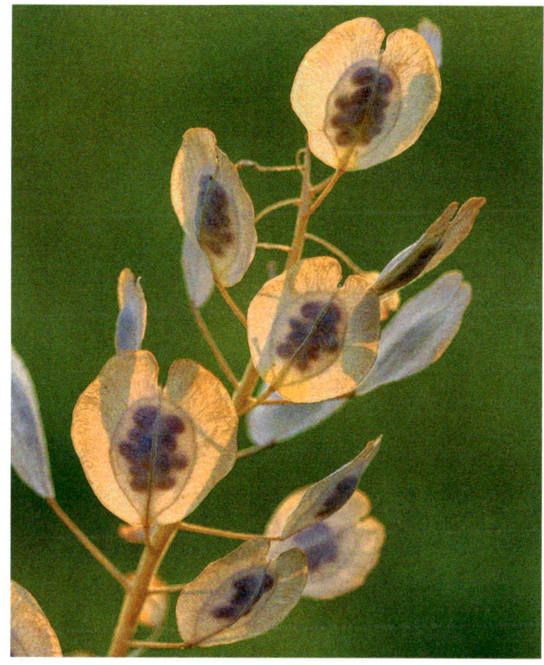

Die runden Schötchen erinnerten unsere Vorfahren an Geldmünzen, was sich im Namen der Pflanze niederschlug.

HELLERKRAUT-TINKTUR

- 15 g frisches blühendes Hellerkraut
- 5 g frische Ingwerwurzel
- 50 ml Ethanol 70 % vol.

Pflanzen zusammen mit dem Alkohol im Mixer zu einem dickflüssigen Brei verarbeiten. Dann in ein Schraubglas geben und 2 Wochen an einen lichtgeschützten, warmen Ort stellen. Ab und zu umrühren. Den Auszug durch ein feines Sieb abpressen. Anschließend klären Sie die Tinktur mithilfe eines Tee- oder Kaffeefilters. Füllen Sie die Tinktur in ein Tropffläschchen aus Braunglas. So hält sie 2–3 Jahre lang. Die Tinktur ist hilfreich bei beginnenden Erkältungskrankheiten. Nehmen Sie 3-mal täglich 25 Tropfen.

Es gibt einige nah verwandte Arten, die sehr ähnlich aussehen, aber genauso genutzt werden können, wie zum Beispiel das Stängelumfassende Hellerkraut (*Thlaspi perfoliatum*) und das selten anzutreffende Lauch-Hellerkraut (*Thlapsi alliaceum*). Alle Hellerkraut-Arten sind essbar.

Das Kraut ist jeden Heller (Pfennig) wert

Das Heller- oder Pfennigkraut wurde schon früher als Bereicherung des Speiseplans angesehen und das zu Recht: Die jungen Blätter und Triebspitzen nutzt man von März bis April feingehackt als Beigabe für Salat, Smoothies, Suppen, Eierspeisen und Kräuterquark. Sie schmecken senfartig mit milder Schärfe, ältere Blätter werden bitter. Sehr lecker sind die noch knospigen Blütenstände, bevor die ersten Blüten aufgehen. Sie werden in Butter oder Öl gedämpft und erinnern geschmacklich an Brokkoli und Kresse. Auch die kleinen Blüten eignen sich als essbare würzige Dekoration. Das leckere Wildkraut enthält in den Blättern und Blüten sehr viel Vitamin C und Protein.

Die recht lange Wurzel ist nur vor der Blüte nutzbar, später wird sie faserig. Solange sie noch zart ist, besitzt sie eine meerrettichartige Schärfe. Man gibt sie klein geschnitten in Salate und Suppen. Allerdings ist die Ausbeute nicht besonders groß. Solange die runden Schötchen noch jung und grün sind, eignen sie sich vorzüglich als würziger Belag auf Butterbrote oder über Salat gestreut. Aus den schwarzen Samen presste man früher ein Speiseöl und nutzte sie auch zur Senfherstellung. Die Ölherstellung ist aufgrund des hohen Anteils von Erucasäure im Samenöl aus heutiger Sicht nicht sinnvoll. Erucasäure steht im Verdacht, bei regelmäßiger Aufnahme herzschädigend zu wirken.

Wirkt antibiotisch

Das Acker-Hellerkraut steht etwas im Schatten des bekannten Hirtentäschels. Vermutlich wurden die beiden früher auch häufig verwechselt. Schon der römische Arzt Dioskurides, der im 1. Jahrhundert lebte, beschreibt eine Pflanze namens Thlaspi, die kresseähnliche scheibenförmige, zusammengedrückte Samen besitze. Spätere Autoren haben

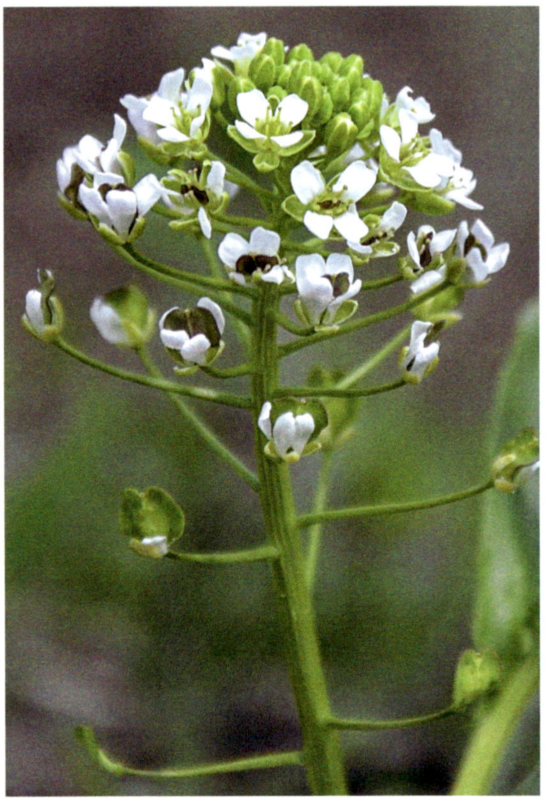

Die jungen Blütenstände können als Gemüse gedünstet werden.

ACKER-HELLERKRAUT-SMOOTHIE vegan

- 2 Handvoll Blätter und Blüten vom Hellerkraut
- ½ Schlangengurke
- ½ Avocado
- 1 kleiner Apfel
- 1 Prise Salz
- 1 kleines Stück frischer Ingwer
- Saft einer halben Zitrone
- 100 ml Wasser oder Haferdrink

Alle Zutaten in einem starken Mixer zu einem Power-Drink verarbeiten, der vor allem in Erkältungszeiten stärken kann. Die Flüssigkeitsmenge können Sie nach Vorliebe variieren. Aufgrund der Senfölglykoside sollten Sie den Smoothie allerdings nicht in Übermengen konsumieren, da dies bei empfindlichen Menschen den Magen reizen kann.

diese Pflanze als Hirtentäschel identifiziert, aber es könnte genauso gut das Hellerkraut gemeint gewesen sein. Der Saft dieser Pflanze wurde mit einem Klistier in den After eingeführt und sollte gegen Ischias helfen. Thlaspi bedeutet Flügel und bezieht sich auf die Früchte.

In der aktuellen Phytotherapie spielt die Pflanze keine Rolle. Aber in der Volksheilkunde nutzte man sie äußerlich bei Wunden, Hautentzündungen, Insektenstichen und Geschwüren, aber auch als Tee bei Harnwegsinfekten und Husten sowie als Sitzbad bei Scheidenentzündungen. Für Tee nahm man das blühende Kraut, aber sehr häufig auch eine Abkochung aus dem Samen. Der Samen galt zudem als hilfreich bei rheumatischen Erkrankungen und wurde bei Entzündungen in Mund und Rachen gekaut.

An Wirkstoffen enthält das Hellerkraut vor allem Senfölglykoside, unter anderem den Wirkstoff Sinigrin, der sich in Allylisothiocyanat aufspaltet. Bekannt ist dieser Wirkstoff von Senf und Meerrettich. Senföle wirken äußerlich durchblutungsfördernd und hautreizend. Innerlich eingenommen gelten sie als pflanzliches Antibiotikum, das gleichzeitig das Immunsystem stimuliert. Dementsprechend kann das Hellerkraut sehr gut bei Erkältungskrankheiten und Harnwegsinfekten eingesetzt werden. Auch wenn kaum Studien vorliegen, muss man anhand der Inhaltsstoffe von einer antibakteriellen, harntreibenden, schleimlösenden und entzündungshemmenden Wirkung der Heilpflanze ausgehen. Eine in Indien getätigte Studie sollte noch erwähnt werden. Dort fand man in dem Pflanzenextrakt außer Senfölglykosiden auch Triterpene, Diterpene, Anthrachinone und Phytosterole. Es wurde eine außergewöhnlich starke Antimalaria-Aktivität festgestellt. Das deckt sich mit der traditionellen Verwendung in Indien als fiebersenkendes Mittel.

WILDKRAUT-BROKKOLI

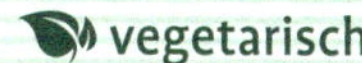

Sammeln Sie im April die noch knospigen Blütenstände von Acker-Hellerkraut, Wiesen-Schaumkraut und Hirtentäschel, und zwar bevor die ersten Blüten aufgehen. Sie werden dann als zartes Gemüse gedämpft.

- 700 g Triebspitzen von Hellerkraut, Hirtentäschel und/oder Wiesenschaumkraut
- 1 Zwiebel
- 2 EL Olivenöl oder Butter
- gekörnte Brühe/Gemüsebrühe
- Pfeffer
- ½ Knoblauchzehe (zerdrückt)
- 1 Prise Muskat
- 1 EL Sojasoße
- Schale einer halben Zitrone (fein gerieben)
- 150 g Crème fraîche oder vegane Alternative

Kleingehackte Zwiebel in Öl anbraten. Die 5–10 cm langen Triebspitzen dazugeben und 5 Minuten dämpfen. Mit den Gewürzen abschmecken. Zum Schluss Crème fraîche hinzufügen, aber nicht mehr kochen lassen. Das passt wunderbar zu Kartoffelgerichten oder zu Reis.

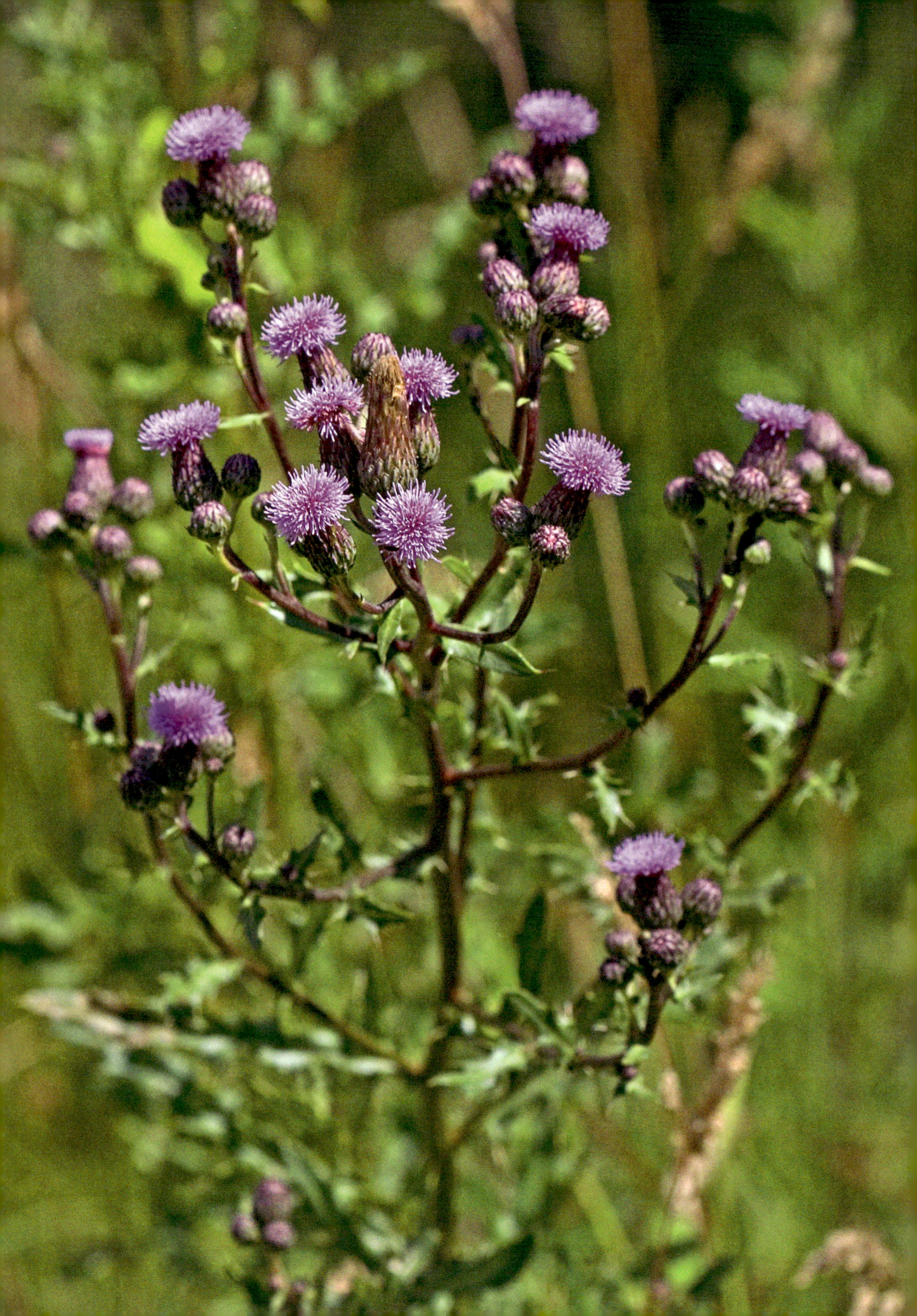

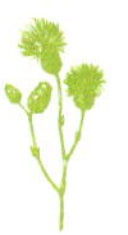

ACKER-KRATZDISTEL

Problematische Wurzeln

Die mehrjährige Acker-Kratzdistel (*Cirsium arvense*) wird in Europa zu den häufigsten und schädlichsten Ackerunkräutern gerechnet, denn sie gilt als großer Wasser- und Nährstoffräuber. Die Kratzdistel zählt zu den klassischen Wurzelunkräutern, denn die teilweise 2–3 m tief reichenden Wurzeln verbreiten sich durch zahlreiche waagrecht verlaufende Ausläufer. Dadurch kann eine einzige Pflanze bis zu sechs Quadratmeter Boden besiedeln. Die Wurzeln sind sehr regenerationsfähig: Kleinste beim Pflügen oder Fräsen abgetrennte Stücke können wieder neu austreiben. Neben der unterirdischen Vermehrung durch Wurzelausläufer verbreitet sich die Distel auch durch den flugfähigen Samen, der vom Wind über weite Strecken transportiert wird. Eine einzige Pflanze kann bis zu 5 000 Samen ausbilden, die im Boden bis zu 30 Jahre lebensfähig bleiben. Die Acker-Kratzdistel besiedelt vor allem die vom Menschen regelmäßig bearbeiteten und gut gedüngten Flächen, also Äcker, Gärten, Weiden einschließlich der angrenzenden Wegränder. Der lateinische Artname *arvense* gibt ebenfalls einen Hinweis auf den bevorzugten Lebensraum, denn er bedeutet „auf dem Acker wachsend".

Das Ursprungszentrum der Acker-Kratzdistel liegt vermutlich im Mittelmeerraum, von wo sie sich schon vor Tausenden von Jahren in ganz Europa und Westasien ausgebreitet hat. Im 17. Jahrhundert kam sie dann mithilfe von verunreinigtem Saatgut als invasiver Einwanderer in Amerika an. Heute ist die Distel auch in den gemäßigten Zonen Australiens, Neuseelands und Afrikas verbreitet.

Die mehrjährige Acker-Kratzdistel gehört zur großen Familie der Korbblütengewächse und zwar zur Gattung der Kratzdisteln (*Cirsium*). Weltweit gibt es über 200 *Cirsium*-Arten, in Deutschland ist neben der Acker-Kratzdistel noch die Gewöhnliche Kratzdistel (*Cirsium vulgare*) recht häufig anzutreffen. Sie hat im Gegensatz zur Acker-Kratzdistel einen dornig geflügelten Stängel und größere Blütenköpfchen. Typisch für die Acker-Kratzdistel sind die lanzettlichen Blätter, denn sie sind buchtig gezähnt und am Rand kräftig bedornt. Die spitzen Dornen sind vor allem bei den unteren Blättern anzutreffen. Der kantige hohle Stängel ist teilweise ebenfalls stachelig, kein Wunder, dass sie Kratzdistel heißt. Ab Juli beginnt die 80–120 cm hohe Distel zu blühen. Die in halbkugelförmigen, schuppigen Körbchen sitzenden rosa- bis violettfarbenen Blüten riechen honigartig. Sie locken mit ihrem Pollen und Nektar viele Insekten an, vor allem Tagfalter. Einige nachtaktive Schmetterlingsarten nutzen die Blätter als Raupenfutter. Der reife Samen der Distel wird bei Wind von fedrigen Pappusschirmchen davongetragen.

Verfluchtes Unkraut

Die Distel war wohl schon vor 3 500 Jahren ein Problem im Ackerbau. Die Autoren des 1. Buches Mose erklären, warum sich Landwirte und Gärtner mit der Distel herumschlagen müssen. Der Grund liegt im Sündenfall, wo Gott zu Adam sprach: *„So sei der Acker verflucht um deinetwillen! Mit Mühe sollst du dich davon nähren dein Leben lang; Dornen und Disteln soll er dir tragen, und du sollst das Gewächs des Feldes essen."*

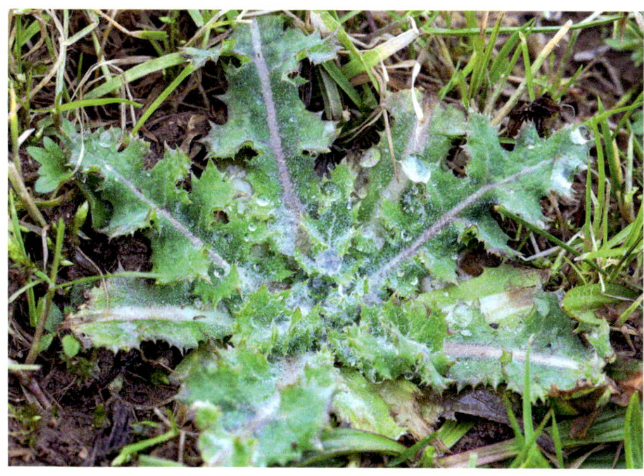

Im Winterhalbjahr präsentiert sich die Acker-Kratzdistel als grundständige Rosette.

Auch der Prophet Hiob klagte im Alten Testament über das schwer ausrottbare Unkraut: „*So mögen mir Disteln wachsen für Weizen und Dornen für Gerste.*“ Seither stehen Disteln als Synonym für Mühsal, Plagerei und Schmerzen – teilweise zu Unrecht, wie wir noch sehen werden.

Wer die Disteln trotzdem loswerden will, sollte auf jeden Fall verhindern, dass sie Samen ausbilden, denn mit dem wolligen Pappus werden sie im ganzen Gelände verteilt. Das regelmäßige Aushacken der Disteln ist nur dann zielführend, wenn man auch möglichst viel von der Wurzel aus der Erde holt. Vor allem bei jungen Pflanzen kann man durch Ausstechen die ganze Wurzel erwischen.

Trotz Stacheln essbar

Obwohl man es sich aufgrund der unangenehmen Stacheln kaum vorstellen kann, sind die Acker-Kratzdisteln in der Wildkräuterküche komplett verwertbar. Sowohl Wurzeln als auch junge Blätter und Triebe sowie Blüten, Blütenböden und Samen sind essbar. Die Wurzeln sind allerdings nur im ersten Standjahr vor der Blüte zu genießen, also wenn die Distel noch als Bodenrosette auf dem Feld steht. Später werden die zarten Wurzeln holzig. Ihre Sammelzeit liegt also zwischen Oktober und März. Sie wird geschält, in dünne Scheiben geschnitten und dann gebraten oder gebacken.

Die jungen Blätter der Blattrosette sind sehr schmackhaft, aber von der Konsistenz etwas zäh. Sie eignen sich, solange sie noch weiche Dornen haben, als spinatähnliches Gemüse oder als Suppeneinlage; stachelspitze Dornen müssen allerdings abgeschnitten werden. Auch die saftigen Stängel der Triebspitzen können vor der

ACKER-KRATZDISTEL-TINKTUR

- 15 g frische Distelblüten
- 10 g frische Distelblätter
- 80 ml Ethanol 70 % vol.

Alle Zutaten im Mixer zu einem dickflüssigen Brei verarbeiten. Dann in ein Schraubglas geben und 2 Wochen an einen lichtgeschützten, warmen Ort stellen. Ab und zu mit einem Löffel umrühren. Den Auszug pressen Sie durch ein feines Sieb ab. Anschließend klären Sie die Tinktur mithilfe eines Tee- oder Kaffeefilters. Füllen Sie die fertige Tinktur in ein Tropffläschchen aus Braunglas. So hält sie 2–3 Jahre lang. Die Tinkturdosis beträgt 15 Tropfen. Sie wirkt unterstützend auf die Funktion von Leber und Gallenblase.

DISTELBLÜTEN-GELEE

vegan

- 1-Liter-Messbecher mit Ackerdistelblüten
- 1 Vanilleschote , längs aufgeschnitten
- 800 ml Apfelsaft
- Saft von 1 Zitrone
- 500 g Gelierzucker 2:1

Lassen Sie die Blüten und die aufgeschnittene Vanille 3–4 Stunden im Apfelsaft und Zitronensaft ziehen. Dann bis zum Kochen erhitzen, vom Herd nehmen und 10 Minuten ziehen lassen. Durch ein Sieb oder Tuch abfiltern und mit dem Gelierzucker aufkochen. Nach 3–4 Minuten Kochzeit in sterile Gläser füllen und verschließen.

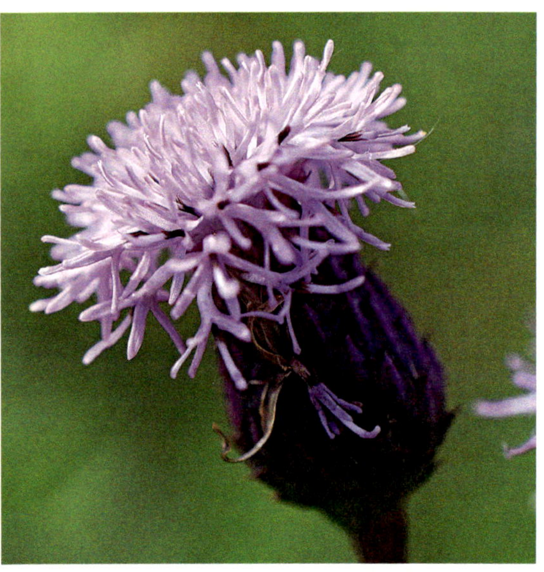

Aus den Blüten lässt sich Gelee oder Sirup herstellen.

Blüte (April, Mai) geschält als Gemüse gedünstet werden. Der Geschmack der Acker-Kratzdistel ist recht mild, weshalb sie auch in grüne Smoothies passt. Die fein duftenden Blütenblätter nutzt man als essbare Dekoration oder bereitet daraus ein Blütengelee oder ein Blütensirup. Die Blütenköpfchen wurden früher zum Gerinnen der Milch bei der Käseherstellung verwendet.

Wer sich richtig viel Arbeit machen möchte, kann die kleinen Blütenböden herauspulen, denn sie schmecken wie Artischockengemüse. Auch die ölhaltigen Samen sind verwendbar. Theoretisch ließe sich daraus ein gutes Speiseöl pressen. Genauso wie die Acker-Kratzdistel sind auch die anderen *Cirsium*-Arten in der Küche verwertbar.

In der Volksheilkunde beliebt

Als Heilpflanze taucht die Acker-Kratzdistel in den antiken und mittelalterlichen Kräuterbüchern nicht auf, dazu steht das Unkraut wohl zu sehr im Schatten berühmter Distelgewächse, wie etwa der Silberdistel (*Carlina acaulis*) oder der Mariendistel (*Silybum marianum*). Aber in der Volksmedizin fand sie dagegen reichlich Anwendung. So widmet ihr zum Beispiel der Kräuterpfarrer Künzle (1857–1945) in seinem Kräuterbuch ein großes Kapitel. Er beschreibt die gute Wirkung des Tees auf Leber, Galle und Nieren. Der Tee fördert die Gallensekretion und wirkt auch harntreibend. Nach Pfarrer Künzle soll er sogar Nieren- und Gallensteine auflösen. Verwendet wurde die ganze Pflanze, also Blätter, Stängel und Blüten. Außerdem empfahl er das zerquetschte Kraut äußerlich als Auflage bei Rückenschmerzen, Verbrennungen und Wunden. Gegen Fußschmerzen sollte das zerstoßene und in die Schuhe gelegte Kraut ebenfalls wirksam sein. Da wurden doch hoffentlich vorher die Dornen entfernt?

Weitere volksmedizinische Anwendungen waren zerquetschte Blätter gegen Insektenstiche (äußerlich), in Wein ausgekochte Blätter gegen Ischiasschmerzen, in Milch ausgekochte Blätter gegen Husten sowie ein kräftiger Teeaufguss gegen Würmer. In der Volksmedizin Italiens gilt die Ackerdistel als gutes Mittel bei Magen-Darm-beschwerden.

In den letzten Jahren haben einige Studien gezeigt, dass Ackerdistel-Extrakte antioxidativ, antimikrobiell, antidiabetisch, entzündungshemmend und leberprotektiv wirksam sind. Verantwortlich für die pharmakologischen Wirkungen sind vor allem die enthaltenen Flavonoide, Phenolsäuren, Triterpene, Sesquiterpene und Steroide. Das sind genügend Gründe, die dafür sprechen, aus den Blättern und Blüten Tees und Tinkturen für die Hausapotheke herzustellen.

DISTELBLÜTEN-SIRUP

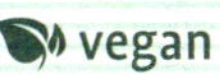 vegan

- 1 kg Zucker
- 1 Liter Wasser
- 2 Zitronen (in Scheiben geschnitten)
- 1-Liter-Messbecher mit Ackerdistelblüten

Zucker und Wasser 10 Minuten köcheln. Dann geben Sie Zitronenscheiben und Distelblüten dazu und nehmen das Ganze vom Herd. Zugedeckt 1 Tag durchziehen lassen. Den Sirup durch ein feines Sieb abfiltern und erneut zum Kochen bringen. In sterile Flaschen abfüllen.

DISTEL-SUPPE 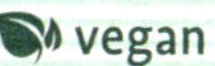 vegan

- 150 g junge Distelblätter oder Triebspitzen
- 3 EL Olivenöl
- 3 EL Dinkelmehl
- 1 Liter Gemüsebrühe
- Pfeffer und Salz
- 1 TL Sojasoße
- 4 EL Kokosmilch

Die Disteln grob schneiden und im Öl einige Minuten andünsten. Mit Mehl bestäuben und verrühren (Mehlschwitze). Gießen Sie unter Rühren die Brühe dazu und lassen das Ganze 10 Minuten köcheln. Mit einem Stabmixer pürieren und mit Kokosmilch, Sojasoße, Pfeffer und Salz abschmecken.

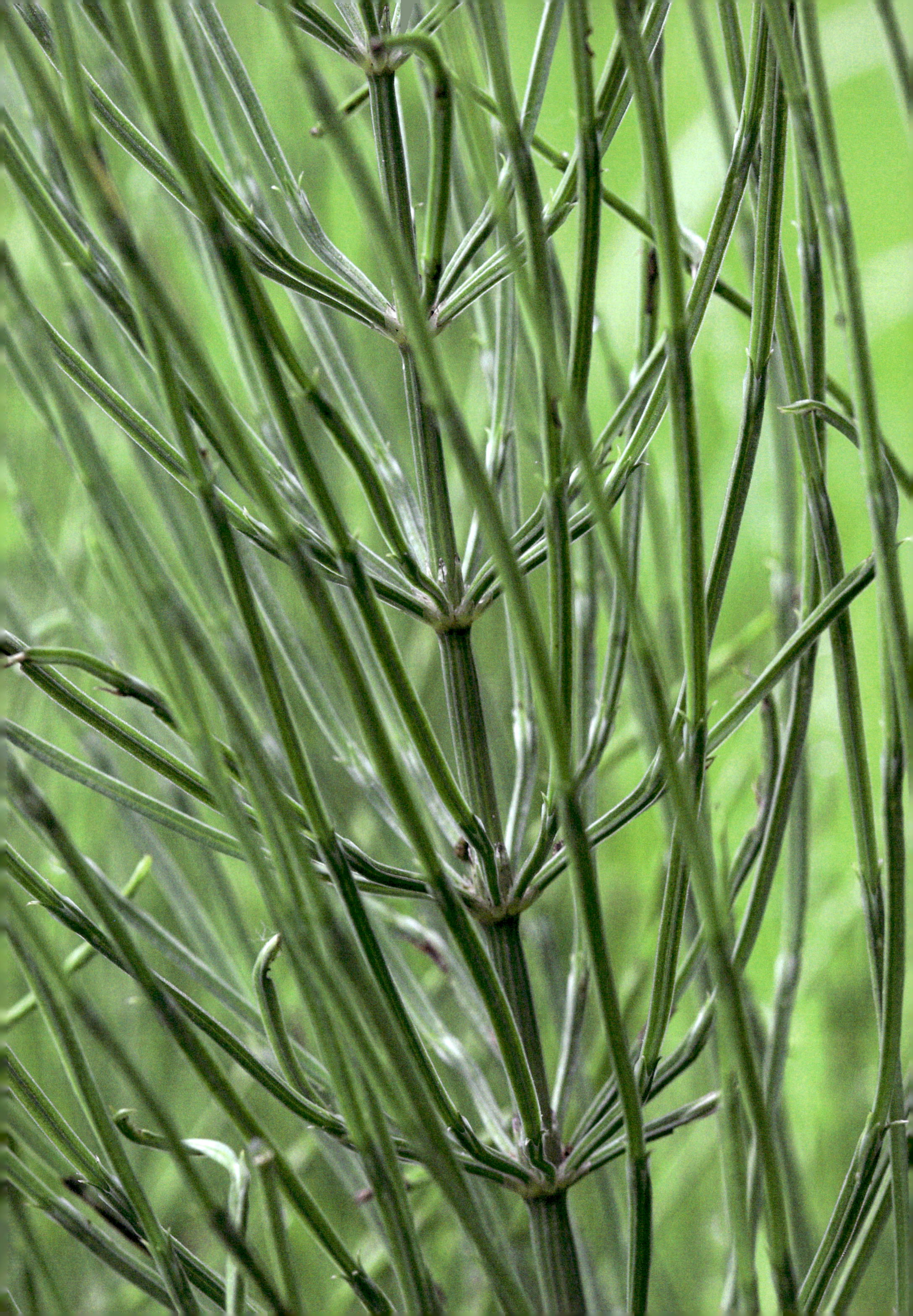

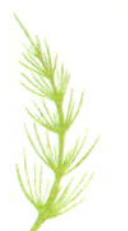

ACKER-SCHACHTELHALM

Eine Zeigerpflanze für verdichtete Böden

Der Acker-Schachtelhalm (*Equisetum arvense*) macht schon mit seinem Namen deutlich, wo er vor allem zu finden ist, nämlich auf Äckern. Auch der lateinische Artname *arvense* beschreibt das Vorkommen auf landwirtschaftlichen Flächen (*arva* = Ackerland). Allerdings findet man ihn nicht in jedem Acker oder Garten, denn er ist eine Zeigerpflanze für schwere tonhaltige Böden, die zu Staunässe und Bodenverdichtung neigen. Da er Nässe liebt, findet man ihn auch auf feuchten Wiesen oder an wasserführenden Gräben. An seiner Verbreitung sind vor allem die reich verzweigten Rhizome beteiligt, die bis zu 2 m tief in den Boden reichen und teilweise 6 m lang werden können. Beim Pflügen werden einzelne Rhizomstücke verschleppt und treiben dann an anderer Stelle wieder neue Ausläufer. Über diese verzweigten und behaarten Rhizome ärgerten sich schon die Bauern im Mittelalter: Vielleicht erzählten sie gerade deshalb die Geschichte, dass ganz unten an der Wurzel des Acker-Schachtelhalms manchmal ein Goldklümpchen hänge. So wurden die jätenden Feldarbeiter angespornt, möglichst viel vom unterirdischen Wurzelstock auszugraben. Tatsächlich findet man dort kleine Knollen, allerdings nicht aus Gold. Es handelt sich um stärkereiche Speicherorgane. Aufgrund des weitverzweigten Wurzelsystems ist es fast unmöglich, den Bestand durch Ausgraben zu beseitigen. Lediglich das regelmäßige Abhacken der Triebe schwächt die Pflanze und vermag sie einzudämmen.

Der Acker-Schachtelhalm hat seine ursprüngliche Verbreitung in den gemäßigten Zonen der Nordhalbkugel, inzwischen findet man ihn aber auch in Südafrika, Australien und Neuseeland. Er gehört zur Familie der Schachtelhalmgewächse, deren Vertreter schon vor 380 Millionen Jahren die Erde besiedelten. Es handelt sich um eine mehrjährige Sporenpflanze, die, wie der Name ausdrückt, keine Samen bildet, sondern Sporen. Zunächst erscheinen von März bis April die rotbräunlichen Triebe, die wie schlanke Pilze aussehen und an der Spitze zapfenförmige Sporenbehälter, die Sporangien tragen. Nach dem Ausstäuben sterben diese Sporentriebe ab. Dann erst treiben ab Mai die grünen sterilen Laubtriebe aus. Diese Sommertriebe sehen mit ihren quirlig angeordneten Seitenästen wie kleine Tannenbäume aus. Im Volksmund bekamen sie allerdings die Namen Katzenwedel, Katzenschwanz oder Pferdeschwanz. Der mittige

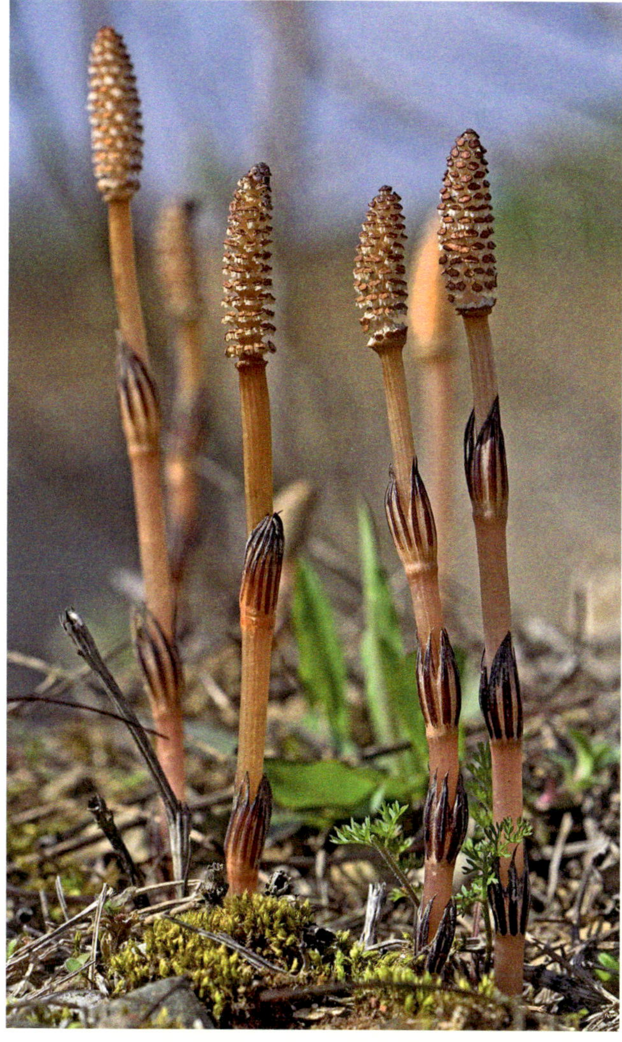

Der Sporentrieb des Acker-Schachtelhalms gilt in Japan als Delikatesse.

Stängel ist hohl und besteht aus mehreren Abschnitten, die durch Knoten getrennt sind. An den Stängelknoten befinden sich die sogenannten Stängelscheiden, die aus 10–12 spitzen Zähnchen bestehen. Die Zähnchen sind weißlich berandet. Der Name Schachtelhalm nimmt Bezug auf die an den Stängelscheiden ineinandergeschachtelten Stängelabschnitte. Auch die an den Stängelknoten ansetzenden Seitenästchen bestehen aus zusammengesetzten Abschnitten.

Weitere Arten und deren Giftigkeit

Es gibt noch zahlreiche weitere Schachtelhalm-Arten, wobei Verwechslungen am ehesten mit dem Sumpf-Schachtelhalm (*Equisetum palustre*) vorkommen, da beide Arten manchmal am gleichen Standort zu finden sind. Der Sumpf-Schachtelhalm wächst gerne in nassen Wiesen und an feuchten Ufern.

Links Acker-Schachtelhalm, rechts Sumpf-Schachtelhalm

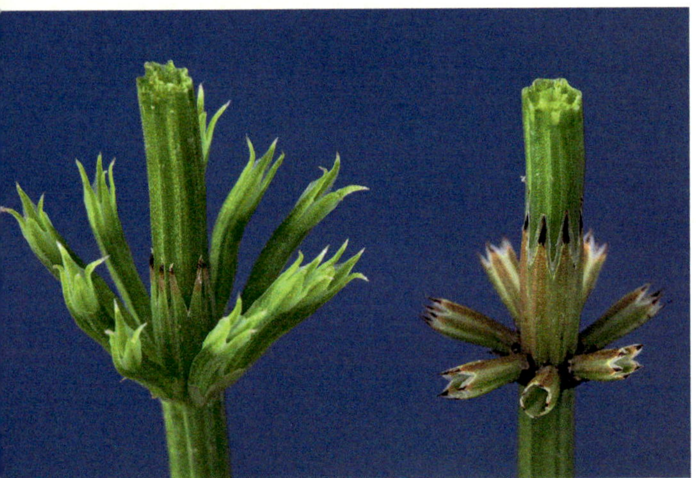

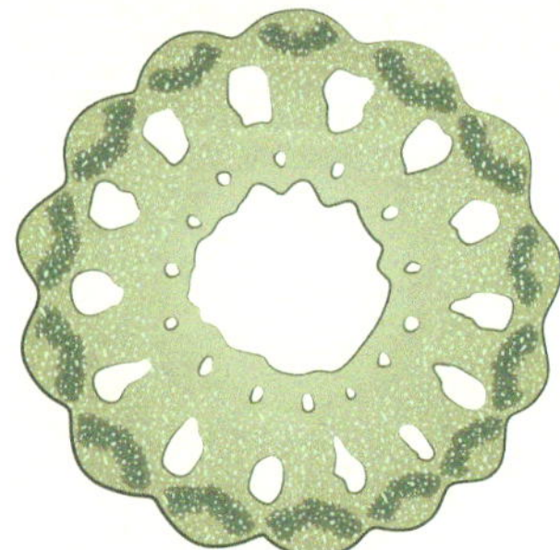

Acker-Schachtelhalm

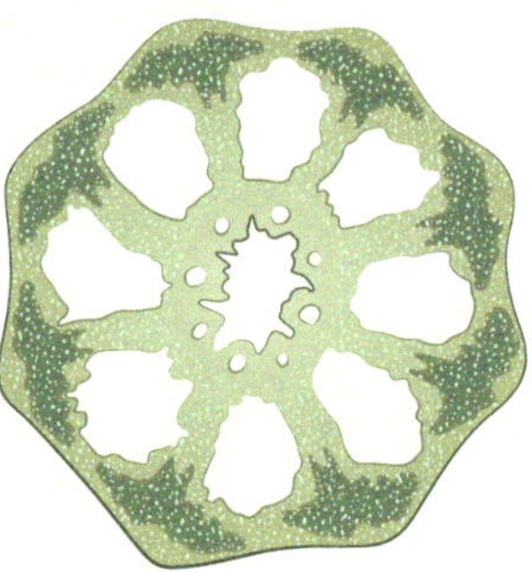

Sumpf-Schachtelhalm

Stängelquerschnitt der zwei Schachtelhalmarten im Vergleich.

Ein sicheres Unterscheidungsmerkmal ist der Stängelquerschnitt: Beim Acker-Schachtelhalm ist der Hohlraum in der Mitte deutlich größer als die drumherum befindlichen Seitenhöhlen. Beim Sumpf-Schachtelhalm sind die Seitenhöhlen sogar noch etwas größer als die Innenleitbahn. Außerdem ist beim Acker-Schachtelhalm das unterste Glied der zugehörigen Seitenäste länger als die Stängelscheide (oder mindestens genauso lang), während beim Sumpf-Schachtelhalm das unterste Glied der Seitenäste deutlich kürzer als die Stängelscheide ist.

Der Sumpf-Schachtelhalm, manchmal auch Duwock genannt, gilt noch immer als giftig. Es sind jedoch beim Menschen keine Vergiftungen bekannt, sondern nur bei Weidevieh (Rinder, Pferde). Dafür verantwortlich gemacht werden das Alkaloid Palustrin sowie das Enzym Thiaminase, welches das wichtige Vitamin B_1 zerstört. Allerdings reagieren Pferde bei größeren Mengen im Futter auf den Acker-Schachtelhalm ebenso mit der sogenannten Taumelkrankheit, weshalb die alleinige Angst vor dem giftigen Sumpf-Schachtelhalm zu kurz greift. Der Acker-Schachtelhalm enthält nämlich ebenfalls das Alkaloid Palustrin und das Enzym Thiaminase, wenn auch etwas weniger. Der Sumpf-Schachtelhalm wurde übrigens im Mittelalter genauso eingesetzt wie der Acker-Schachtelhalm; man sah ihn damals also nicht als giftig an.

Als nicht giftig gilt der Riesen-Schachtelhalm (*Equisetum telmateia*), der vor allem an nassen Standorten in Wäldern zu finden ist. Obwohl er pharmakologisch dem Acker-Schachtelhalm sehr ähnlich ist, wird er in der Phytotherapie nicht eingesetzt. Lediglich in der Volksmedizin weniger Länder spielt er noch eine Rolle.

In Japan als *Gemüse* bekannt

Interessanterweise gilt der Acker-Schachtelhalm in Japan als Gemüse. Genutzt werden aber nur die im März und April austreibenden jungen sporentragenden Triebe. Sie sind sehr mineralienreich (Kalium, Kalzium, Zink) und enthalten auch viel Vitamin C. Die jungen Sprosse werden etwa 10 Minuten lang in etwas Öl angebraten. Dann wird mit einem Schuss Sojasoße abgelöscht und 10 Minuten weitergedünstet. Zum Schluss würzt man das Ganze mit Salz und Pfeffer. Der Geschmack erinnert leicht an Pilze mit einem ganz dezenten Bitteraroma. Ältere Triebe sind nicht genießbar, denn sie werden „strohig“. Manchmal verwendet man in der Wildkräuterküche auch die stärkehaltigen Wurzelknöllchen. Die grünen Sommertriebe des Acker-Schachtelhalms enthalten relativ viel Magnesium (101 mg/100 g), Kalium und Eisen (2,9 mg/100 g). Aufgrund ihrer faserigen Konsistenz eignen sie sich aber nicht zum Genuss. Allerdings könnte man die frischen Sommertriebe in einem Smoothie verarbeiten, da durch das Pürieren im Mixer die Konsistenz der Halme keine Rolle mehr spielt. So kommt man in den Genuss der wertvollen Mineralien und vor allem die bindegewebsstärkende Kieselsäure kann auf diesem Weg sehr gut resorbiert werden.

Im Mittelalter wirksam gegen alle Blutungen

Die Heilwirkung des Acker-Schachtelhalms war schon den Römern bekannt. Dioskurides und Plinius beschreiben ihn im 1. Jahrhundert als blutstillendes und harntreibendes Mittel. Plinius glaubte sogar, die blutstillende Kraft sei so groß, dass es genüge, einen Schachtelhalm in der Hand zu halten, um die Blutung zu stoppen.

Für Heilzwecke werden die grünen Sommertriebe gesammelt.

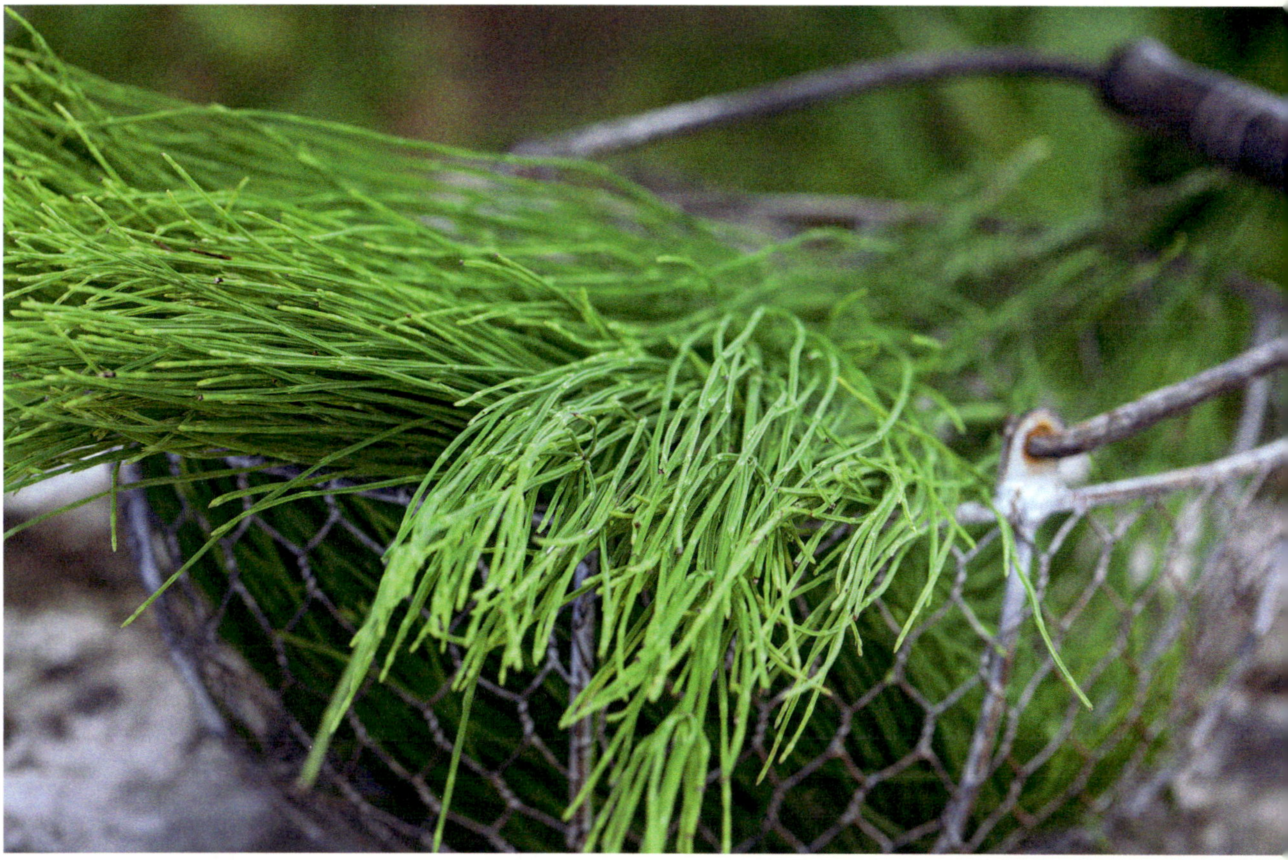

Der Militärarzt Dioskurides erwähnt außerdem seine Wirksamkeit bei Husten. Die mittelalterlichen Ärzte beschreiben die gleichen Heilanwendungen und heben vor allem die wundheilende Wirkung hervor. So schreibt zum Beispiel Leonhart Fuchs (1501–1566), dass er *„kräftig sei zu heilen allerlei Wunden"*. Schließlich war es dann der Kräuterpfarrer Sebastian Kneipp (1821–1897), der das Ansehen des Schachtelhalms nochmals verbesserte. Er nannte ihn bezüglich Harnwegserkrankungen *„einzigartig, unersetzlich und unschätzbar"* und bei Blutungen und Bluterbrechen zählte er ihn *„zu den ersten und besten Tees"*. Schon damals war bekannt, dass der Schachtelhalm sehr viel Kieselsäure enthält, die im Ruf stand, bei Tuberkulose hilfreich zu sein. Deshalb war er damals auch eine wichtige Lungenpflanze

BLASEN-NIEREN-TEE ZUR DURCHSPÜLUNG

- 30 g Schachtelhalmkraut
- 30 g Birkenblätter
- 20 g Brennnesselblätter
- 20 g Goldrutenkraut

Davon geben Sie 2 TL in 200 ml Wasser und erhitzen es bis zum Sieden. Vom Herd nehmen, 10 Minuten ziehen lassen und abgießen. 3-mal täglich 1 Tasse trinken. Zusätzlich zum Tee sollten Sie viel Flüssigkeit zu sich nehmen. Der harntreibende Tee regt die Nieren an und durchspült die Harnwege. Außerdem wirkt er entzündungshemmend und leicht antibakteriell. Den stark harntreibenden Tee sollten Sie nicht spät abends trinken.

Der Schachtelhalm in der Phytotherapie

Heute steht beim Schachtelhalm vor allem seine harntreibende Wirkung im Vordergrund, die unter anderem auf den hohen Flavonoid- und Kaliumgehalt zurückzuführen ist. Deshalb wird er bei Harnwegsentzündungen zur Durchspülung der Harnwege sowie bei Nierengrieß eingesetzt. Aber auch zur unterstützenden Behandlung von Wunden hat er den Segen der Arzneibücher. Diese Wirkungen konnten durch Studien belegt werden. In der Volksmedizin nutzt man die kieselsäurereiche Pflanze auch zur Stärkung von Bindegewebe, Haut, Haaren, Nägeln und Knochen. Seine knochenabbauhemmende Wirkung konnte zwischenzeitlich bestätigt werden, sodass er zu Recht einen Platz bei der Osteoporose-Prophylaxe einnimmt. Doch damit scheint das Potenzial des „Ackerunkrauts" noch nicht ausgeschöpft, denn zusätzlich stellte man auch eine Wirksamkeit gegen mehrere Typen menschlicher Krebszellen sowie antidiabetische, entzündungshemmende, gefäßschützende und leberschützende Effekte fest.

Für Heilzwecke gesammelt werden nur die grünen Sommertriebe, die im August und September den höchsten Gehalt an Kieselsäure erreichen. Um möglichst viel Kieselsäure in den Tee zu bekommen, empfiehlt sich eine Abkochung. Dazu wird das Kraut über Nacht eingeweicht, aufgekocht und danach noch 30–60 Minuten leise geköchelt. Je länger die Kochzeit, desto mehr Kieselsäure wird aus den Pflanzenzellen herausgelöst. Der mineralienreiche Schachtelhalm enthält 6–8 % Kieselsäure, wovon etwa 10 % in wasserlöslicher Form vorliegen. Handelsübliche Kieselsäurepräparate (meist als Pulver oder Gel) werden vom Darm kaum verwertet, während die Kieselsäure aus Acker-Schachtelhalm zu über 95 % resorbiert wird. Noch mehr Kieselsäure enthält übrigens der Riesen-Schachtelhalm (*Equisetum telmateia*). Wird der Schachtelhalm als harntreibende Pflanze eingesetzt, genügt auch ein Aufguss mit heißem Wasser, denn die Kieselsäure ist an dieser Wirkung nicht beteiligt.

Putzmittel und Spritzmittel

Die Kieselsäure spielt auch bei weiteren Verwendungsmöglichkeiten des Schachtelhalms eine Rolle. Im Mittelalter nahm man die Pflanze wegen der Kieselsäurekristalle zum Reinigen von Gegenständen. Die rauen Kristalle wirken dabei als scheuernde Putzkörper. Vor allem wurde damit Zinngeschirr gereinigt, woher auch die alten

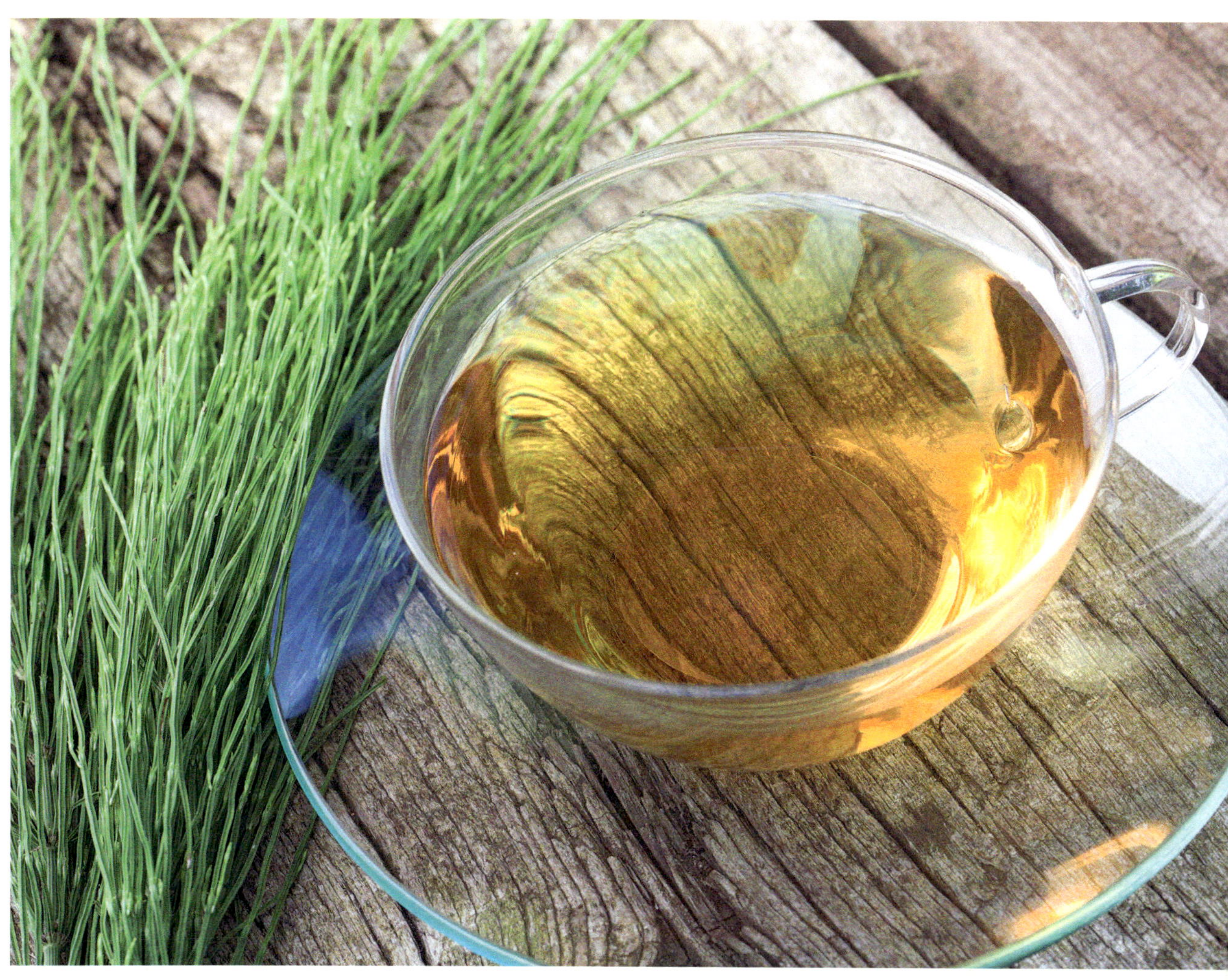

Der Tee wird länger gekocht als gewohnt.

TEE ZUR STÄRKUNG DES BINDEGEWEBES

- 30 g Schachtelhalmkraut
- 30 g Brennnesselblätter
- 20 g Queckenwurzel
- 20 g Vogelknöterichkraut

Von der Mischung geben Sie 2 TL in 200 ml Wasser und erhitzen es bis zum Sieden. 30–60 Minuten köcheln lassen und abgießen. 3-mal täglich 1 Tasse trinken. Der Tee aus den kieselsäurehaltigen Kräutern eignet sich auch zur Osteoporose-Prophylaxe und ist ganz allgemein gut für Knochen, Haut und Haar.

Namen Zinnkraut und Scheuerkraut kommen. Der Botaniker Hieronymus Bock beschreibt dies im Jahre 1539: „*Das kleine Schafftheu* (= Schachtelhalm), *welches auf Äckern seine Wohnung hat, brauchen die Mägde zum Kuchengeschirr, sonderlich was von Zinn oder anderem Metall gegossen ist.*"

Im biologischen Landbau nimmt man eine Abkochung aus Schachtelhalm als Stärkungsmittel gegen Pilzerkrankungen. Dazu werden 125 g getrocknetes Schachtelhalmkraut in 5 Liter Wasser mindestens 30 Minuten lang ausgekocht und 1:5 verdünnt über pilzanfällige Pflanzen gesprüht. Die Spritzung wird prophylaktisch dort eingesetzt, wo mit Pilzkrankheiten zu rechnen ist.

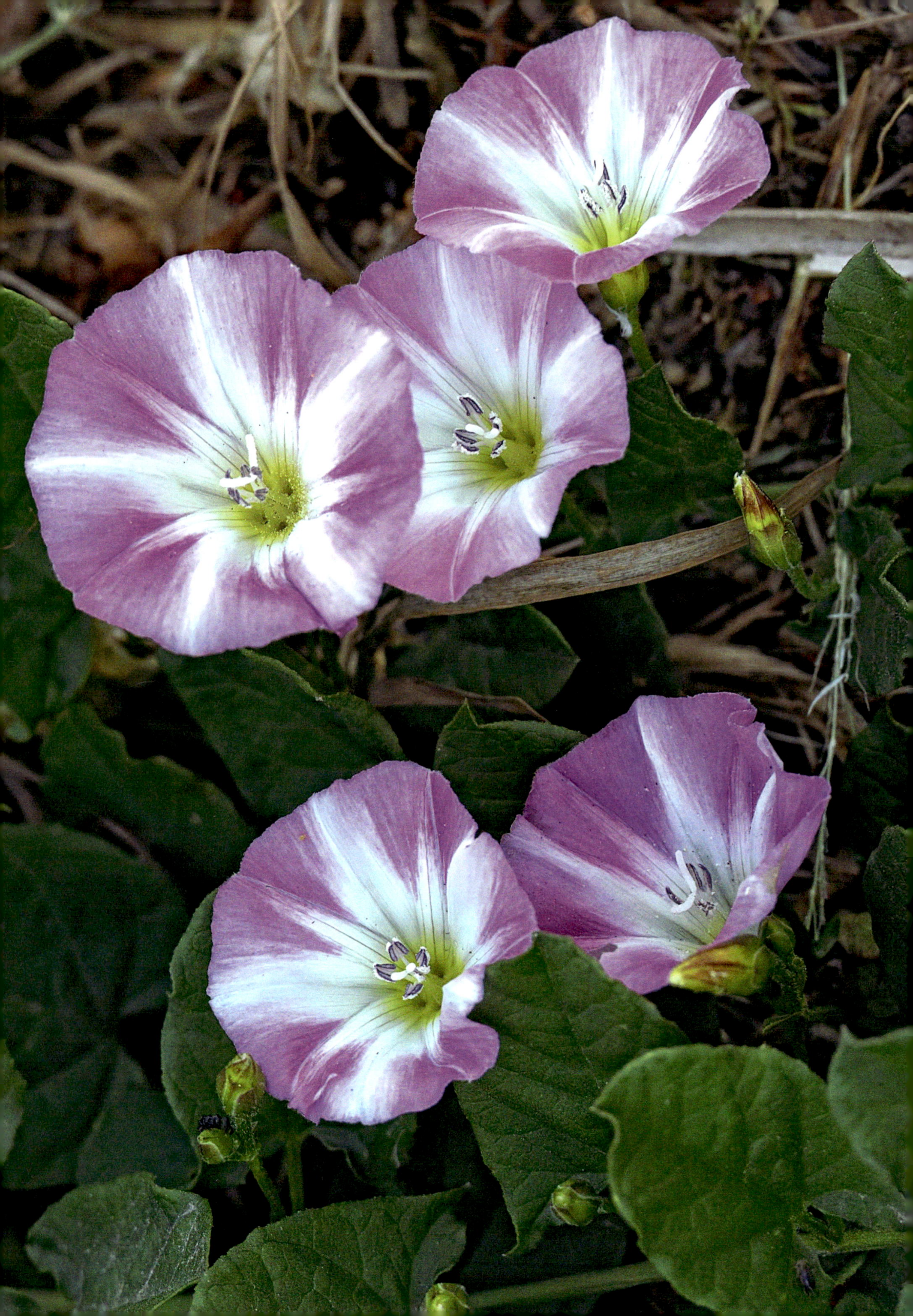

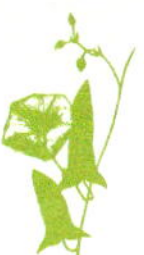

ACKER-WINDE

Gefürchtete Schönheit

Die mehrjährige Acker-Winde (*Convolvulus arvensis*) kommt ursprünglich aus Europa und Asien, hat sich aber inzwischen als Unkraut auf der ganzen Welt verbreitet. Wie der Name schon andeutet, ist die Pflanze vor allem auf Äckern sowie in Gärten und Weinbergen anzutreffen. Dies bestätigt auch der Artname *arvensis* (lat. *arva* = Ackerland). Sie ist eine Zeigerpflanze für kalkhaltigen Boden. Das Entfernen der Acker-Winde aus den Kulturflächen wird durch das ausgedehnte und sehr tief liegende Wurzelsystem erschwert. Die Wurzeln reichen teilweise bis zu 2 m unter die Erde. Schon kleinste, bei der Bodenbearbeitung abgetrennte Wurzelfragmente können neu austreiben. Durch mechanische Bearbeitung der Böden verteilen sich die leicht zerbrechlichen Wurzelstücke. Um die Pflanze mit dem hartnäckigen Wurzelnetz loszuwerden, muss die Fläche über einen Zeitraum von mindestens einem Jahr mit Unkrautvlies abgedeckt oder gemulcht werden. Die Ausbreitung der Winde erfolgt nicht nur durch die Wurzelausläufer, sondern auch durch die etwa 500 Samen pro Pflanze, die im Boden bis zu 25 Jahre lebensfähig bleiben können.

Trotz der hübschen, trichterförmigen Blüten ist die Acker-Winde gar nicht gerne gesehen, denn sie schlingt sich an Kultur- und Zierpflanzen empor und schränkt so deren gesunde Entwicklung ein. Der Gattungsname *Convovulus* umschreibt diese Eigenschaft wunderbar, denn er bedeutet zusammenwickeln. Die Acker-Winde windet sich nämlich in kreisenden Bewegungen sehr eng und für eine Pflanze rasend schnell um die als Kletterstütze ausgesuchte Nachbarpflanze. Die mit spießfömigen Blättern besetzten Ranken benötigen nur zwei Stunden für eine 360-Grad-Drehung. Wenn die Acker-Winde keine Kletterstütze findet, wächst sie bodendeckend.

Die Acker-Winde gehört zur Familie der Windengewächse, wo auch die bei uns ebenfalls recht häufige Zaunwinde (*Calystegia sepium*) ihren Platz hat. Die Zaunwinde lässt sich jedoch leicht von der Acker-Winde unterscheiden, denn sie hat große, durchgehend strahlend weiße Blüten, während jene der kleinblütigeren Acker-Winde zartrosa getönt oder gestreift sind. Bei der Zaunwinde umgeben zwei eiförmige Blätter den Blütenkelch, die der Acker-Winde fehlen.

Die schönen, trichterförmigen Blüten der Acker-Winde öffnen sich nur einen Tag lang, von 7 bis 14 Uhr – und bei trübem, regnerischem Wetter bleiben sie geschlossen. Deshalb nutzte man sie früher auch zur Wettervorhersage: Blieben die Blüten morgens geschlossen, rechnete man mit Regen. Man glaubte sogar, Regen herbeizaubern zu können, wenn man die Pflanze absichtlich abknickte. Nach der Befruchtung durch Insekten bilden sich die Kapselfrüchte, in denen 4–5 schwarze Samen lagern. Einige Spiralhornbienen haben sich auf die Acker-Winde als Pollenquelle spezialisiert.

Geschichten vom Teufel und von Maria

Das hübsche Ackerunkraut hat unsere Vorfahren zu einigen Legenden inspiriert. Möglicherweise versuchte man sich damit Besonderheiten der Pflanze einzuprägen, zum Beispiel die weit in die Tiefe verzweigte Wurzel. So erzählte man sich beispielsweise, die Wurzeln würden bis in die Hölle hinabreichen, weshalb man die Pflanze auch Teufelsdarm nannte. Wer diese Teufelspflanze pflückte und zu Hause in eine Vase stellte, war in großer Gefahr, denn dieses Haus würde unweigerlich vom Blitz getroffen. Hier können wir entdecken, dass viele vorchristliche Gottheiten in das mittelalterliche Teufelsbild eingearbeitet wurden. So auch der germanische Gewittergott Donar, dessen Gewitterpflanzen nicht ungestraft gepflückt werden durften. Auch die damalige Nutzung der Blüten zur Wettervorhersage, man nannte sie auch Regen- oder Donnerblume, stellt einen Bezug zum Wettergott her.

Nicht nur der Teufel, sondern auch die Muttergottes Maria stand mit der kleinen Blume in Verbindung: An einem heißen Sommertag war ein Fuhrmann mit einer schweren Wagenladung Weinfässer unterwegs. Die Wagenräder fuhren sich im schlecht befestigten Feldweg fest. So sehr die Pferde sich auch mühten, der ächzende Wagen bewegte sich keinen Zentimeter. Der Fuhrmann versuchte, die Pferde mit Schlägen und lästerlichen Flüchen anzutreiben, blieb aber erfolglos. Da kam zufällig die Muttergottes vorbei und tadelte den Fuhrmann wegen seines schlechten Benehmens. Doch dann nahm sie die Zügel in die Hand und zog Pferde und Wagen den Hügel hinauf. Zum Dank für ihre Hilfe wollte sie gerne ein Gläschen Wein trinken, aber der Fuhrmann hatte kein Glas dabei. Da pflückte Maria am Wegesrand eine kleine weißblühende Acker-Winde und bat den Fuhrman, den kleinen Kelch mit Rotwein zu füllen. Der Rotwein hinterließ darin seine Spuren, denn seither hat die Acker-Windenblüte die zarten rosa Streifen. Und damals hieß die kleine Blume auch „Mutter Gottes Trinkbecher" oder „Muttergottesgläschen".

Leicht giftig, aber trotzdem heilsam?

Die Acker-Winde gehört zu den leicht giftigen Pflanzen. Kein Wunder, denn sie ist mit den Nachtschattengewächsen verwandt. Sie enthält geringe Mengen an verschiedenen Alkaloiden und herzwirksamen Glykosiden. Unter den Alkaloiden sind unter anderem auch die psychoaktiv wirksamen Tropan-Alkaloide vertreten, wie sie im Bilsenkraut und in der Tollkirsche vorkommen. Die Giftwirkung ist jedoch in erster Linie eine abführende, was auf die vor allem in der Wurzel enthaltenen Harz-Glykoside (Glykoretine) zurückzuführen ist. Noch heute wird die Acker-Winde in der Volksmedizin als Abführmittel genutzt.

Ihre leichte Giftigkeit war in früheren Zeiten jedoch kein Grund, die Acker-Winde zu meiden. Im Gegenteil: Jahrhundertelang war sie eine recht bedeutende Heilpflanze. Man verwendete vor allem die Blätter, aber auch Blüten und Samen. Die Wurzeln enthalten mehr Giftstoffe als Blätter und Blüten, weshalb sie selten verwendet wurden. Die mittelalterlichen Heilkundigen verordneten den harntreibenden Samen, in Wein ausgekocht, bei schmerzhaftem Harnlassen und den Tee aus Blättern zum Abführen. Das Abführen spielte früher eine große Rolle in der Medizin, da man glaubte, damit die Körpersäfte ins Gleichgewicht zu bringen und die Krankheit aus dem Körper zu treiben. Äußerlich gebrauchte man die Blätter bei Geschwüren, Insektenstichen und Hautentzündungen. Auch in der neuzeitlichen Volksmedizin hatte die Winde einen festen Platz. Der Kräuterpfarrer Künzle (1857–1945) verordnete den Blättertee bei Verstopfung und Fieber und die Blüten bei Lungenentzündung. Auch als Mittel gegen Menstruationsbeschwerden und Blähungen wurde die Acker-Winde ab und zu erwähnt, wobei die krampflösende Wirkung des Krauts im Vordergrund stand. Vor einigen Jahrzehnten war das getrocknete Acker-Windenkraut noch in einigen Abführteemischungen enthalten. In der heutigen Phytotherapie hat die Pflanze aufgrund ihrer leichten Giftigkeit keinen Platz gefunden, lediglich in homöopathischen Arzneimitteln ist sie noch anzutreffen. Dort wird sie vor allem gegen Rückenschmerzen eingesetzt. Wenn das nicht passt: Rückenschmerzen kann man sich beim Jäten der Acker-Winde sehr leicht zuziehen!

Es wird weiterhin geforscht

In den letzten Jahren stand die vergessene Heilpflanze erstaunlicherweise im Fokus der Forschung. Folgende Inhaltsstoffe konnten analysiert

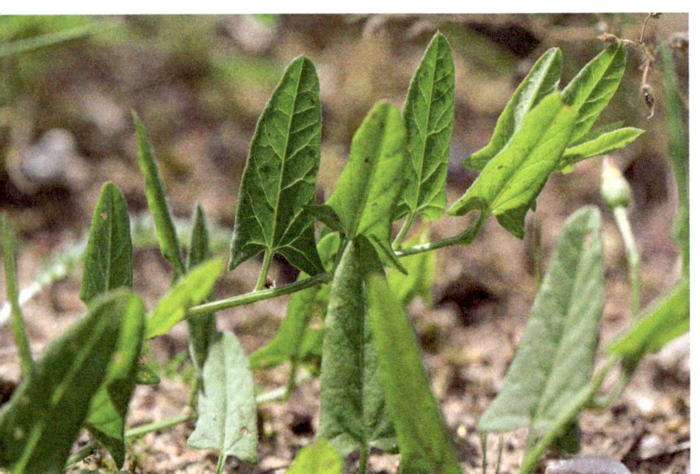

Die Ranken der Acker-Winde sind immer auf der Suche nach einer Kletterstütze.

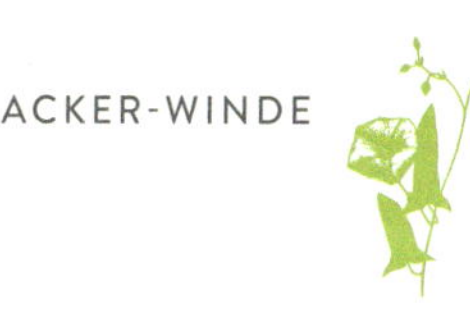

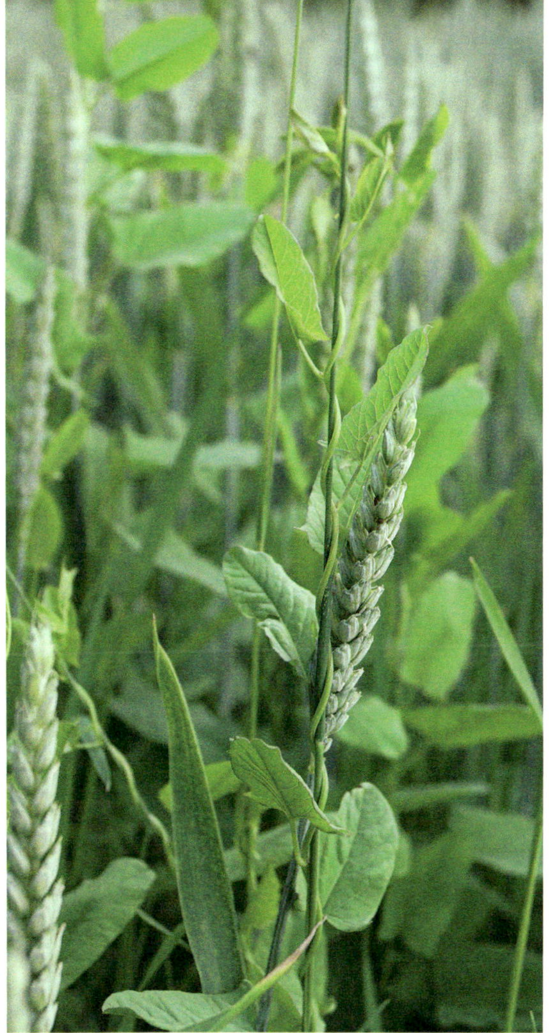

Acker-Winden sind beim Getreideanbau nicht gerne gesehen.

werden: Alkaloide, Phenolsäuren, Cumarine, Flavonoide, Schleimstoffe, Sterole, Gerbstoffe, Triterpene und Saponine. Zudem wurden zahlreiche Studien bezüglich der pharmakologischen Wirkung durchgeführt. Die Ergebnisse waren durchaus überraschend. So konnte beispielsweise eine vielversprechende zellteilungshemmende Wirkung bei verschiedenen menschlichen Krebszelltypen belegt werden. Außerdem wies man gefäßerweiternde, immunstimulierende, harntreibende und leberprotektive Wirkungen nach. Auch die Lebensmittel- und die Kosmetikindustrie forscht bezüglich der natürlichen Antioxidantien in der Pflanze, um die Haltbarkeit ihrer Produkte zu verlängern.

Früher wurden die jungen Blätter sogar in der Wildkräuterküche genutzt. Wegen der leicht giftigen Begleitstoffe und aufgrund der Tatsache, dass es viele leckere und zudem unbedenklich genießbare Wildpflanzen gibt, ist davon abzuraten. Da die Acker-Winde sich auch gerne um Gemüsepflanzen, Tee- oder Gewürzkräuter wickelt, kann es durchaus passieren, dass sie versehentlich in Speisen oder Getränke gelangt. Das ist aber nicht weiter schlimm, da ihre Giftigkeit doch sehr gering ist.

Der Blütenessenz aus der Acker-Winde sagt man nach, dass sie die behutsame und fürsorgliche Seite weckt. Sie unterstützt einen achtsamen Umgang mit Menschen, Tieren und Pflanzen. Sie kann dabei helfen, sich von der rauen, harten Schale zu befreien. Außerdem gilt sie als Blüte für diejenigen Menschen, die sich von alten Mustern und Verhaltensweisen befreien wollen.

BLÜTENESSENZ DER ACKER-WINDE

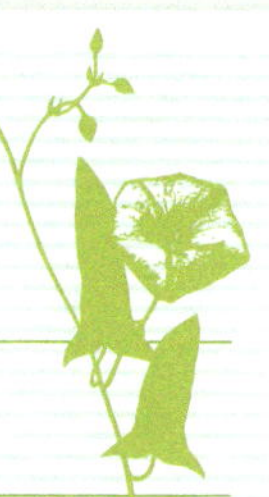

- 1 Handvoll frische Blüten
- 150–200 ml weiches Wasser (für den Blütenauszug)
- 15 ml Ethanol 40 % vol. oder Spirituose (für das Blütenkonzentrat)
- 30 ml Ethanol 40 % vol. oder Spirituose (für die Stockbottle)

Sammeln Sie die Blüten an einem sonnigen Vormittag. Legen Sie sie in eine mit weichem Wasser gefüllte Glasschale, sodass die ganze Oberfläche damit bedeckt ist. Nun 2–3 Stunden in der vollen Sonne stehen lassen und darauf achten, dass möglichst kein Schatten darauf fällt. Dann 15 ml von dem Blütenwasser mit einer Pipette in ein 30-ml-Fläschchen eintropfen, das zuvor mit 15 ml Ethanol gefüllt wurde. Sie haben nun eine 1:1-Mischung aus 15 ml Blütenwasser und 15 ml Alkohol. Dieses Blütenkonzentrat verdünnen Sie zu Hause weiter, indem Sie ein kleines 30-ml-Fläschchen mit Alkohol füllen und 3 Tropfen des Blütenkonzentrats dazugeben. Sie haben nun die sogenannte „Stockbottle" (Vorratsflasche). Aus dieser Stockbottle tropfen Sie zur Einnahme täglich 3-mal 3 Tropfen in ein Glas Wasser. Blütenkonzentrat und Stockbottle sind mehrere Jahre haltbar.

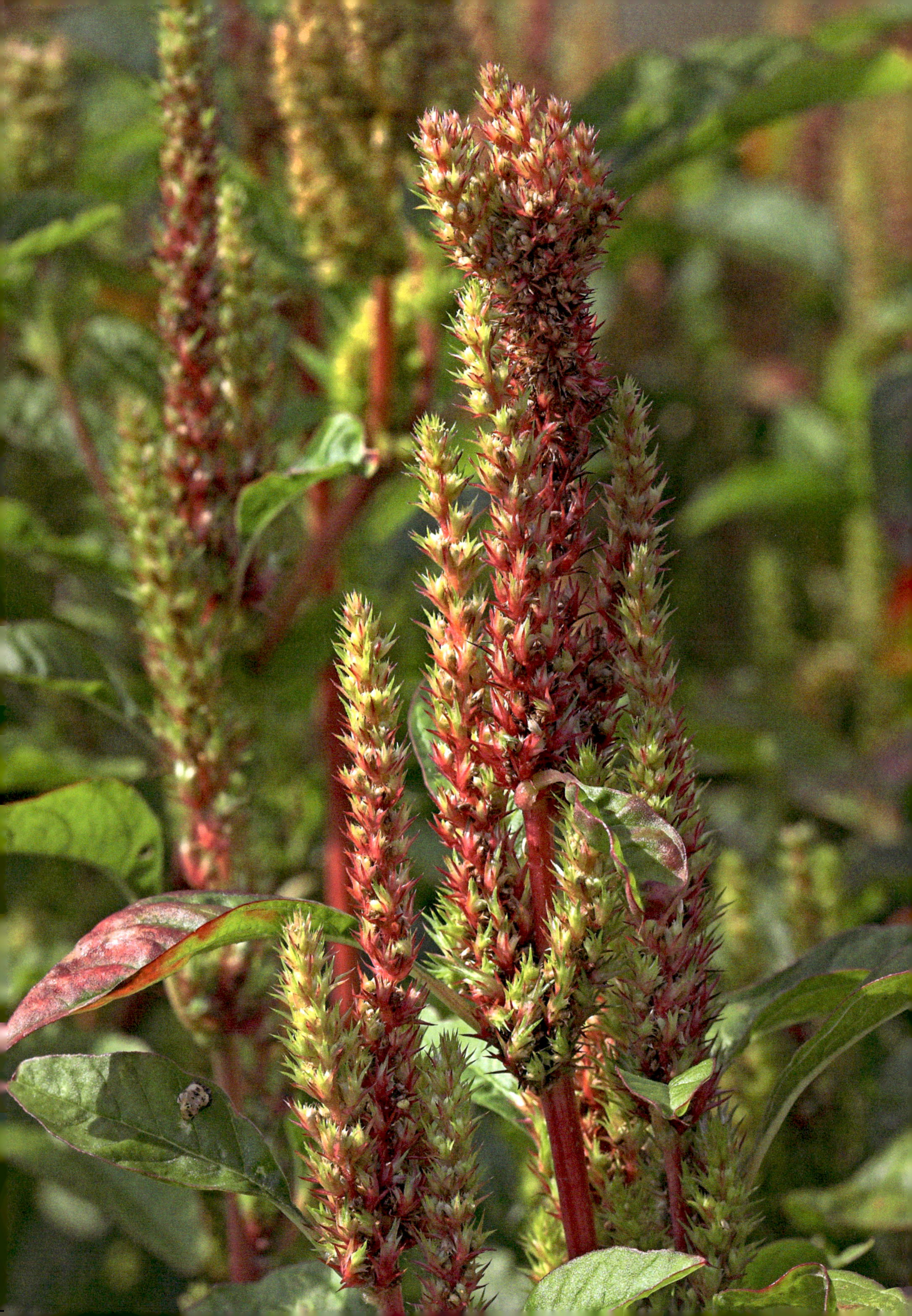

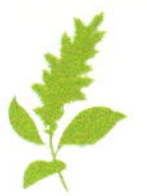

ZURÜCKGEBOGENER AMARANT

Ein Unkraut aus Amerika

Der Zurückgebogene Amarant (*Amaranthus retroflexus*) ist ein weitverbreitetes Ackerunkraut, vor allem in Regionen, in denen Mais, Kartoffeln oder Zuckerrüben angebaut werden. Das wärmeliebende Unkraut verträgt keinen Frost, aber die zahlreich ausgebildeten Samen überwintern problemlos. Eine kräftige Pflanze kann unter guten Bedingungen über 100 000 Samen produzieren, in der Regel sind es aber eher 5 000–10 000 Samen pro Pflanze. Sie können im Boden über 40 Jahre lebensfähig bleiben. Die Samen werden oft durch Saatgutverunreinigung und durch landwirtschaftliche Maschinen verbreitet.

Der Zurückgebogene Amarant ist eine Zeigerart für stickstoffreiche und intensiv bewirtschaftete Böden, weshalb man ihn häufig auf Feldern sowie in Gärten und Weinbergen findet. Das robuste Unkraut ist dem intensiven Herbizideinsatz erfolgreich mit der Bildung multiresistenter Formen entgegengetreten, sodass eine Bekämpfung mit Agrargiften kaum Sinn ergibt. Will man den Amarant loswerden, muss man unbedingt verhindern, dass der Samen zur Reife kommt.

Der einjährige Zurückgebogene Amarant, der manchmal auch Zurückgekrümmter Fuchsschwanz genannt wird, gehört zur Familie der Fuchsschwanzgewächse. Fast alle in Europa vorkommenden Arten wurden erst in den letzten 200 Jahren aus Amerika eingeschleppt. Den in Nordamerika, Kanada und Mexiko heimischen Zurückgebogenen Amarant wies man im Jahre 1815 erstmals in Deutschland nach. Inzwischen ist der Neophyt nicht nur in Europa, sondern auf allen Kontinenten verbreitet. Die etwa 120 cm hohe Pflanze hat einen aufrechten, rau behaarten Stängel (vor allem unter dem Blütenstand), der manchmal im unteren Teil rötlich überlaufen ist. Die bis zu 1 m lange Pfahlwurzel ist im oberen Bereich rötlich verfärbt, weshalb die Pflanze in Amerika auch Rotwurzel-Amarant heißt. Die oberseits grünen Blätter sind oval, zugespitzt und lang gestielt. Unterseits sind sie oft rötlich überlaufen. Ab Juli beginnt die Blüte. Männliche und weibliche Blüten sitzen im gleichen Blütenstand. Die grünlichen, dichten Blütenstände fühlen sich rau und stachelig an. Verantwortlich dafür sind die weiblichen Blüten, die ein stechend spitzes Vorblatt besitzen. In einer Kapsel reift nach der Befruchtung der glänzend schwarze Samen.

Da der Blütenstand an der Spitze manchmal zurückgekrümmt ist, bekam die Pflanze ihren Namen (*retroflexus* = zurückgebogen). Allerdings ist dies kein typisches Merkmal und es ist vermutlich nur deshalb in den Vordergrund gerückt, weil der Namensgeber und Erstbeschreiber Carl von Linné im Jahre 1753 ein deformiertes Exemplar der Pflanze vorliegen hatte. Aus heutiger Sicht würden Volksnamen wie Rauhaariger Amarant oder Rotwurzel-Amarant viel besser passen. In Deutschland finden wir noch über 20 weitere als Neophyten zugewanderte Amarant-Arten, wobei eine Verwechslung am ehesten mit dem Grünährigen Fuchsschwanz (*Amaranthus powellii*) möglich ist. Die Verwechslung ist aber nicht weiter schlimm, da alle Amarant-Arten in Medizin und Küche ähnlich verwendet werden können.

Einst verboten, heute begehrt

Die meisten der über 80 Amarant-Arten sind in Nord-, Mittel- und Südamerika heimisch. Dort hatten zum Beispiel der Garten-Fuchsschwanz (*Amaranthus caudatus*) und der Rispen-Fuchsschwanz (*Amaranthus cruentus*) eine große Bedeutung als Nahrungsmittel (Pseudogetreide), aber auch als Kultpflanze für religiöse Zeremonien. Letzteres störte die spanischen Eroberer so sehr, dass der Anbau von Amarant unter drastischer Strafe verboten war. Wo immer die Pflanze angetroffen wurde, sollte sie vernichtet werden. Viele Amarant-Arten fanden in den letzten 300 Jahren den Weg nach Europa, entweder als Zierpflanze oder als eingeschlepptes Unkraut. Letzteres trifft für den Zurückgebogenen Amarant zu. Die Amarant-Arten gehören zu den wertvollsten Nahrungspflanzen, wobei sowohl Blätter als auch Samen viele gesundheitsförderliche Inhaltstoffe enthalten. Auch der Zurückgebogene Amarant wurde in Amerika von verschiedenen indigenen Völkern als Lebensmittel genutzt. In Süditalien, wo er sich als Neophyt verbreitet hat, dient er in einigen Regionen als Spinatersatz.

Die Blätter aller Amarant-Arten werden als Gemüse gegessen, das trifft auch auf unser Unkraut zu. Die jungen Blätter und Triebe eignen sich von März bis Juni als Spinatersatz, aber auch für Salate, Smoothies und Aufläufe. Sie schmecken sehr mild, mit einem Aroma, das an Spinat und Mangold erinnert. Je näher die Blütezeit (Juli) rückt, desto herber und bitterer werden die Blätter. Die Blätter aller Amarant-Arten sind außergewöhnlich proteinreich. Außerdem ist sehr viel Kalium (641 mg/100 g), Kalzium (215 mg/100 g) und Eisen (6,8 mg/100 g) enthalten. Allerdings findet sich in den Blättern genau wie bei Spinat und Mangold auch Oxalsäure, weshalb Menschen mit Nierenerkrankungen sie meiden sollten. An nährstoffreichen Standorten ist möglicherweise auch ein hoher Nitratgehalt zu erwarten. Bei Weidevieh wurden Nierenschädigungen beobachtet, die man auf den hohen Nitratgehalt zurückführt. Jedoch ist dieser in jungen Blättern, in dem Zustand, wie man sie in der Wildkräuterküche verwendet, wesentlich geringer als bei der blühenden Pflanze. Durch Blanchieren lässt sich der Nitratgehalt um bis zu 50 % reduzieren. Das Blanchierwasser sollte man dann aber nicht mehr verwenden!

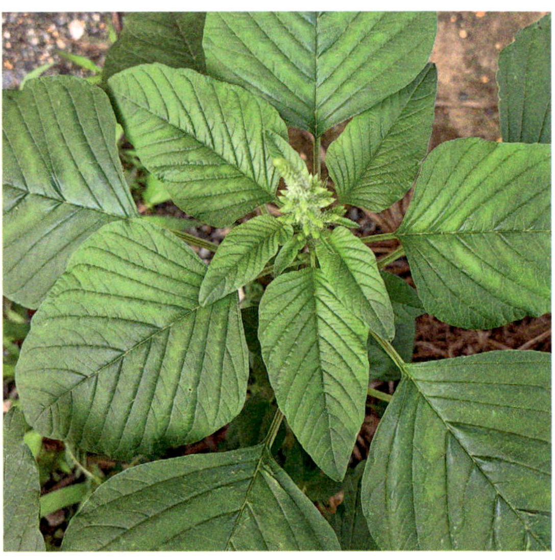

Die jungen Amarantblätter sind ein vorzüglicher Ersatz für Spinat.

AMARANT-ZUCCHINI-AUFLAUF vegetarisch

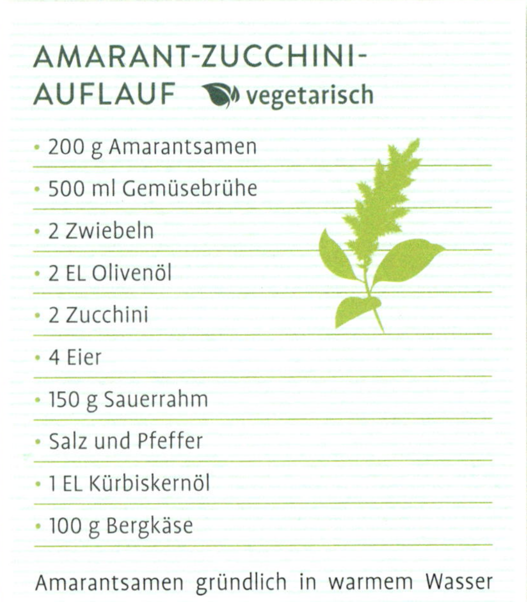

- 200 g Amarantsamen
- 500 ml Gemüsebrühe
- 2 Zwiebeln
- 2 EL Olivenöl
- 2 Zucchini
- 4 Eier
- 150 g Sauerrahm
- Salz und Pfeffer
- 1 EL Kürbiskernöl
- 100 g Bergkäse

Amarantsamen gründlich in warmem Wasser spülen. Dann in Gemüsebrühe aufkochen und 25 Minuten ausquellen lassen. Zwiebeln würfeln und in Olivenöl anbraten. Zucchini grob raspeln. Dann verrühren Sie Eier, Sauerrahm, Pfeffer und Salz. Alle Zutaten, bis auf den Käse, vermengen. Auflaufform mit Kürbiskernöl auspinseln, Auflaufmasse einfüllen und den Käse darauf verteilen. Bei 180 °C 30 Minuten backen.

Kleine Kraftpakete

Der Samen des Zurückgebogenen Amarants reift von August bis Oktober. Die senfkorngroßen Samen sind richtige Kraftpakete: Sie besitzen einen hohen Eiweißgehalt (15,5 g/100 g) mit vielen essenziellen Aminosäuren. Auch der Mineraliengehalt der kleinen Samen ist rekordverdächtig, vor allem die Mengen an Kalzium, Magnesium und Eisen sind außergewöhnlich hoch. Ähnlich wie

AMARANT-SPINAT

vegetarisch

- 2 Zwiebeln
- 3 EL Olivenöl
- 700 g junge Amarantblätter
- 250 g Tomaten
- 2 Knoblauchzehen
- Saft und abgeriebene Schale einer ½ Zitrone
- Salz und Pfeffer
- 2 TL gekörnte Brühe / Gemüsebrühe
- Optional: 100 g Feta

Kleingehackte Zwiebeln in Öl andünsten. Grob geschnittene Amarantblätter und -triebe dazugeben. Tomaten in kleine Stücke schneiden und hinzufügen. 10 Minuten dünsten. Mit gepresstem Knoblauch, Zitrone und Gewürzen abschmecken. Falls gewünscht können Sie gewürfelten Feta unterziehen.

die bekannteren Pseudogetreide Amaranth oder Quinoa kann der Samen des Zurückgebogenen Amarant zu Grütze (Brei) oder in Suppen verarbeitet werden. Der Geschmack ist getreideartig und etwas nussig. Als Mehl gemahlen nimmt man ihn für Gebäck oder Pfannkuchenteig. Da Amarantmehl glutenfrei ist, eignet es sich gut für Menschen, die auf diesen Stoff mit Unverträglichkeit reagieren. Wegen des fehlenden Klebereiweißes (Gluten), kann man das daraus hergestellte Mehl allerdings nicht für sich alleine zum Brotbacken verwenden, sondern nur zum Untermischen. Auch für Keimlinge sind die Samen gut geeignet. Eine weitere Spezialität ist das Aufpuffen der kleinen Körner nach dem gleichen Verfahren wie für Popcorn. Danach kann man es wunderbar unter Müsli mischen. Die kleinen Samen enthalten allerdings in ihren Randschichten viele Saponine, die Unverträglichkeitsreaktionen auslösen können. Deshalb werden sie vor der Verarbeitung gewaschen. Am besten man lässt sie 30–40 Minuten in reichlich lauwarmem Wasser stehen und spült sie dann noch einmal gründlich ab.

Wenig bekannt in der *Heilkunde*

Über die arzneiliche Wirkung des Zurückgebogenen Amarants ist wenig bekannt. In der amerikanischen Volksmedizin nutzte man ihn bei starker Menstruation, was vermutlich mit dem hohen Eisengehalt zusammenhängt. Außerdem setzte man ihn bei Magenbeschwerden und Darmentzündungen ein. Äußerlich wurden die entzündungshemmend wirksamen Blätter bei Gelenkschmerzen aufgelegt, aber auch, um kleine Blutungen zu stillen. Mit dem Tee aus den Blättern gurgelte man bei Entzündungen in Mund und Rachen.

In Mittelamerika nutzten indigene Stämme die Pflanze auch für kultische und magische Zwecke. So glaubte man, die Liebe eines jeden gewinnen zu können, wenn man ihm Amarant-Samen mit Honig gemischt zu essen gab.

Neuere Untersuchungen gehen davon aus, dass von der Pflanze aufgrund der pharmakologischen Inhaltsstoffe (Flavonoide, Sesquiterpene, Phenolsäuren, Sterole) ein großer therapeutischer Nutzen zu erwarten ist.

WINTERLICHER AMARANT-GEMÜSE-TOPF

vegan

- 1 Zwiebel
- 200 g Karotten
- 200 g Kohlrabi
- 200 g Pastinake
- 1 Stange Lauch
- 150 g Amarant-Samen
- 400 ml Gemüsebrühe
- Salz, Pfeffer, Chili

Zwiebeln fein würfeln und in Öl andünsten. Schneiden Sie das restliche Gemüse klein und geben Sie es dazu. 5 Minuten unter Rühren dünsten lassen und dann Amarant dazugeben. Mit Gemüsebrühe aufgießen und 25 Minuten garen lassen. Mit den Gewürzen abschmecken.

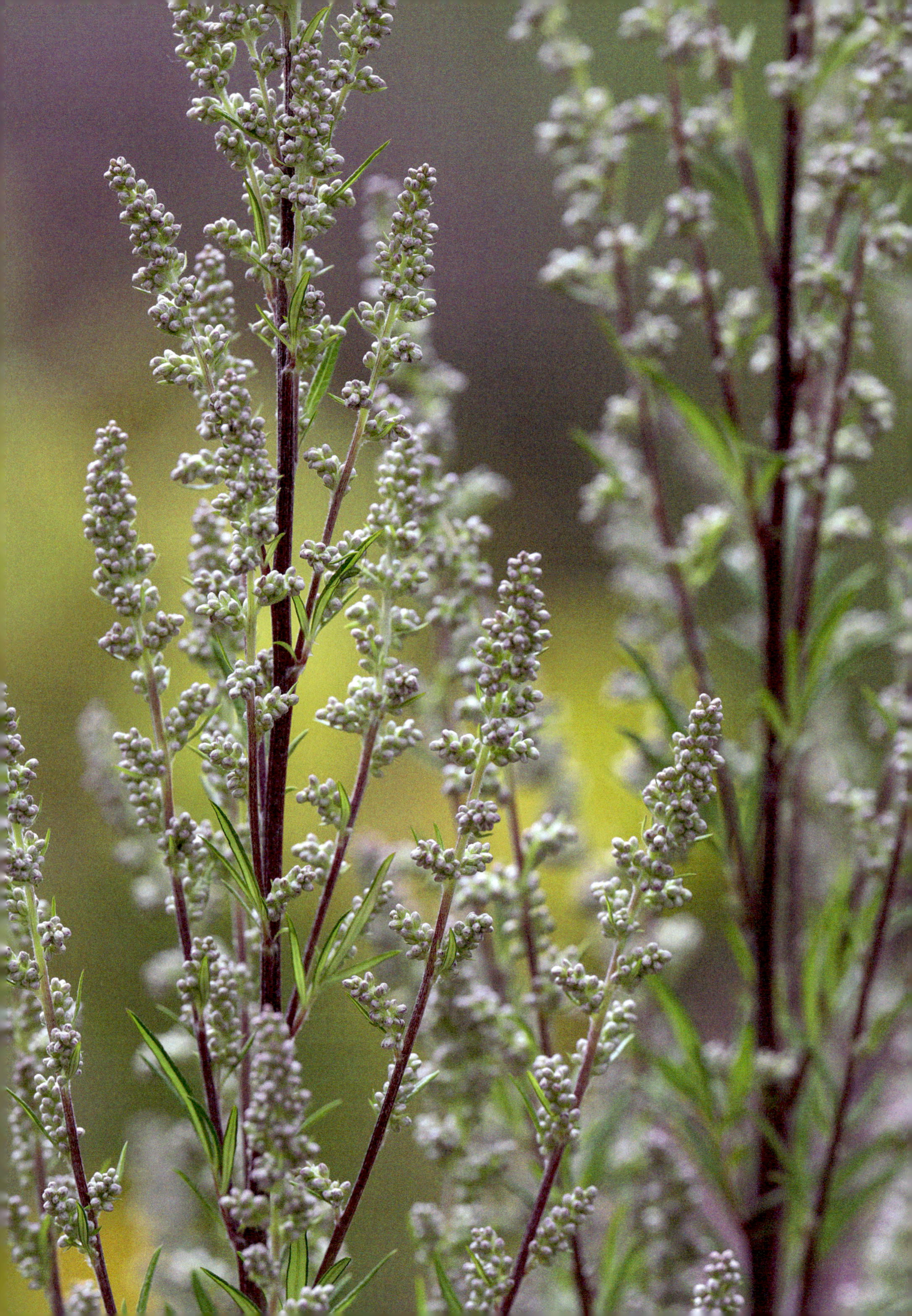

BEIFUSS

Ein Unkraut im Vormarsch

Der Gemeine Beifuß (*Artemisia vulgaris*) ist ein typisches nährstoffliebendes Unkraut auf landwirtschaftlichen Flächen. In manchen Kulturen hat er sich aufgrund massiver Ausbreitung aus Sicht der Landwirte zum Problemunkraut entwickelt. Der Beifuß ist ursprünglich eine europäische Pflanze, die sich schon in der Jungsteinzeit auf den Rodungsflächen einen neuen Lebensraum eroberte und sich mit der wachsenden Agrarfläche ausbreitete. Außer auf Kulturflächen findet man den Beifuß auch auf Brachland und an Wegrändern. In Nordamerika ist er inzwischen als Neophyt heimisch geworden.

Der Beifuß ist sehr konkurrenzstark: Zum einen kann er pro Pflanze und Saison 50 000–200 000 Samen produzieren. Zum anderen verbreitet er sich auch durch seine mächtigen Wurzelstöcke, denn bei mechanischer Bodenbearbeitung werden kleine Rhizomteile verschleppt, die neu austreiben. Der Samen wird über Wind, aber teilweise auch durch Vögel verbreitet. Will man den Beifuß loswerden, muss man ihn möglichst vor der Samenreife mitsamt Wurzeln entfernen, sonst treibt er im nächsten Jahr wieder aus.

Der mehrjährige Korbblütler erreicht Wuchshöhen von 100–150 cm. Der aufrechte, leicht gerillte Stängel ist oft rötlich angelaufen. Die fiederteiligen Blätter sind deutlich zweifarbig: unterseits weißfilzig behaart, oberseits grün. Zerreibt man Blätter oder Blüten, bekommt man einen würzigen Duft. Die endständigen Blütenköpfchen erscheinen von Juni bis Juli in dichten Rispen angeordnet. Die einzelnen kleinen Röhrenblüten sind gelblich bis rotbraun. Die Hüllblätter sind graufilzig behaart. Nach der Bestäubung bilden sich winzige dunkelbraune Samen. Die Bestäubung erfolgt durch den Wind. Der blühende Beifuß ist ein bedeutender Auslöser für Heuschnupfen. Die Pollenfreisetzung erfolgt im Juli und August in den Morgenstunden. Der Beifuß ist für einige Schmetterlinge und ihre Raupen eine wichtige Nahrungsquelle.

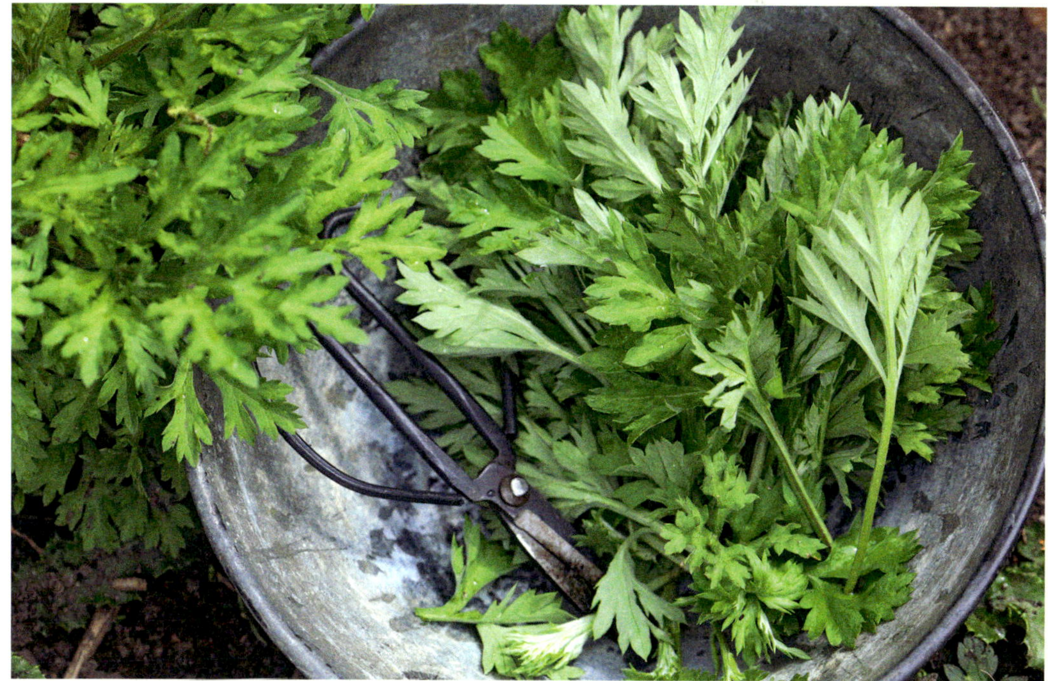

Vorsicht bei der Ernte: Gerade junge Pflanzen sind leicht zu verwechseln.

Verwechslungsgefahr besteht beim Beifuß zu einer stark invasiven Pflanze mit hohem Allergiepotenzial: dem Beifußblättrigen Traubenkraut (*Ambrosia artemisiifolia*), auch Beifuß-Ambrosie genannt. Im Gegensatz zum Beifuß ist die Unterseite seiner Blätter nicht weißfilzig behaart, sondern grün und unbehaart. Dagegen ist sein Stängel anders als beim Beifuß stark behaart. Die Blätter duften auch nicht würzig. Das allergene Potenzial ist jedoch um ein Vielfaches höher als beim Beifuß.

Ein weiterer Verwechsler ist vor der Blüte der leicht giftige Rainfarn (*Tanacetum vulgare*), dessen Blätter ebenfalls unten nicht graufilzig behaart sind. Bei der Blüte sind Verwechslungen ausgeschlossen.

Gewürz mit Verdauungsgarantie

Früher war der Beifuß ein beliebtes Gewürz, vor allem im deutschsprachigen Raum. Es gehörte als traditionelles Gewürz zu Enten-, Gänse- und Schweinebraten und wurde vielerorts Wildgerichten beigefügt. Die Tradition hatte Sinn, denn Beifuß unterstützt die Fettverdauung. Dementsprechend nutzt man die Blätter und Blütenknospen der oberen Triebspitzen frisch oder getrocknet als Gewürz für fette Speisen. Die jungen im Frühjahr (April–Mai) gepflückten Blättchen würzen aber auch Salate, Suppen, Bratkartoffeln und Eierspeisen. Ihr Geschmack ist angenehm aromatisch und leicht bitter. Das beste Aroma besitzen die Blütenrispen im Knospenstadium, also meist im Juni. In dieser Zeit sammelt man die Triebspitzen als Gewürz. Je mehr der Beifuß in die Blüte kommt, desto stärker entwickeln sich die bitteren Anteile. Das blühende Kraut ergibt dann einen aromatisch-bitteren Verdauungstee und kann auch für die Likör- oder Kräuterwein-Herstellung eingesetzt werden. Früher wurde Beifuß auch als Bierwürze verwendet.

Interpretationen rund um den Namen

Der botanische Name *Artemisia* wurde schon in der Römerzeit genutzt. Die Römer bezeichneten damit verschiedene Pflanzen, die auch heute noch der Gattung *Artemisia* zugeordnet werden: Beifuß, Eberraute und Wermut. Der Name leitet sich vermutlich von der griechischen Göttin Artemis ab, die auch Schutzgöttin der Frauen, der Gebärenden und der Hebammen war. Dafür spricht der medizinische Einsatz der Pflanze als Frauenkraut. Einige Autoren gehen hingegen davon aus, der Name sei in Anlehnung an das griechische *artemia* (= Gesundheit) entstanden, weil es sich bei den Angehörigen der Gattung um bekannte Heilpflanzen handelte.

Ebenso wird die Entstehung des deutschen Name Beifuß ganz unterschiedlich interpretiert. Manche mittelalterlichen Autoren glaubten, es hänge mit der vom Römer Plinius im 1. Jahrhundert aufgeschriebenen Geschichte zusammen, wonach die Beifußblätter in die Schuhe gelegt die Ermüdung der Füße verhindern würden. Außerdem schütze dieser Brauch den Wanderer gleichzeitig vor wilden Tieren und Schlangenbissen. Diese Interpretation („bei Fuß") ist mit Sicherheit nicht zutreffend, da sich das Wort Beifuß sprachgeschichtlich aus dem älteren „Biboz" entwickelte. Biboz kommt wiederum von bozen (= stoßen), womit Beifuß so viel wie „beim Stoßen" heißt. Das Stoßen wird auf das Zerstoßen des Gewürzes vor der Anwendung bezogen. Aber es gibt auch eine „pikantere Erklärung", nämlich die Stoßbewegungen während der sexuellen Vereinigung.

MAGENLIKÖR

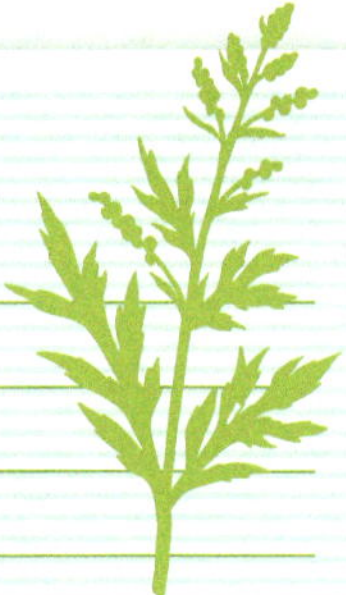

- 130 g Beifußknospen (frisch)
- 20 g Anis (frisch gemörsert)
- 1 Liter Wodka oder Korn
- 200 g Zucker
- 150 g Wasser

Sammeln Sie Triebspitzen des Beifuß mit geschlossene Blütenknospen. Es dürfen auch einige Blätter dabei sein. Grob zerkleinern und zusammen mit dem Anis in ein verschließbares Glas füllen. Mit Alkohol übergießen und 3 Wochen ziehen lassen. Dann sieben Sie ab und fügen die abgekühlte Zuckerlösung hinzu. Die Zuckerlösung aus Wasser und Zucker wird 10 Minuten geköchelt.

Denn Beifuß wurde einst unters Bett gelegt, als Liebeszauber und Fruchtbarkeitszauber sowie als Schutzzauber vor dämonischen Einflüssen. Biboz hängt auch mit dem Wort Butz, einem alten Ausdruck für Bett zusammen. Der Butzemann war der Bettgefährte oder Buhle.

Schutz vor Dämonen und Nestelknüpfen

Im Buch „Gart der Gesundheit" (1485) wird der Beifuß als besonders zauberwidriges Mittel beschrieben: „*Wer Beifuß in seinem Haus hat, dem mag der Teufel kein Schaden zufügen … wer Beifußwurzeln über die Tür des Hauses legt oder hängt, dem Haus mag nichts Übles oder Ungeheuerliches zugefügt werden.*" Die Dämonen vertreibende Wurzel wurde vielerorts als schützendes Amulett getragen oder im Stall aufgehängt, um das Vieh vor Behexung zu schützen. Selbst im Marienbrauchtum galt der Beifuß als wichtige Schutzpflanze: Er war Bestandteil des Kräuterbüschels, der an Maria Himmelfahrt (15. August) zum Schutz gegen Gewitter und Unwetter geweiht wurde.

Auch von vielen indigenen Völkern Nordamerikas ist überliefert, die dort heimische Beifuß-Art (*Artemisia ludoviciana*) sei genutzt worden, um bösen Zauber unwirksam zu machen und kultische Gegenstände zu reinigen. Auch das weltweit verbreitete Räuchern mit verschiedenen Beifuß-Arten diente letztendlich dem Zweck, schädliche Einflüsse zu beseitigen oder fernzuhalten.

Der heimische Gemeine Beifuß galt auch als guter Abwehrzauber gegen das gefürchtete „Nestelknüpfen" und verjagte angeblich alle Geister, die der Ehe schaden wollten. Nestelknüpfen bedeutete angezauberte Impotenz. Zum Nestelknüpfen benötigte man die Nestel (= Schnürriemen), mit denen der Mann die Hose zuknüpfte. Eine zauberkundige Hexe konnte damit drei magische Knoten binden, die den Trieb des Mannes versiegen ließen. Dazu wurden entsprechende Zaubersprüche gemurmelt: *„Ich knüpf, ich knüpf zu diesem Band, damit sei jetzt der Buhl gebannt"*. Mit Beifuß ließ sich dieser Impotenzzauber brechen. Beifuß im oder unter dem Bett

Die Blütenrispen im Knospenstadium besitzen das beste Aroma für die Verwendung als Gewürz.

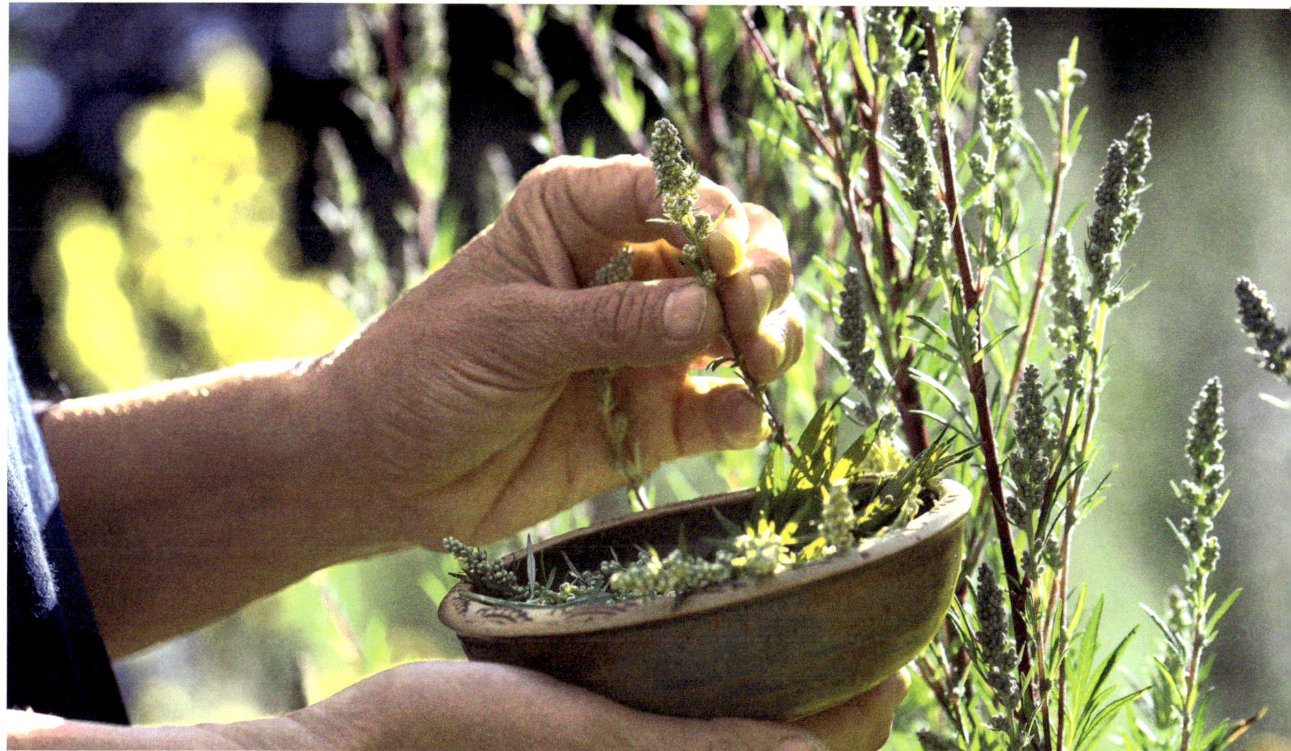

schützte aber nicht nur vor Verzauberung, sondern bewirkte durchaus mehr: So berichtet der Arzt Andreas Mattioli (1501–1577) in seinem Kräuterbuch: „*Unter Bett oder Kissen gelegt bringt Beifuss unkeusche Begier.*" Verständlich ausgedrückt heißt das: Beifuß steigert die Lust auf Sex!

Ein Gürtel aus dem Sonnwendkraut

Der Beifuß gehörte in früheren Zeiten zu den Sonnwendkräutern, was sich auch in seinen volkstümlichen Namen niedergeschlagen hat: „Sonnwendgürtel" oder „St. Johannskraut". Die heidnischen Sonnwendfeiern am 21. Juni wurden im Zuge der Christianisierung auf den Johannistag (24. Juni) übertragen. Der zu dieser Zeit geerntete Beifuß galt als besonders heil- und zauberkräftig. Beim Tanz um das Feuer gürteten sich die Feiernden mit dem „Gürtlerkraut" und warfen die Kränze anschließend ins Feuer, um sich aller Übel und Krankheiten zu entledigen. Dabei rief man: „*Es geh hinweg und werd verbrennet mit diesem Kraut all mein Unglück.*" In einem Spruch aus dem Jahr 1560 heißt es: „*Hättest du auf St. Johannes Nacht / elf mal Beifuß um dich gemacht /und zwölfmal um das Feuer gerannt /dann wär dein Unglück mitverbrannt.*" Um den heidnischen „Sonnwendgürtel" in den christlichen Johannistag (24. Juni) einzubetten, entwickelte sich die Legende, dass Johannes der Täufer diese Pflanze als „Johanniskrautgürtel" in der Wüste trug. Vielleicht um damit den Teufel fernzuhalten?

MAGEN- UND VERDAUUNGSTEE

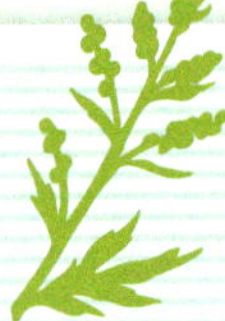

- 20 g blühendes Beifußkraut
- 20 g Kamillenblüten
- 20 g Löwenzahnwurzeln
- 20 g Kümmel

Übergießen Sie 2 TL mit 200 ml Wasser und lassen das Ganze 5–6 Minuten ziehen. Bei Verdauungsbeschwerden (Krämpfe, Blähungen, Völlegefühl) mehrmals täglich 1 Tasse trinken.

Auch für Heilzwecke wurden Beifußgürtel getragen. Der Gallier Marcellus Empiricus gab im 4. Jahrhundert den Rat, die „artemisia" vor Sonnenaufgang, und zwar mit der linken Hand, aus der Erde zu ziehen und sich damit zu umgürten. Dies empfahl er als ein gutes Mittel gegen Lendenschmerzen.

Heilpflanze der Frauen

Der Beifuß ist heute fast völlig aus der Pflanzenheilkunde verschwunden. Das war nicht immer so: In Steinzeit, Antike und Mittelalter zählte er zu den bedeutenden Heil- und Zauberkräutern. In der Altsteinzeit bettete man die Verstorbenen auf Beifuß. Bei der Reise ins Jenseits spielte er als Schutzkraut eine große Rolle. Vor allem aber war er eine wichtige Frauenpflanze.

Die antiken Schriftsteller loben ihn als Periodemittel. Das Ausbleiben der Periode bedeutete eine Unsicherheit, der dadurch entgangen wurde, dass einige Tage vor dem erwarteten Datum Periodemittel getrunken wurden (etwa Beifuß, Eberraute, Petersilie, Poleiminze, Rosmarin und Wermut). Ebenso wurden Sitzbäder und Zäpfchen daraus hergestellt.

Beim Ausbleiben der Regelblutung war der Beifuß nach damaligem Glauben nur hilfreich, wenn man bei der Ernte die Blätter von oben nach unten vom Stängel streifte (Analogiezauber). Andersherum gestreift, konnte er den zu starken „Monatsfluss" stillen. Der Beifuß war aber, genau wie seine Geschwister Wermut und Eberraute, auch als Abtreibungsmittel bekannt. Der englische Volksname *felon herb* (= Verbrecherkraut) weist eindeutig in diese Richtung. Die Dosierung muss für diesen Zweck allerdings sehr stark gewesen sein.

Der Einsatz in der Frauenmedizin ist universell, er findet sich für verschiedene Beifuß-Arten in Nordamerika, China und Indien. Auch im Mittelalter galt der Beifuß fast ausschließlich als gynäkologisches Mittel: Das „sonderlich frawenkraut" sollte die Menstruation fördern, ihre Schmerzen lindern, die Geburt beschleunigen und die Nachgeburt austreiben. Um der Erschöpfung der Gebärenden entgegenzuwirken, genügte es oft schon, das Kraut um Becken oder Schenkel zu legen. „Schoßwurz“, „Jungfernkraut“ und „Weiberkraut“ wurde er wegen seiner frauenspezifischen Wirkungen genannt.

Auch der Bezug zu der griechischen Göttin Artemis, die von den Frauen als Geburtshelferin angerufen wurde, bestätigt die Nutzung als Geburtskraut. Als Mondgöttin hatte sie zudem einen engen Bezug zur Monatsblutung und den damit in Verbindung stehenden Beschwerden.

Die Heilwirkungen des Beifuß

In allen antiken und mittelalterlichen Kräuterbüchern wird der Beifuß hochgelobt, vor allem in Bezug auf gynäkologische Erkrankungen. In einer schamanischen Krankheitsbeschwörung, dem angelsächsischen Neunkräutersegen aus dem 10. Jahrhundert, wird er sogar als mächtigste Pflanze gegen Gift und Ansteckung beschrieben. Heute nutzt man das einst so bedeutende Heilkraut nur noch in der Volksheilkunde. In der modernen Phytotherapie findet Beifuß gar keine Anwendung.

In den zur Blütezeit geernteten Triebspitzen finden sich zahlreiche Wirkstoffe, vor allem ätherisches Öl, Bitterstoffe (Sesquiterpenlactone), Cumarine und Flavonoide. Im ätherischen Öl sind kleine Mengen des Stoffes Thujon enthalten, der in hoher Dosierung für die abortive Wirkung verantwortlich ist. Thujon wirkt aber auch krampflösend und schmerzlindernd.

Die Inhaltsstoffe des Beifuß machen die zahlreichen volksmedizinischen Anwendungen plausibel: Er wirkt appetit- und gallenflussanregend, verdauungsfördernd, wehenanregend, menstruationsfördernd und krampflösend. Während der Schwangerschaft und bei bekannter Korbblütler-Allergie sollte Beifuß-Tee vorsichtshalber nicht getrunken werden.

Geerntet werden die Blätter und Blüten der Triebspitzen (die oberen 20 cm), und zwar während der Blüte von Juni bis August. Die beste Tageszeit ist mittags, bei möglichst trockenem, warmem Wetter. Die Beifußrispen trocknet man am besten unzerkleinert.

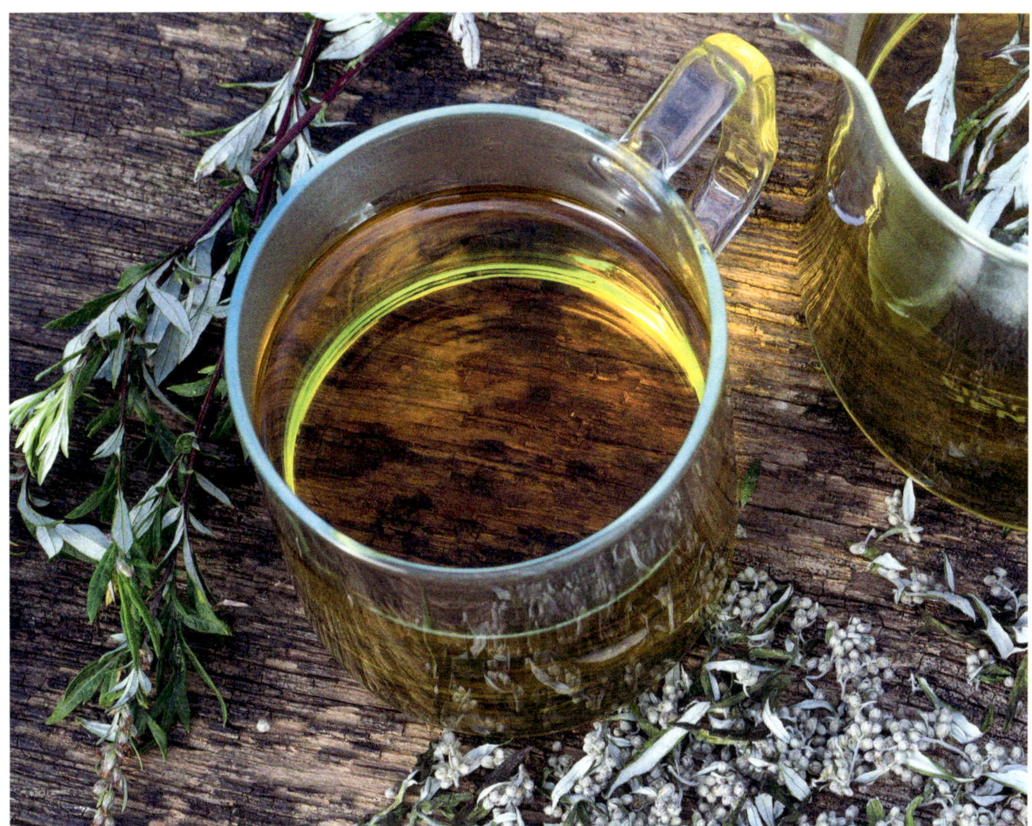

Reiner Beifußtee ist sehr bitter. Besser mischt man ihn mit milderen Kräutern.

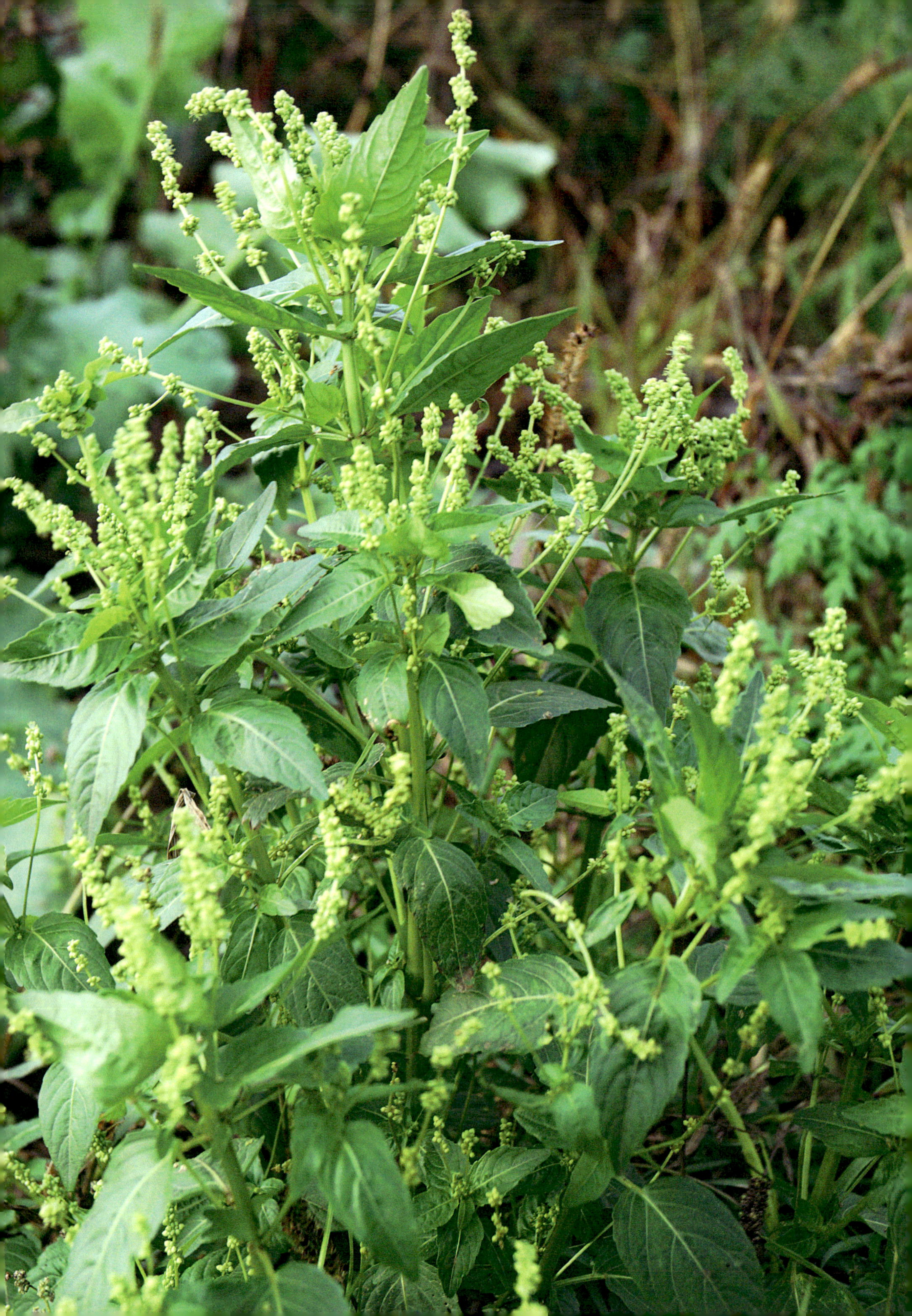

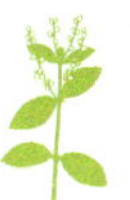

EINJÄHRIGES BINGELKRAUT

Ein Wolfsmilchgewächs ohne Milch

Das Einjährige Bingelkraut (*Mercurialis annua*) ist vor allem in Europa ein weitverbreitetes Ackerunkraut. Vermutlich trägt es in manchen Regionen auch deshalb den Namen Acker-Bingelkraut. Die wärmeliebende Pflanze ist sehr frostempfindlich. Sie besitzt schon im Jugendstadium ein reich verzweigtes Wurzelsystem, weshalb sie sehr gut mit Trockenheit zurechtkommt. Eine einzelne Pflanze kann über 1000 Samen produzieren, die im Boden 10 Jahre lebensfähig bleiben, unter guten Bedingungen sogar bis zu 100 Jahre. Der Samen wird aus den stacheligen Fruchtkapseln bis zu 4 m weit fortgeschleudert. Dies sorgt zusammen mit der hohen Samenproduktion und der Langlebigkeit der Samen für eine schnelle Verbreitung. So kann das Acker-Bingelkraut rasch dichte Bestände ausbilden.

Das Einjährige Bingelkraut stammt ursprünglich aus dem Mittelmeerraum. Es hat sich vermutlich schon im 15. Jahrhundert in ganz Mitteleuropa eingebürgert, in einigen Regionen möglicherweise schon während der Römerzeit. Inzwischen ist es auf Äckern sowie in Gärten und Weinbergen ein weitverbreitetes Unkraut. Es handelt sich um eine typische Zeigerpflanze für gut gedüngte, stickstoffhaltige Böden. Das Bingelkraut gehört zwar zur Familie der Wolfsmilchgewächse, führt jedoch keinen Milchsaft.

Die kleine, meist nur 20–30 cm hohe Pflanze ist in der Regel zweihäusig, das heißt, es gibt männliche und weibliche Pflanzen. Die Geschlechter unterscheiden sich so deutlich, dass dies schon im Mittelalter ausführlich beschrieben wurde. Die männlichen Blüten sitzen in kleinen Knäueln auf langen, dünnen Stielen, die die Laubblätter weit überragen. Bei den weiblichen Pflanzen sitzen die Blüten kurz gestielt in den Blattachseln. Die Blüten sind grünlich gelb und blühen ab Juni bis in den Herbst hinein. Auch die länglichen, zugespitzten und kahlen Blätter besitzen eine gelbgrüne Farbe. Beim Zerreiben verströmen sie einen etwas unangenehmen Duft. Der kahle Stängel ist an den Blattknoten verdickt, woraus sich der deutsche Name entwickelt haben soll: Aus dem althochdeutschen „bungo“ = Knoten wurde Bungelkraut und schließlich Bingelkraut. Ein anderer Erklärungsversuch des Namens bezieht sich auf die harntreibende Wirkung der Pflanze: Aus „Pinkelkraut“ wurde Bingelkraut.

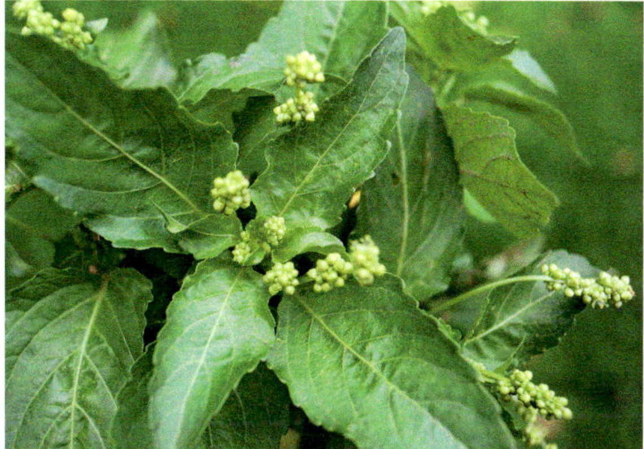

Die männlichen Blüten besitzen unglaublich viele Pollenkörner.

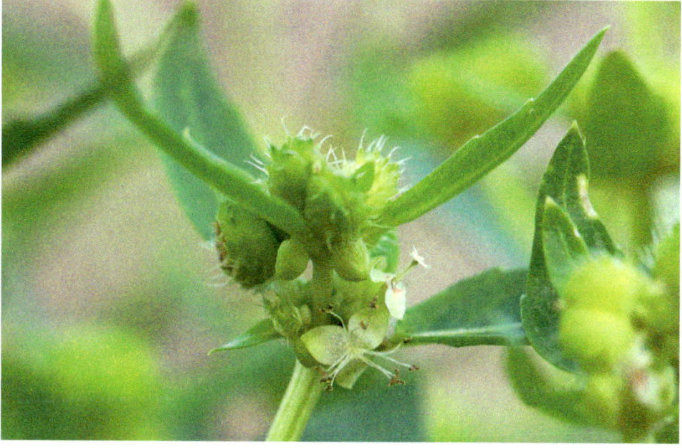

Die kurz gestielten weiblichen Blüten sitzen in den Blattachseln.

Am Beispiel des Acker-Bingelkrauts belegte der Botaniker Rudolf Jakob Camerer im Jahre 1694 die Sexualität der Pflanzen. Durch getrennte Kultur weiblicher und männlicher Bingelkrautpflanzen stellte er fest, dass es ohne das andere Geschlecht nicht zur Samenbildung kommt. Die Bestäubung findet meist durch den Wind statt. Zwar besuchen viele Insekten die männlichen Pflanzen zum Pollensammeln, aber nur selten die weiblichen Blüten. Pro Männchen wurde die beachtliche Zahl von 1,3 Milliarden Pollenkörnern errechnet.

Verwandtschaft im Wald

Neben dem häufig vorkommenden Einjährigen Bingelkraut gibt es noch eine heimische Bingelkraut-Art, die ihren Lebensraum jedoch im Wald hat. Das Wald-Bingelkraut (*Mercurialis perennis*) ist eine mehrjährige Pflanze, die sich teppichartig ausbreitet. Es bevorzugt feuchte und schattige Standorte und blüht schon im April und Mai. Im Gegensatz zum Einjährigen Bingelkraut hat es dunklere, fast blaugrüne Blätter. In der mittelalterlichen Heilkunde wurde es genauso verwendet.

BINGELKRAUT-WUNDSALBE

- 8 g getrocknetes Bingelkraut
- 110 ml Olivenöl
- 8 g Bienenwachs
- 5 Tropfen ätherisches Lavendelöl

Zerkleinertes Bingelkraut im Öl auf 60 °C erhitzen und 2 Stunden auf Temperatur halten. Nun filtern Sie das Öl ab und erwärmen es erneut. Bei 65 °C das Bienenwachs einrühren und sobald es geschmolzen ist, vom Herd nehmen. Weiterrühren und auf 40 °C abkühlen lassen. Nun wird das ätherische Öl eingerührt und die Salbe in Salbendöschen abgefüllt. Erst nach dem Festwerden verschließen. Die Salbe unterstützt das Abheilen von Wunden. Sie eignet sich auch gut als Narbensalbe.

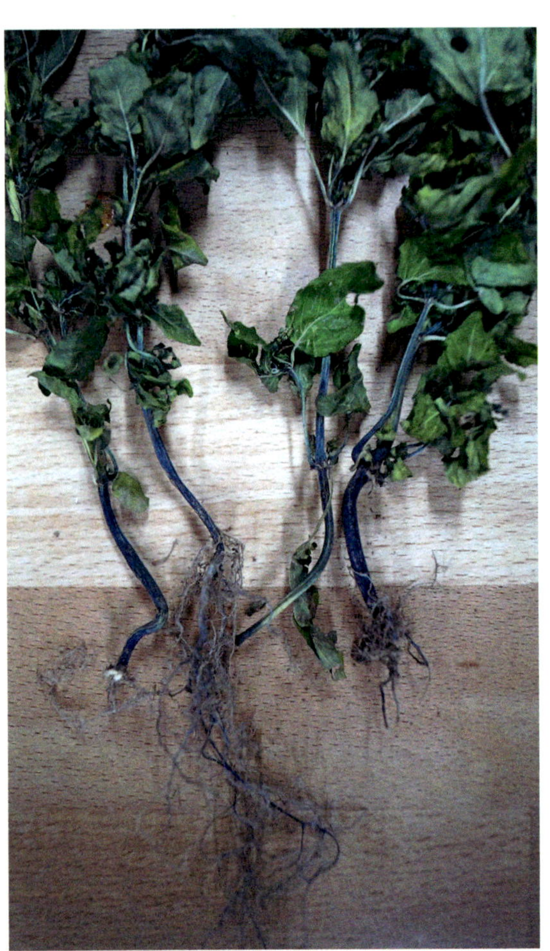

Wurzel und Stängel getrocknet mit der typischen Blaufärbung

Im frischen Zustand giftig

Die frischen Blätter des Bingelkrauts sind leicht giftig, wobei die Giftwirkung auf Saponine und Alkaloide zurückgeführt wird. Diese Giftigkeit geht jedoch durch Trocknen und Erhitzen weitgehend verloren. Vergiftungsfälle bei Menschen sind nicht bekannt, als Vergiftungssymptome wären Übelkeit, Erbrechen und Durchfall zu erwarten. Jedoch kann es bei Pferden, Kühen, Schafen und Schweinen nach dem Verzehr großer Mengen frischer Blätter zu einer Schädigung von Nieren und Leber kommen. Als Symptome treten Speichelfluss, Fressunlust, schiefe Halsstellung, Teilnahmslosigkeit und eine Rotfärbung des Harns auf.

Eine Besonderheit der Bingelkräuter ist das Farbverhalten, das mit der chemischen Reaktion eines Inhaltsstoffs zusammenhängt. Das farblose

Alkaloid Hermidin wandelt sich durch Oxidation in einen roten oder blauen Farbstoff. Während es beim Urin eine Rotfärbung bewirkt, färben sich die Wurzeln und Stängel beim Trocknen an der Luft blau. Das blaufärbende Oxidationsprodukt heißt Cyanohermidin. Die Blaufärbung fiel auch den Alchemisten im Mittelalter auf, die solche Umfärbungen schon von Quecksilberverbindungen kannten. So kam das Bingelkraut zum lateinischen Gattungsnamen *Mercurialis* (*mercurius* = Quecksilber). Somit wurde die Pflanze auch dem römischen Gott Merkur zugeordnet.

In erster Linie abführend

Das Bingelkraut hat eine weit zurückreichende Geschichte als Heilpflanze. Es wurde schon zur Zeit des griechischen Arztes Hippokrates (5. Jahrhundert v. Chr.) als Abführmittel und als Mittel bei Menstruationsbeschwerden eingesetzt. Auch der in römischen Diensten stehenden Arzt Dioskurides nennt die Pflanze ein abführendes Mittel. Er empfiehlt, die Blätter als Gemüse zuzubereiten. Das ergibt durchaus Sinn, denn in frischem Zustand ist die Wirkung sehr stark, während die Blätter nach dem Erhitzen nur noch ganz mild abführend wirken. Den Tee aus den Blättern beschreibt er als harntreibend. Er stellt die interessante These auf, die zerstoßenen Blätter von weiblichen Pflanzen würden die Empfängnis eines Mädchens, die der männlichen jene eines Knaben bewirken. In der magischen Volksmedizin der damaligen Zeit glaubte man, das Ernten des Krautes am Mittwoch sei von Vorteil. Diese Tagwählerei ist auf den Heilgott Merkur zurückzuführen, dessen Verehrungstag der Mittwoch war. Das hört man noch sehr schön beim französischen *mercredi* (= Merkurs Tag) heraus. Am Mittwoch geerntete Kräuter waren somit durch den Gott des Handels und Gewerbes gesegnet.

Auch die Kräuterbuchautoren des Mittelalters lobten das Kraut als harntreibend sowie als mild abführend. Vermutlich wurde es gerade wegen letzterer Wirkung auch Scheißkraut genannt. Oft verabreichte man das in Fleischbrühe ausgekochte Kraut per Klistier. Interessant ist auch folgende äußerliche Anwendung bei Verstopfung aus einem Arzneibuch des 16. Jahrhunderts: „*Empfohlen wird Bingelkraut in Fleischbrühe zu kochen, auf ein Tuch zu streichen und warm auf den Bauchnabel aufzulegen.*“ Außerdem wurden die Blätter zur Förderung der Menstruation sowie der Geburt und der Nachgeburt eingesetzt, oft kombiniert mit abortiv wirksamen Kräutern wie Poleiminze oder Sadebaum. Äußerlich legte man die zerstoßenen Blätter auf Geschwüre, Wunden und entzündete Haut. In der neueren Volksmedizin kamen noch die Anwendungen bei Husten und Bronchitis sowie bei Rheuma und Gicht hinzu. In der spanischen Volksmedizin gilt das Bingelkraut zudem als wirksam bei Diabetes und Bluthochdruck.

In der modernen Phytotherapie hat die Pflanze keinen Platz gefunden, lediglich in der anthroposophischen Medizin nutzt man daraus hergestellte Präparate bei Verbrennungen, entzündlichen und schlecht heilenden Hauterkrankungen sowie bei Bindehautentzündungen des Auges.

Neuere Untersuchungen der pharmakologischen Inhaltsstoffe kommen zu dem Schluss, dass sich durch die enthaltenen Wirkstoffe die meisten traditionellen volksmedizinischen Anwendungen erklären lassen. Zu den Hauptwirkstoffen gehören Flavonoide, Cumarine, Phenolsäuren, Steroide, Saponine, Alkaloide (Hermidin) und ätherisches Öl. In Studien konnte mit alkoholischen Extrakten aus den Blättern eine Stärkung des Immunsystems und eine angstlösende Wirkung nachgewiesen werden.

Für Heilzwecke wird das Kraut während der Blütezeit (Juli–September) gesammelt und schonend getrocknet. Eine Nutzung der frischen Blätter ist aufgrund der drastischen Nebenwirkungen nicht empfehlenswert, es sei denn, sie werden erhitzt.

BINGELKRAUT-TEE

1–2 TL getrocknetes Kraut werden mit 250 ml Wasser bis zum Kochen erhitzt. Dann vom Herd nehmen und 5 Minuten ziehen lassen. Der Tee wirkt vor allem schleimlösend, harntreibend und stoffwechselanregend. Da er wehen- und geburtsfördernd wirken kann, dürfen Schwangere ihn nicht trinken.

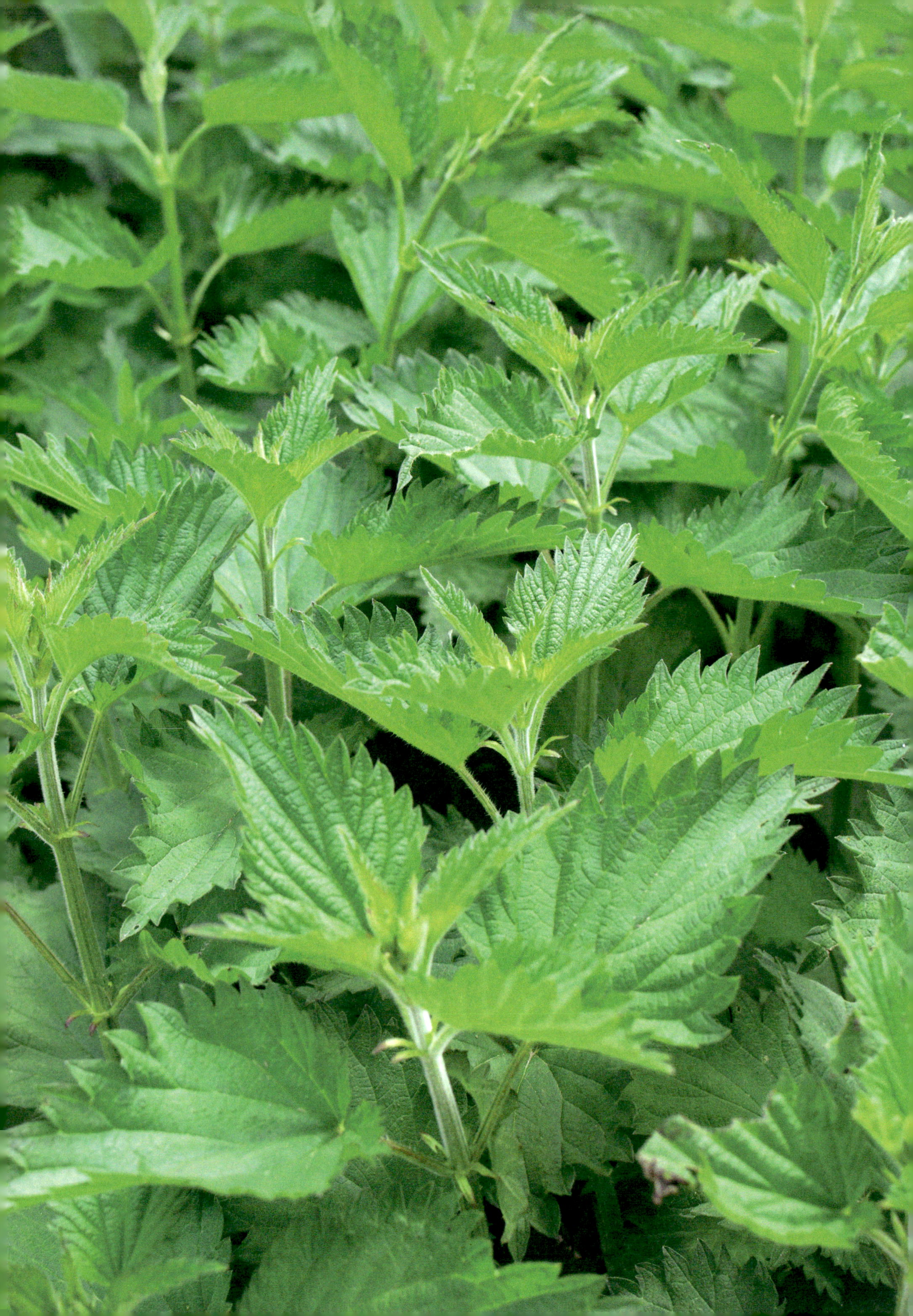

GROSSE BRENNNESSEL

Brennhaare als Erkennungsmerkmal

Die Große Brennnessel (*Urtica dioica*) wurde von dem Römer Plinius (23–79) als die „am meisten verhasste aller Pflanzen“ tituliert. Möglicherweise hat er wie so viele Menschen persönliche schmerzhafte Erfahrungen mit den Brennhaaren gemacht. Aber vielleicht lag es auch an der schon damals massiven Ausbreitung der Brennnessel in Gärten sowie auf Äckern und Weiden. Die Brennnessel ist ein Stickstoffanzeiger und steht in starker Verbindung zu von Menschen und Tieren verursachten Stickstoffanreicherungen. Auch heute gilt die Brennnessel als invasives Unkraut, das sich nicht nur auf Kulturflächen, sondern auch an Wald- und Wegrändern, Bachufern, Gräben und auf Brachflächen breitmacht. Vor allem auf Grünland und Weiden wird sie von vielen Landwirten nicht gern gesehen. Ihre Bekämpfung ist recht schwierig, weil die Brennnessel ein hohes Fortpflanzungspotenzial besitzt. Zum einen ist sie robust, anpassungsfähig und schattentolerant. Zum anderen bildet sie ein Netz von sich schnell ausbreitenden Ausläufern. Durch dieses Rhizomgeflecht kommt es zu dichten Kolonien. Außerdem kann eine einzelne Pflanze im Jahr über 10 000 Samen produzieren, die sich über Wind oder als Anhafter an Tierfellen verbreiten. Um Brennnesseln effektiv loszuwerden, ist es nötig, die robusten Wurzelsysteme aus dem Boden zu holen, was sehr mühsam ist.

Die Brennnessel ist Namensgeber der Familie der Brennnesselgewächse, welche weltweit mehr als 1 000 Arten umfasst. Die mehrjährige Große Brennnessel kann 150–200 cm hoch werden. Die Staude ist dicht mit kurzen Borsten- und langen Brennhaaren besetzt. Charakteristisch sind die kieselsäureverstärkten Brennhaare, deren Spitzen bei Berührung scharfkantig abbrechen, sodass sich die freigelegten Kanülen in die Haut des Angreifers bohren, um dort ihre Giftstoffe (zum Beispiel Histamin, Serotonin) freizusetzen. Dabei entstehen die juckenden und brennenden Quaddeln. Die oberseits dunkelgrünen Blätter sind herzförmig, vorne zugespitzt und am Rand grob gesägt. Die unscheinbaren grünlichen Blüten erscheinen ab Juni in Rispen in den oberen Blattachseln. Die Große Brennnessel ist zweihäusig: Es gibt männliche und weibliche Blüten auf getrennten Pflanzen. Männliche Blütenstände erscheinen gelblich grün und sind aufrechtstehend; weibliche Blüten präsentieren sich graugrün und hängend. Mit etwas Glück kann man im Sommer die explosionsartige Freisetzung von Pollen bei den männlichen Blüten beobachten. Aus den weiblichen Blüten entwickeln sich dann die kleinen öl- und proteinreichen Nussfrüchte.

Die Brennnessel ist in allen gemäßigten Zonen der Erde verbreitet, vor allem in Europa, Asien und Nordamerika. In Nordamerika überwiegt eine Unterart (subsp. *gracilis*), die im Gegensatz zur europäischen Unterart (subsp. *dioica*) einhäusig ist.

Verwechselt werden kann die Große Brennnessel mit der selteneren Kleinen Brennnessel (*Urtica urens*). Diese ist einjährig und einhäusig, das heißt, männliche und weibliche Blüten befinden sich auf einer Pflanze. Die Kleine Brennnessel besitzt ausschließlich Brennhaare und brennt deshalb noch intensiver als ihre große Schwester.

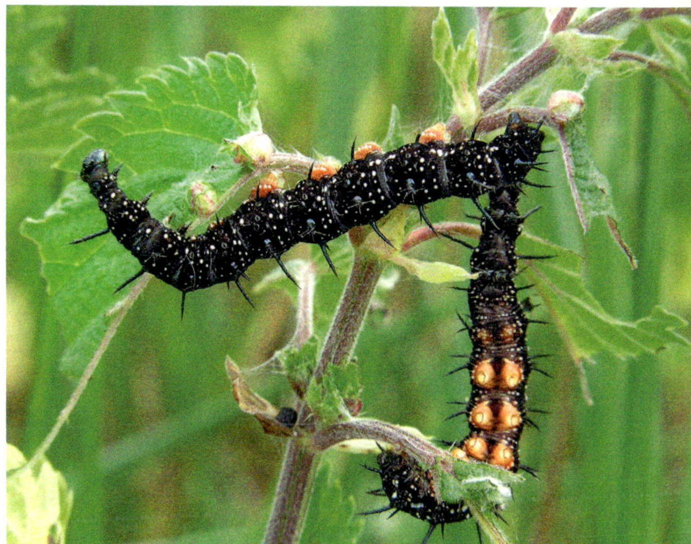

Die Raupen des Tagpfauenauges sind auf die Brennnessel als Futterpflanze angewiesen.

Eigentlich gibt es gar keinen Grund, über die Brennnessel als Unkraut zu schimpfen, denn kaum eine andere Pflanze hat so viele positive Überraschungen zu bieten.

Unentbehrlich für Insekten und Bio-Gärtner

Eine wilde Brennnesselecke hat eine große ökologische Bedeutung, gerade hinsichtlich des Insektensterbens. Das ungeliebte Unkraut ist nämlich wichtiger Lebensraum und Nahrungslieferant für über 100 Insektenarten. Unsere schönsten Tagfalterraupen nutzen die Brennnessel als Futterpflanze: Tagpfauenauge, Kleiner Fuchs, Admiral, Distelfalter und Landkärtchen ernähren sich im Raupenstadium hauptsächlich von ihren Blättern. Auch für die Nesselwanze ist sie unentbehrlich! Die Samen sind zudem eine wichtige Nahrungsquelle für viele Vögel.

Ebenso können sich Gärtnerin und Gärtner freuen, denn aus dem Kraut lässt sich eine kostenlose Jauche herstellen, die als Flüssigdünger dient und die Gesunderhaltung der Pflanzen fördert. Über den Kompost gebraust beschleunigt die Jauche den Rotteprozess. Dazu wird die frische Pflanze (1 kg auf 10 Liter) in Wasser gelegt und bis zur Gärung stehengelassen. Nach der Gärung wird das Ganze 1:10 mit Wasser verdünnt ausgebracht.

Ein Highlight der Wildkräuterküche

So unangenehm die Brennnessel beim Anfassen auch sein mag, unserem Gaumen und Magen bietet sie ungeahnte Genüsse. Der Brennnesselgeschmack ist nämlich umwerfend nuancenreich, am besten umschrieben mit würzig-spinatartig. Es eignen sich aber nur die jungen Triebspitzen, also die oberen drei Blattpaare, denn ältere Blätter schmecken nicht so fein. Von März bis Mai ist ideale Sammelzeit, am besten pflückt man mit Handschuhen.

Kaum ein Wildgemüse ist so vielseitig einsetzbar. Sehr empfehlenswert ist der Brennnessel-Spinat (siehe Rezept Seite 61), der im Vergleich zum echten Blattspinat sehr verträglich ist, da er keine Oxalsäure enthält. Die aromatischen Blätter können auch in Suppen, als Belag von Quiche oder als Füllung von Pfannkuchen und Teigtaschen oder als Bestandteil von Risotto und Nudelaufläufen verarbeitet werden. Die jungen pürierten Blätter eignen sich zudem sehr gut zum Grünfärben von Nudelteig, Kartoffelpüree oder Pfannkuchenteig. Ein wunderbares Fingerfood entsteht,

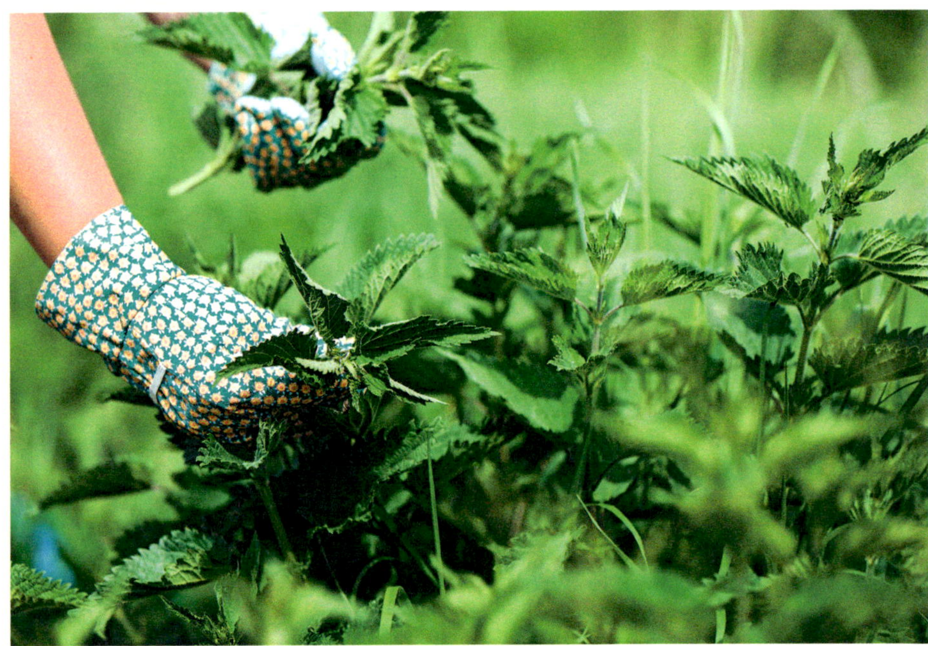

Die jungen Brennnesseltriebe sind in der Wildkräuterküche sehr beliebt.

wenn die Blätter durch einen Pfannkuchen- oder Bierteig gezogen und goldgelb ausgebacken werden. Der Genuss ist bedenkenlos, denn die Brennhaare werden durch das Erhitzen zerstört.

Etwas schwieriger ist der Rohgenuss: Für Pesto beispielsweise hat es Sinn, die Blätter kurz zu blanchieren, um die Brennhaare sicher zu deaktivieren. Die wehrhafte Pflanze wird auch entwaffnet, indem man sie vor Gebrauch mit einem Nudelholz abrollt. Beim Einsatz im Smoothie übernimmt der Mixer die Zerstörung der Brennhaare.

Wenn die Brennnessel ab Mitte Mai Knospen ansetzt, schmecken die Blätter nicht mehr so gut. Das Abmähen der Nesseln sorgt dann für einen neuen Austrieb mit zarten schmackhaften Blättern. Ab September können bei den weiblichen Pflanzen die kleinen Früchte (Samen) geerntet werden. Sie enthalten viel Vitamin E und Linolsäure. Diese nussig schmeckenden Kraftpakete streut man frisch oder getrocknet über Salate und Müsli. Oder man mischt sie in Gebäck und in Energiebällchen. Besonders delikat sind sie, wenn sie in einer trockenen Pfanne, also ohne Fett, etwas angeröstet werden.

Die Brennnessel schmeckt nicht nur gut, sie ist eine richtige „Power-Pflanze"! Man zählt sie zu den Wildkräutern mit der besten Nährstoffdichte und sie hat alles, was ein Superfood auszeichnet. Besonders vertreten sind Proteine und Mineralien, zum Beispiel das knochenstärkende Kalzium (580 mg/100 g) sowie das herzschützende Magnesium (98 mg/100 g). Erwähnenswert ist auch der hohe Gehalt an Provitamin A, Eisen (4,3 mg/100 g) und Vitamin C (215 mg/100 g). So besitzt die Brennnessel durchschnittlich viermal so viel Vitamin C wie eine Zitrone! Die Brennnessel liefert uns zudem viele Antioxidantien, die unsere Zellen wirksam gegen freie Radikale schützen.

Heilanwendungen unserer Vorfahren

Die Brennnessel war schon bei den griechischen und römischen Ärzten als Heilpflanze in Verwendung, vor allem äußerlich bei Hauterkrankungen, Geschwüren, Wunden, Hundebissen und Verrenkungen. Die mittelalterlichen Ärzte nutzten die Brennnessel ganz ähnlich, aber auch bei Husten und zum „Reinigen der Gebärmutter". Auch die harntreibende Wirkung war wohl bekannt, denn man empfahl sie bei Nierensteinen. Aber wesentlich häufiger setzte man die Brennnessel im Mittelalter in der magischen Medizin bei Fieber ein: So nahm der Fieberkranke beispielsweise eine Handvoll Salz, warf sie auf eine Brennnessel und sprach: *„Nesselstang, ich klage dir / Mein sieben und siebzigerlei Fieber plaget mich. / Nimm es mir ab, / Behalt es an dir!"* Ein anderer Spruch lautete: *„Ich streue meinen Samen / in neunundneunzigeren Fiebers Namen, / Aber du sollst nicht aufgehn, / Bis dass ich komm und schneid dich ab."* Salz war früher unentbehrlich bei magischen Handlungen, zum einen, um das Böse fernzuhalten, und zum anderen, um den Zauber zu unterstützen.

Um das heiße oder das kalte Fieber (= Wechselfieber, Schüttelfrost) loszuwerden, ging der Fiebernde an drei aufeinander folgenden Tagen vor Sonnenaufgang zu einer Brennnessel und sagte: *„Guten Morgen, du Alte. Ich bringe dir das heiße und das kalte. Mir soll es vergehen und du sollst es nehmen."* Das direkte Ansprechen der Brennnessel zeigt, dass man sie als beseelte Persönlichkeit wahrnahm. Bei den Segensformeln und Beschwörungssprüchen spielen auch häufig magische Zahlen eine Rolle (77erlei oder 99erlei Fieber), die die Wirkung unterstützen sollten.

Wertvolle Heilpflanze

Inzwischen hat es die Brennnessel als anerkannte Heilpflanze in die Arzneibücher geschafft. Sie wurde im Jahr 2022 nicht umsonst zur Heilpflanze des Jahres gewählt! Man nutzt in erster Linie die Blätter aufgrund ihrer harntreibenden, stoffwechselanregenden und entzündungshemmenden Wirkung. Daraus hergestellte Tees helfen bei rheumatischen Beschwerden, indem sie Gelenkschmerzen reduzieren und die Beweglichkeit der Gelenke verbessern. Noch wirksamer als Tee ist Brennnessel-Mus (100 g täglich), was neuere klinische Studien belegen konnten: Schmerzen, Schwellungen und Entzündungen nahmen deutlich ab. Brennnessel-Mus ist im Prinzip nichts anderes als ein dezent gewürzter Brennnessel-Spinat. Einige aktuelle Studien weisen auch darauf hin, dass die Brennnessel krebshemmende und blutzuckersenkende Wirkungen vorzuweisen hat.

Bei Harnwegsinfekten nutzt man die durchspülende Wirkung der stark harntreibenden Pflanze. Bei der Durchspülungstherapie ist es wichtig, zusätzlich zum Brennnessel-Tee noch 2 Liter Wasser zu trinken. Aufgrund der stoffwechselanregenden und entgiftenden Wirkung sind die Blätter (in Form von Tee oder Frischpflanzensaft) auch häufig Bestandteil von Fasten- und Blutreinigungskuren. Verantwortlich für die pharmakologische Wirksamkeit sind die enthaltenen Flavonoide, Steroide, Cumarine und Phenolsäuren (Kaffeoyläpfelsäure) sowie der hohe Mineralstoffgehalt mit Kieselsäure und Kalium (430 mg/100 g). Für Heilzwecke werden die Brennnesselblätter kurz vor Blühbeginn geerntet (Mai–Juni), dann besitzen sie die meisten Wirkstoffe.

Die gelblichen Wurzeln enthalten andere Heilstoffe als die Blätter. Sie dienen daher vor allem den Männern – zur Linderung der Beschwerden bei gutartiger Prostatavergrößerung (benigne Prostatahyperplasie). Brennnesselwurzeln verbessern den Harnfluss und reduzieren den nächtlichen Harndrang. Sie enthalten Polysaccharide, Phytosterole, Lektine, Cumarine und Lignane. Im Herbst (Oktober, November) werden sie ausgegraben, gewaschen und getrocknet.

Eine alte Heilanwendung der Brennnessel ist die Urtikation, also das Auspeitschen mit frischen Brennnesseln bei Arthrose. In der Volksheilkunde wird Brennnessel auch als Haarwasser eingesetzt, um die Durchblutung der Kopfhaut zu fördern und Haarausfall vorzubeugen.

Kleider aus der Nessel

Die Brennnessel ist möglicherweise die älteste Faserpflanze, die für die Herstellung von Stoffen und Kleidern genutzt wurde. Das Wort Nessel hat den gleichen Wortstamm wie nesteln, nähen oder Netz. Ähnlich wie beim Lein, stellte man aus den Stängelfasern einen Nesselstoff her oder nutzte die Fasern für Netze und Seile. Bis ins 19. Jahrhundert waren Bastfasern aus der Nessel noch häufig in Gebrauch.

Es gibt eine schöne alte Sage, in der die Nessel als Rohstofflieferant im Mittelpunkt steht: Ein böser Vormund wollte auf keinen Fall zulassen, dass das ihm anvertraute Mündel ihren Liebsten

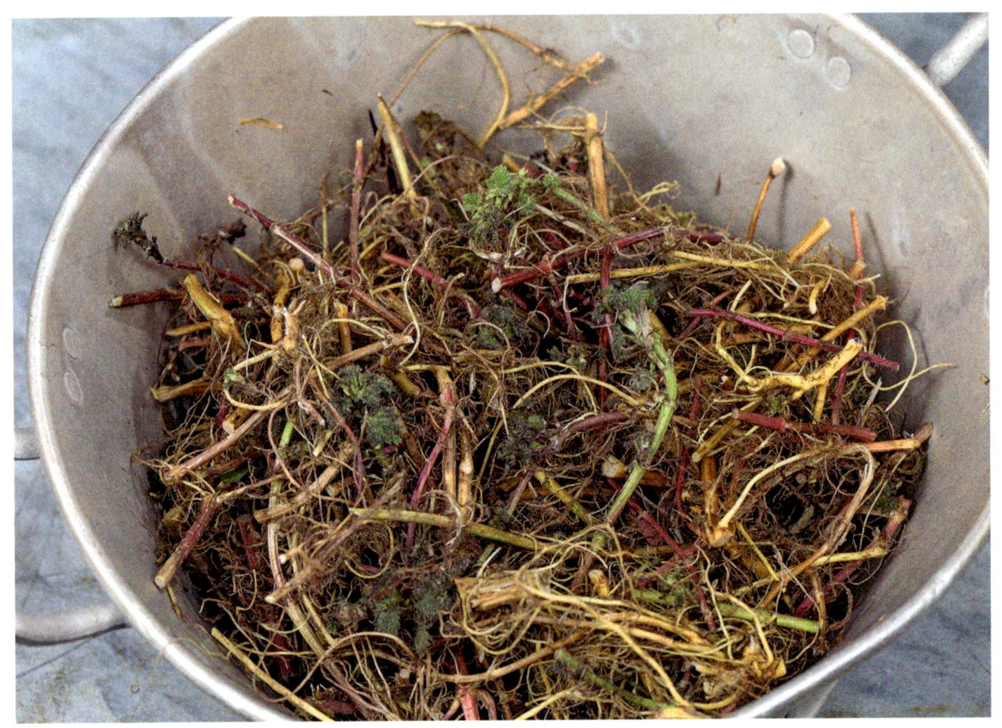

Die Wurzeln lindern die Beschwerden einer gutartigen Prostatavergrößerung.

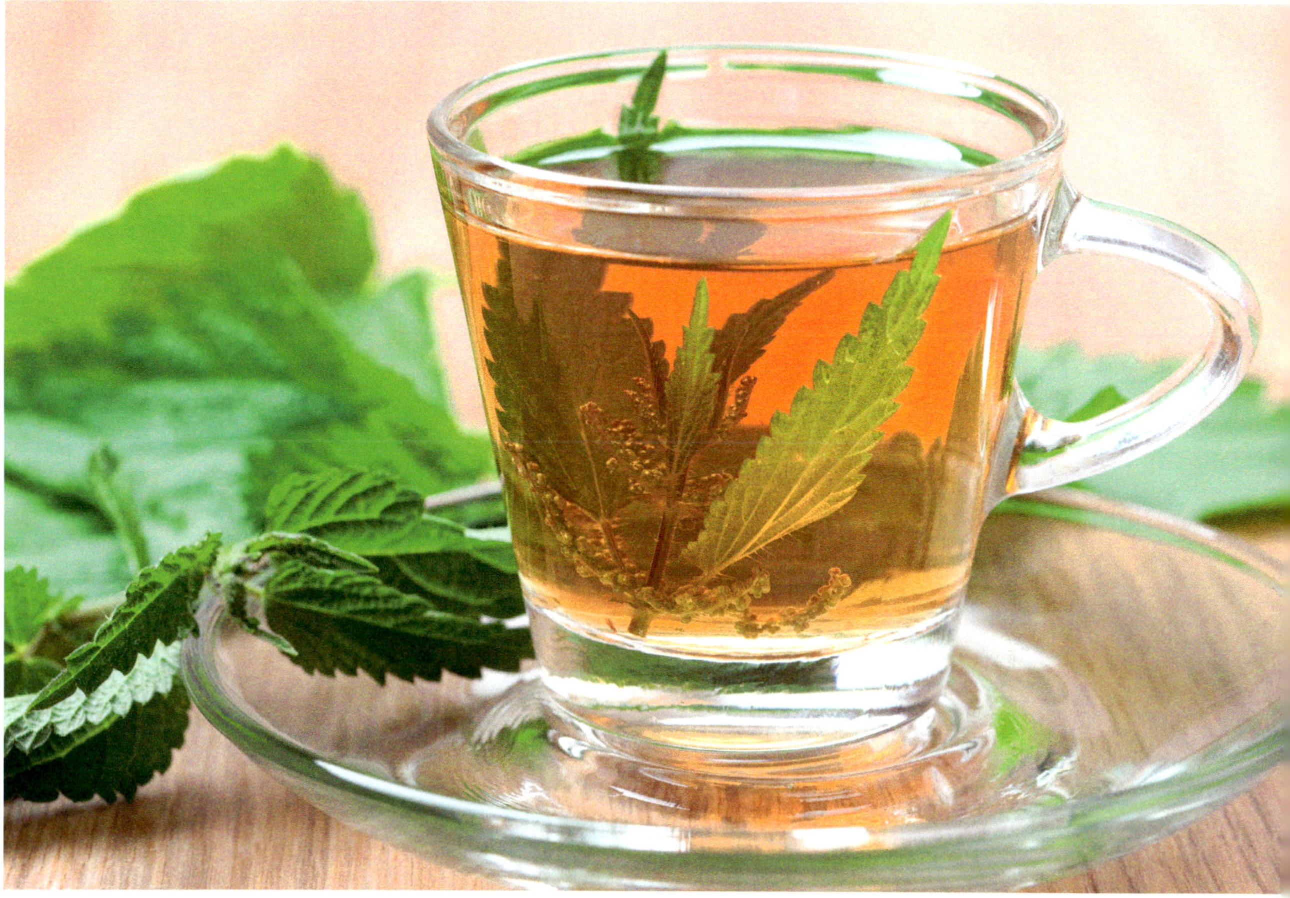

Brennnesseltee wirkt vor allem harntreibend.

heiratete. Um sein Verbot zu untermauern, zeigte er boshaft auf ein paar Brennnesseln und sagte zu der jungen Frau, sie dürfe den Mann erst heiraten, wenn sie aus diesem Unkraut für sich ein Brautkleid und für ihn selbst ein Totenhemd gewebt habe. Nachts erschienen der verzweifelten Frau zwei Engel, nahmen sie bei der Hand und gingen mit ihr zu den Nesseln. Dort brachten sie ihr die aufwendige Fasergewinnung bei, sowie das Spinnen und Weben. Schon am nächsten Tag begann sie mit der Arbeit und an jenem Tag, an dem sie endlich das Brautkleid und das Totenhemd fertig hatte, starb der böse Vormund und sie konnte Hochzeit halten. In einer anderen Märchenvariante war es ein hartherziger Vogt, der einer Magd nicht erlauben wollte, den Gärtner des Schlosses zu heiraten. Aus den Nesseln, die auf dem Grab ihrer Eltern wuchsen, sollte sie die zwei Hemden fertigen. Ihr halfen keine Engel, sondern ein wildes Bergweiblein zeigte ihr das Spinnen.

BLUTREINIGUNGS- UND FASTENTEE

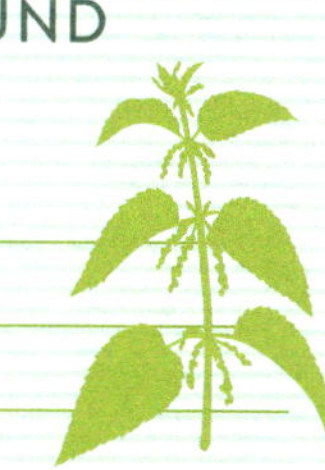

- 30 g Brennnesselblätter
- 20 g Birkenblätter
- 20 g Löwenzahnblätter
- 20 g Pfefferminzblätter

Davon geben Sie 2 TL auf 200 ml heißes Wasser. 5–7 Minuten ziehen lassen und abgießen. Dreimal täglich eine Tasse trinken, möglichst kurmäßig etwa 3 Wochen lang. Der stoffwechselanregende Tee wird unterstützend bei einer Frühjahrs- oder Entgiftungskur getrunken. Zusätzlich zum Tee sollten Sie viel Flüssigkeit zu sich nehmen. Da der harntreibende Tee die Niere anregt, sollten Sie ihn nicht spät abends trinken.

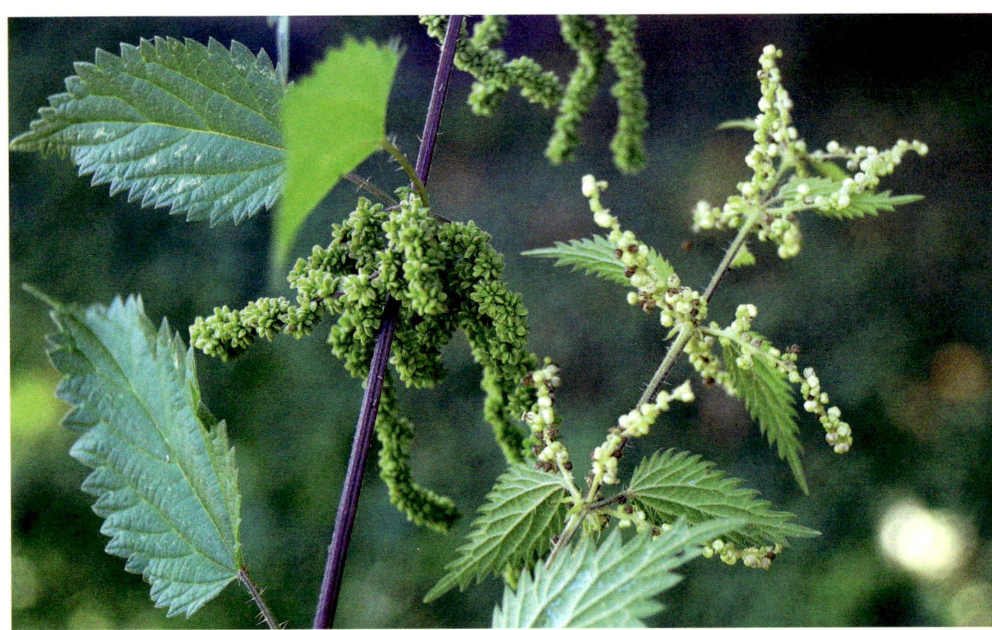

Links Brennnesselweibchen, rechts Brennnesselmännchen.

Potenzmittel und Urintests

Dem Samen der Brennnessel wurde schon von den alten Griechen eine aphrodisische Wirkung zugeschrieben. Nesselsamen, so glaubte man, mache in der Liebe feurig. Die Samen galten zudem als wirksames Fruchtbarkeitsmittel. Die Frauen tranken ihn in Rosinenwein, weil er die Lust auf Sex wecken sollte. Auch im Mittelalter wurde diese Praxis ausgeübt. So schreibt der Arzt Andreas Mattioli (1501–1577): *„Nesselblätter, in Wein gesotten und getrunken, locken zur Unkeuschheit, Nesselsamen noch kräftiger, in süßem Wein gesotten."* Kein Wunder, dass es den Mönchen und Nonnen verboten war, den Samen der Brennnessel zu kosten. Die frischen Brennnesselzweige wurden im alten Rom zum erotischen Geißeln der Genitalien benutzt. Angeblich sollten dadurch impotente Männer die Fähigkeit zur Erektion wiedererlangen. Zudem sollte es auch bei Rheuma helfen.

Manche behaupteten sogar, wenn man auf Nesseln uriniert, würde man von Wollust ergriffen. Gleichzeitig galt diese Praxis auch als „Jungferntest" für junge Frauen. Man ließ sie auf Nesseln harnen und falls diese dann verdorrten, war sie keine Jungfrau mehr! Den Urintest nutzten Frauen auch als Fruchtbarkeitstest, ein Verdorren der Nessel bedeutete dann Unfruchtbarkeit. Es gab auch den Glauben, man könne eine Schwangerschaft verhindern, indem man nach dem Sex auf die Brennnesseln urinierte.

Überhaupt hatte die Brennnessel eine enge Verbindung zum Harn. Schließlich ist es auch eine ihrer medizinischen Hauptwirkungen, den Harn zu treiben. Der Urin von Kranken konnte auch als Orakel genutzt werden, um die Heilungschancen zu erkunden. Blieben die damit begossenen Nesseln grün, so würde er gesund werden, verwelkten sie, würde er sterben! Diese Anweisung aus dem 12. Jahrhundert war äußerst verhängnisvoll, denn der Glaube an diesen Zauber konnte durchaus die Lebenskräfte schwinden lassen. Jede Hoffnung auf Genesung wurde aufgegeben!

Die Liebe soll erbrennen!

Mit Hilfe der Brennnesseln glaubte man, jedem Menschen der einem gefiel, eine brennende Liebe anzaubern zu können. Genau genommen war dies meist ein „Erzwingungszauber", denn man konnte nicht davon ausgehen, dass die Verzauberten die gleichen Gefühle hegten. Ein altes Liebeszauber-Rezept mit Nesselsamen ging folgendermaßen: Man kochte den Samen in Wasser und sprach während des Rührens die Beschwörung: *„Wie Jesus jeden Menschen liebt, / Auch selber den der* *ihn betrübt, / So sollst auch du in Liebe mein, / So brennend als die Nesseln sein.*" Diesen Zaubertrank goss die junge Frau dann auf die Türschwelle des Auserwählten. Sobald dieser die Schwelle übertrat, musste er in heißer Liebe zu der Zaubernden entbrennen. Die Türschwelle hatte früher als Grenze zwischen Innen und Außen einen großen Symbolcharakter. Deshalb wurden zum Zweck der Zauberei darunter sehr häufig Dinge vergraben.

Ein anderes Zauberritual ging so: Man ging an einem Freitagmorgen (Tag der Liebesgöttin!) vor Sonnenaufgang zu einer Nessel und sprach dort den Namen desjenigen aus, dessen Liebe erwünscht war und streute Salz auf die Nessel. Dann ging man nach Hause, um nach Sonnenuntergang zurückzukommen und die Pflanze samt Wurzel auszugraben. Schließlich wurde die Pflanze in Glut verräuchert und ein Beschwörungsspruch sorgte für die Erfüllung der Sehnsüchte. Der Verzauberte musste nun in Liebe erbrennen.

BRENNNESSEL-SPINAT

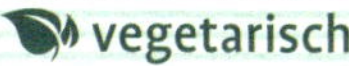

- 1 Zwiebel
- 2 EL Olivenöl
- 750 g Brennnesseln
- 1–2 TL gekörnte Brühe / Gemüsebrühe
- Pfeffer
- 2 TL Sojasoße
- 100 g Sahne oder Sauerrahm

Kleingehackte Zwiebel in Öl anbraten. Brennnesselblätter klein schneiden und zu den Zwiebeln geben. Mit gekörnter Brühe und Pfeffer würzen. Sojasoße dazugeben und 5 Minuten dünsten lassen. Zum Schluss Sahne hinzufügen und vom Herd nehmen. Passt zu Reis, Kartoffeln oder als Belag auf Pizza.

Brennnessel-Spinat: Die Blätter werden klein geschnitten und angedünstet.

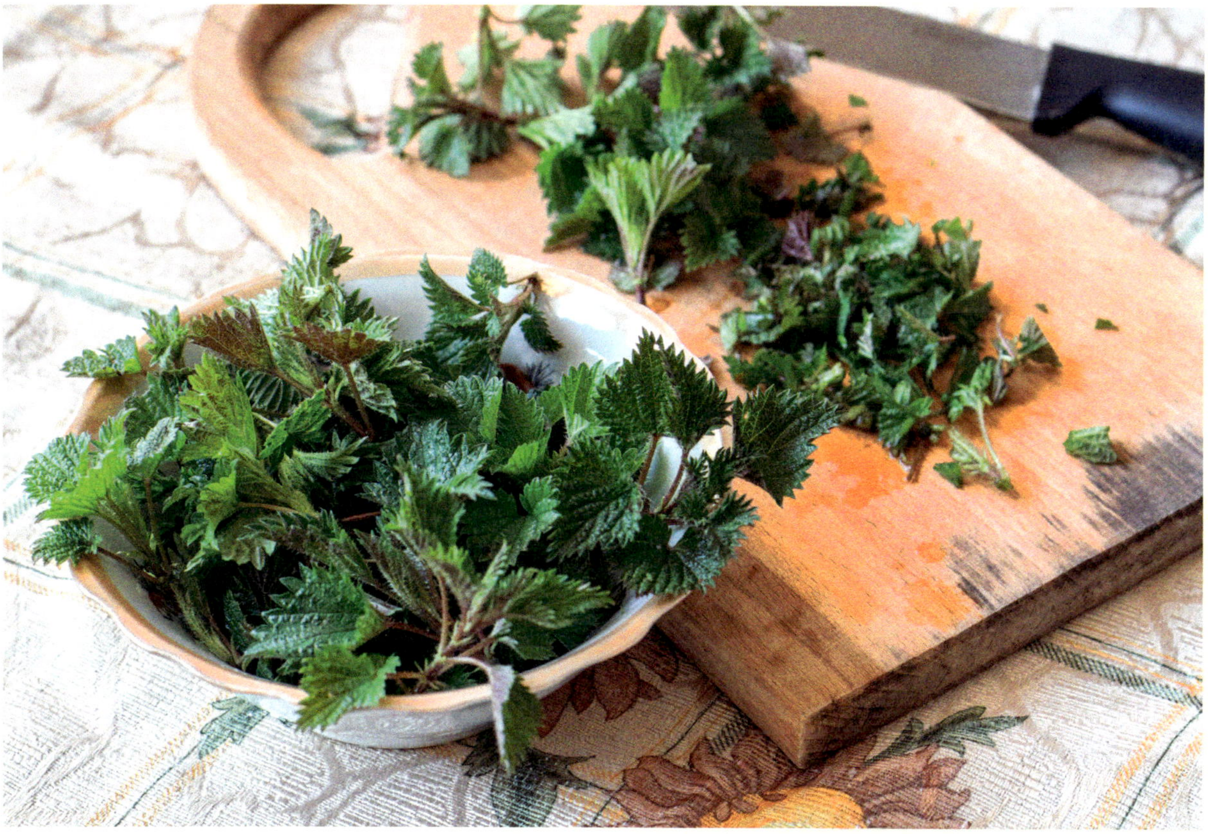

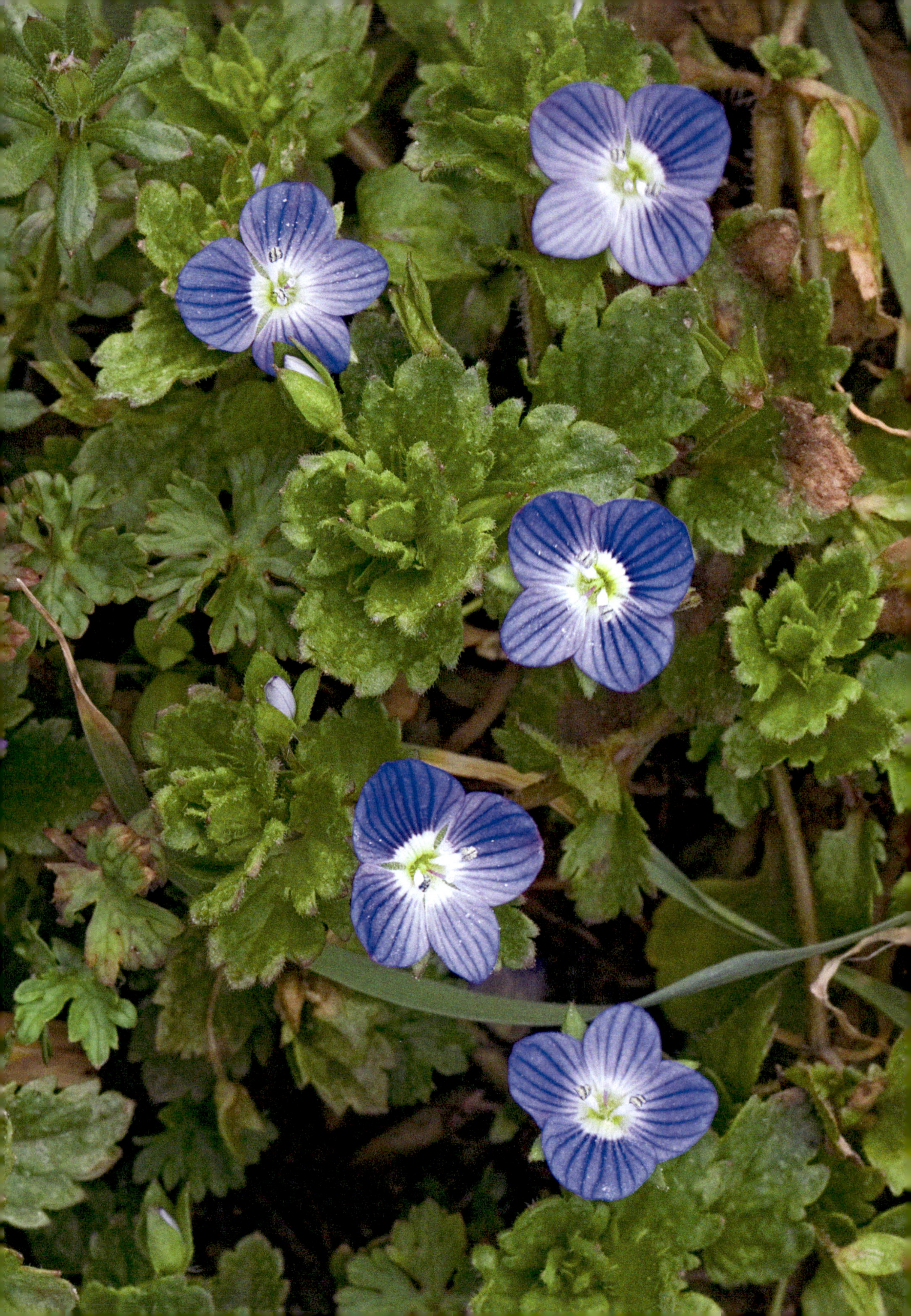

PERSISCHER EHRENPREIS

Ein kleiner Dauerblüher

Der Persische Ehrenpreis (*Veronica persica*) zählt zu den häufigsten Pflanzen in der mitteleuropäischen Unkrautflora. Man findet ihn überall in von Menschen geprägten Landschaften, vor allem in Ackerland, Weinbergen, Gärten, Rasenflächen und an Wegen. Am liebsten wächst er auf nährstoffreichen, lehmigen Böden. Er gilt in Getreidekulturen als „Stickstoffdieb“. Als Unkraut kann Ehrenpreis sehr leicht gejätet werden, möglichst, bevor sich Samen gebildet haben. Die kleine Pflanze, die aus dem Kaukasusraum stammt, ist inzwischen in den gemäßigten Zonen fast weltweit vertreten.

Der einjährige Ehrenpreis aus der Familie der Wegerichgewächse wächst niederliegend und bildet durch die bis zu 40 cm langen Ausläufer oft dichte Rasen. Der Stängel ist stark behaart. Die herzförmigen Blätter sind am Blattrand grob gekerbt und nur zerstreut behaart. In den Blattachseln stehen die himmelblauen, lang gestielten Blüten. Sie sind dunkel geadert und sie haben einen gelblich-weißen Schlund. Die Blüten sind meist kleiner als die Blätter, ein wichtiges Unterscheidungsmerkmal zum ebenfalls häufig anzutreffenden Faden-Ehrenpreis, dessen Blätter im Vergleich zu den Blüten sehr klein sind. Die Blütezeit reicht von Februar bis November. Selbst in den Wintermonaten kann man bisweilen blühende Exemplare finden. Die Blüten werden von einigen Wildbienen- und Fliegenarten besucht. Der Samen reift in Kapselfrüchten. Eine Pflanze kann 200–300 Samen ausbilden, die dann im Boden bis zu 30 Jahre lebensfähig bleiben. Die Samen werden gerne von Ameisen verschleppt, die sich für das Elaiosom interessieren, ein fett- und eiweißreiches Anhängsel.

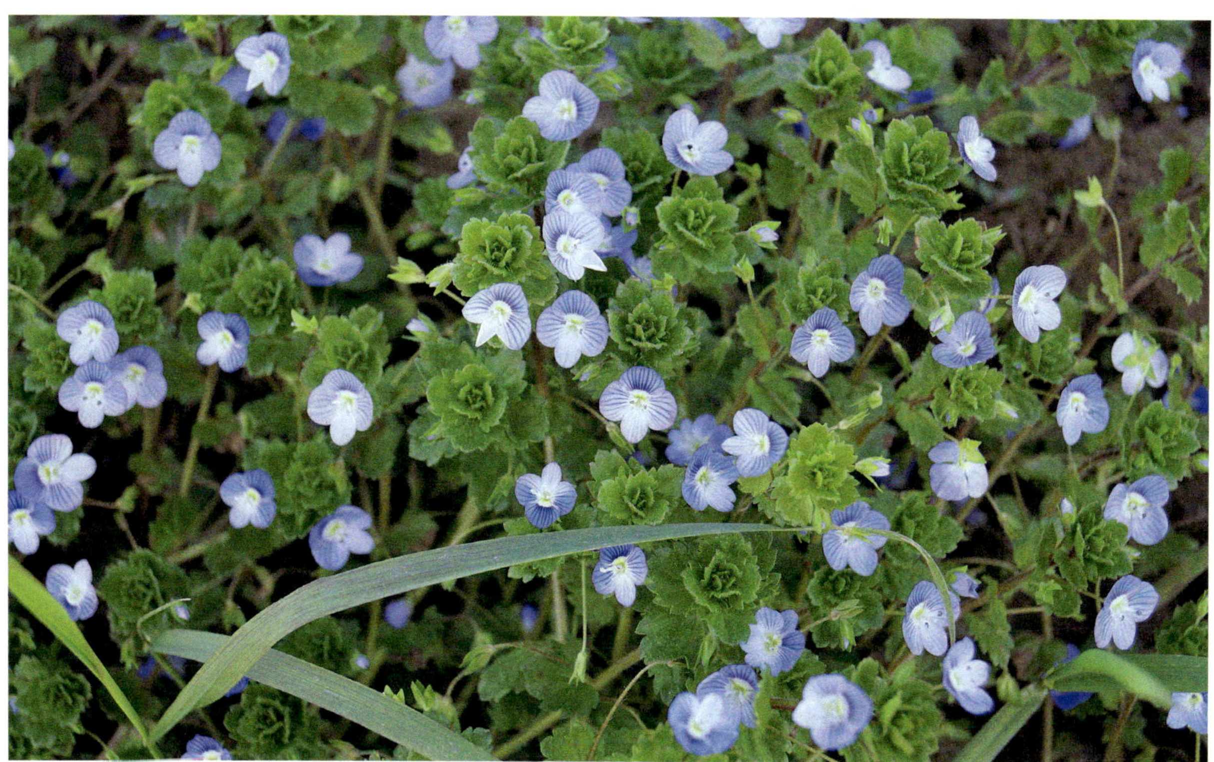

Erst im 19. Jahrhundert wurde der Persische Ehrenpreis in Mitteleuropa heimisch.

EHRENPREIS-TEE

Nehmen Sie 2 TL zerkleinertes Ehrenpreiskraut für eine große Tasse (250 ml). Mit heißem Wasser übergießen und zugedeckt 5–10 Minuten ziehen lassen. Der entzündungshemmende und schmerzlindernde Tee eignet sich gut für rheumatische Beschwerden (innerlich und äußerlich). Bei der Nutzung als Erkältungs- und Hustentee können Sie ihn zu gleichen Teilen mit Spitzwegerich mischen. Zur Linderung entzündlicher Hauterkrankungen nimmt man ein in Tee getränktes Baumwolltuch als Umschlag.

Die Gattung Ehrenpreis (*Veronica*) ist sehr artenreich, allein in Deutschland sind etwa 50 Arten heimisch oder eingebürgert. Die häufigsten Vertreter sind der Persische Ehrenpreis und der ebenfalls als Ackerunkraut titulierte Efeublättrige Ehrenpreis (*Veronica hederifolia*). Weitere bekannte Arten sind Wald-Ehrenpreis oder Echter Ehrenpreis (*V. officinalis*), Gamander-Ehrenpreis (*V. chamaedrys*), Faden-Ehrenpreis (*V. filiformis*) und Bachbungen-Ehrenpreis (*V. beccabunga*). Viele davon kamen als Zierpflanze zu uns und haben sich dann als Gartenflüchtlinge verwildert. Alle Arten sind essbar und auch heilkräftig.

Ein Ausreißer macht Karriere

Der Persische Ehrenpreis stammt ursprünglich aus dem Kaukasusgebiet (Georgien, Aserbaidschan) und wurde wegen seiner hübschen Blütenteppiche in zahlreichen Botanischen Gärten angepflanzt. Im Jahre 1805 „entwich" die Pflanze aus dem Botanischen Garten Karlsruhe und breitete sich in Windeseile als Neubürger aus. Schon 20 Jahre später wurde er in Freiburg (115 km Luftlinie) als lästiges Unkraut beschrieben. Inzwischen gehört der Persische Ehrenpreis längst zu den häufigsten Unkräutern Mitteleuropas. Auch der ähnlich aussehende und ebenfalls aus dem Kaukasus stammende Faden-Ehrenpreis hat eine genauso schnelle Verbreitung hingelegt. Erst 1900 kam er als Zierpflanze auf Friedhöfe und in Gärten. Heute gilt er als lästiges Rasenunkraut.

Blätter im Salat, Blüten auf dem Dessert

Den Persischen Ehrenpreis, aber auch alle anderen Ehrenpreis-Arten, können wir als Wildgemüse ehren und preisen. Die zarten, jungen Blätter und Triebspitzen bereichern das ganze Jahr die Wildkräuterküche. Man mischt sie unter Salat, Smoothies, Suppen und Eierspeisen. Sie schmecken angenehm mild-aromatisch und ganz leicht bitter. Das blühende Kraut ergibt einen milden Tee mit grasiger Note. Für Genusszwecke lässt man den Tee nur 5 Minuten ziehen, sonst verliert er seinen milden Geschmack. Die zarten Blütchen eignen sich als wunderschöne Speisedekoration, vor allem für Desserts und süße Quarkspeisen. Sie müssen sehr vorsichtig geerntet werden, da sie so zart und empfindlich sind. Weil die Blüten sehr leicht abfallen, nannte man die Pflanze früher Männertreu. Hier wurde ironisch ein Bezug hergestellt zwischen der Treue der Männer und den leicht abfallenden Blüten!

EHRENPREIS-SMOOTHIE

vegan

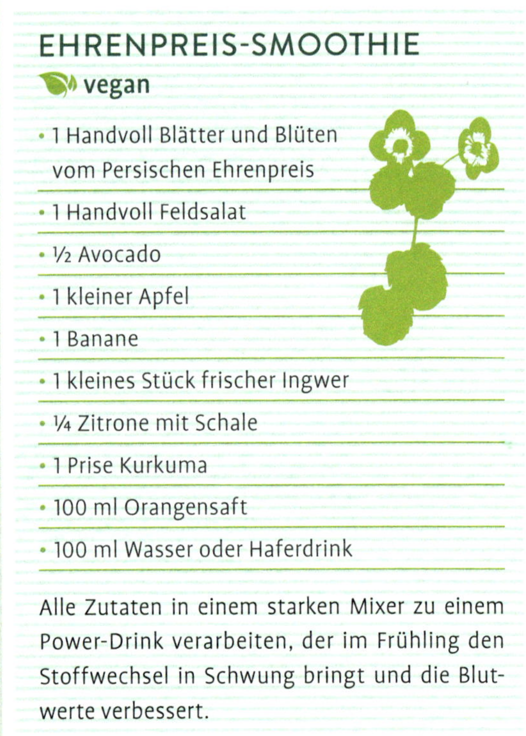

- 1 Handvoll Blätter und Blüten vom Persischen Ehrenpreis
- 1 Handvoll Feldsalat
- ½ Avocado
- 1 kleiner Apfel
- 1 Banane
- 1 kleines Stück frischer Ingwer
- ¼ Zitrone mit Schale
- 1 Prise Kurkuma
- 100 ml Orangensaft
- 100 ml Wasser oder Haferdrink

Alle Zutaten in einem starken Mixer zu einem Power-Drink verarbeiten, der im Frühling den Stoffwechsel in Schwung bringt und die Blutwerte verbessert.

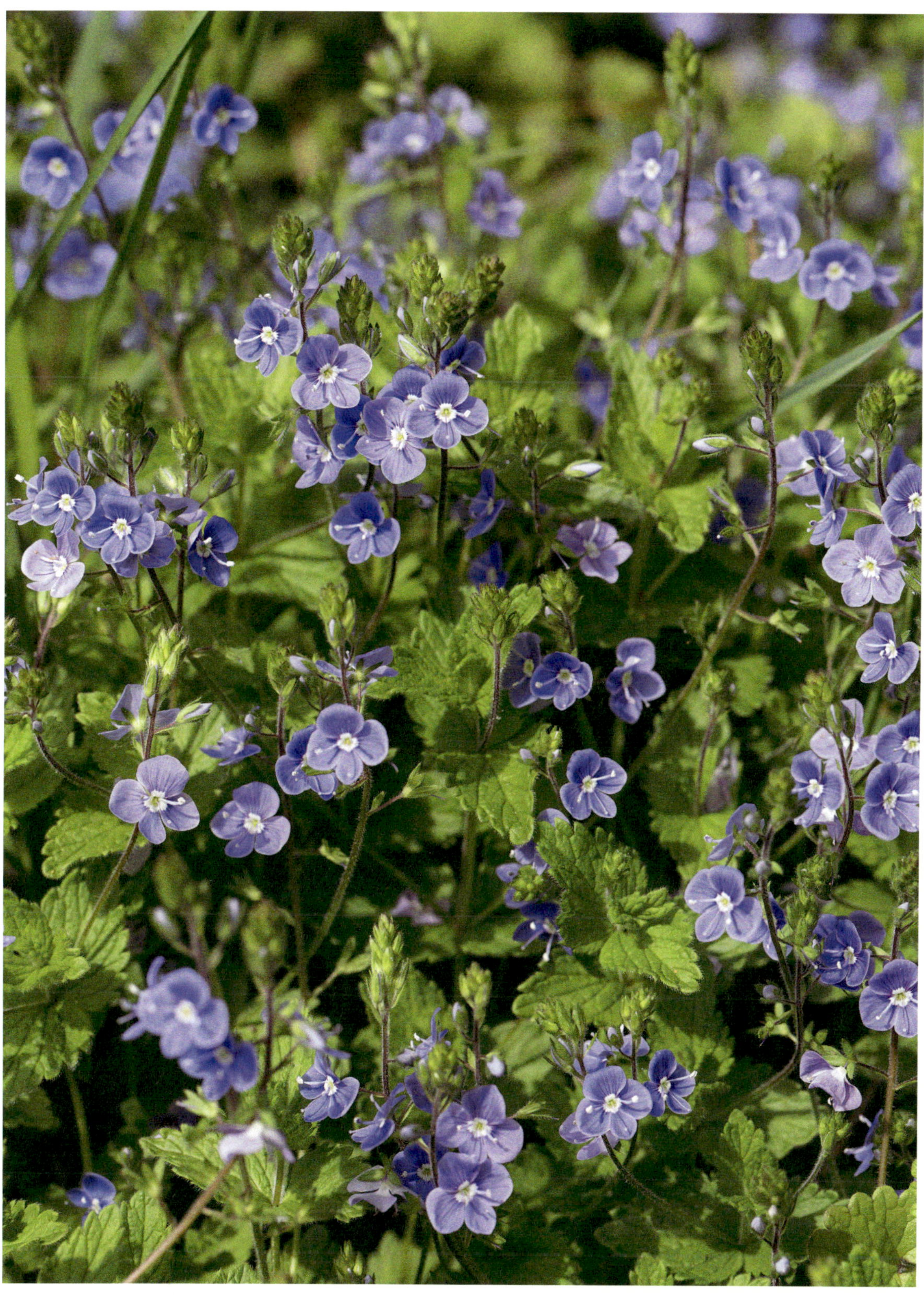

Die Blüten sind beim Gamender-Ehrenpreis ganz anders angeordnet als beim Persischen Ehrenpreis.

Aller Ehren wert

Da der Persische Ehrenpreis erst sehr spät nach Mitteleuropa kam, finden wir ihn nicht in den mittelalterlichen Kräuterbüchern. Lediglich der heimische Echte Ehrenpreis (*V. officinalis*) sowie der auf unseren Wiesen heimische Gamander-Ehrenpreis (*V. chamaedrys*) waren früher anerkannte Heilpflanzen. Der Echte Ehrenpreis trägt in Erinnerung an seine einstige „Apothekenzeit" noch heute den Namen *officinalis* (Offizin = Apotheke). Die beiden heimischen Arten waren damals sehr wichtige Heilpflanzen zur Wundversorgung und gegen chronische Hautleiden aller Art. Dass man den beiden einiges zutraute, äußert sich auch im Namen Ehrenpreis, denn sie waren in Bezug auf ihre Heilwirkung hochgepriesen! Auch der Arzt Leonhart Fuchs (1501–1566) beschreibt überschwänglich die „Kraft und Wirkung, so es hat in der Heilung der Wunden und Geschwüre".

Der Wundarzt Hieronymus Brunschwig (1450–1512) erzählt die Legende von einem fränkischen König, der viele Jahre an bösem Aussatz litt, von dem ihn kein Arzt befreien konnte. Auf den Rat eines Hirten wurde er durch den frischen Pflanzensaft des Ehrenpreises geheilt. Der Hirte hatte zuvor beobachtet, dass ein verletzter Hirsch eifrig Ehrenpreis fraß und sich darin wälzte. Sogar gegen die Pest sollte Ehrenpreis helfen, denn einer alten Sage zufolge pfiff während der Pest ein Vöglein: *„Trinkt Ehrenpreis und Bibernell – dann sterbt ihr nicht so schnell."* Diejenigen, die dem Rat folgten, überlebten angeblich.

In der Volksmedizin der Türkei wird der dort seit Jahrhunderten heimische Persische Ehrenpreis häufig eingesetzt, vor allem äußerlich bei Wunden, Geschwüren, Ekzemen, Schlangenbissen und innerlich als Tee bei Lebererkrankungen.

Frisch geernteter Persischer Ehrenpreis

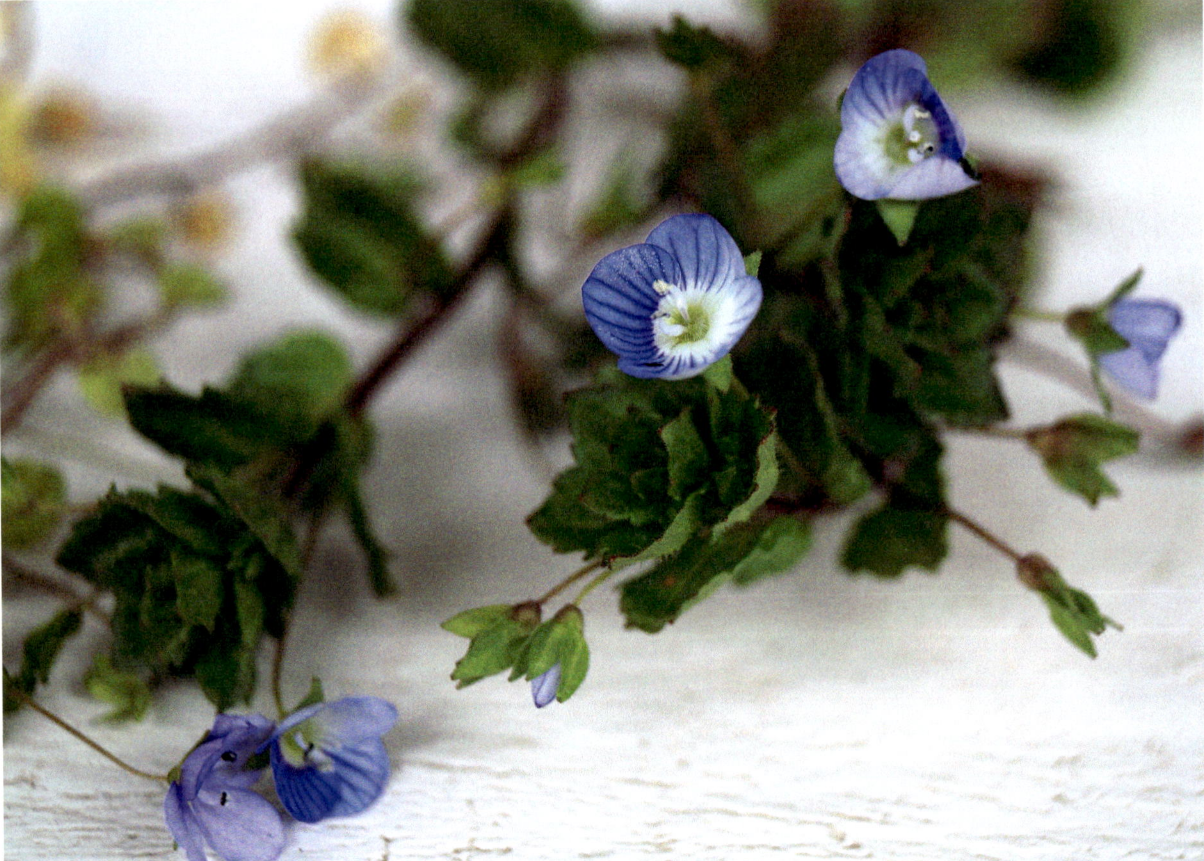

EHRENPREIS-TINKTUR

- 10 g frische Ehrenpreisblätter und -blüten
- 10 g frische Blätter und Blüten vom Kriechenden Günsel
- 50 ml Ethanol 70 % vol.

Die Pflanzen zusammen mit Ethanol in einem Mixer zu einem dickflüssigen Brei verarbeiten. Dann in ein Schraubglas geben und 2 Wochen an einen lichtgeschützten, warmen Ort stellen. Ab und zu umrühren. Den Auszug durch ein feines Sieb abpressen. Anschließend klären Sie die Tinktur mithilfe eines Tee- oder Kaffeefilters. Füllen Sie die Tinktur in ein Tropffläschchen aus Braunglas. So hält sie 2–3 Jahre lang. Die bitter schmeckende Tinktur hilft bei Gelenkschmerzen und rheumatischen Beschwerden. Nehmen Sie 3-mal täglich 20 Tropfen.

Eine Heilpflanze mit Zukunft

Der Persische Ehrenpreis enthält genau wie seine große Verwandtschaft zahlreiche pharmakologisch wirksame Sekundärstoffe, vor allem mehrere Iridoid-Glykoside (zum Beispiel Aucubin), Phenolsäuren, Flavonoide und Steriod-Saponine. Die schleimlösenden Saponine erklären die volksmedizinische Nutzung als Hustenpflanze, während die entzündungshemmenden und schmerzlindernden Iridoide die traditionelle Nutzung bei Rheuma begründen. Insgesamt sind die Sekundärstoffe an zahlreichen gesundheitlichen Wirkungen beteiligt, was die neuere Forschung anhand vieler Studien belegen konnte. Unter anderem zeigten Extrakte aus *Veronica persica* antioxidative, antimikrobielle, antimykotische (gegen *Candida albicans*), antivirale (gegen Herpes-simplex-Viren), entzündungshemmende und antikarzinogene Effekte. Überraschende Ergebnisse brachte auch eine weitere Studie mit dem Extrakt des Persischen Ehrenpreises, für den eine sehr effektive Hemmung der Acetylcholinesterase und der Tyrosinase belegt werden konnte. Dies sind die beiden Schlüsselenzyme im Zusammenhang mit der Alzheimer-Krankheit und der Parkinson-Krankheit. Somit ist der Persische Ehrenpreis eine Pflanze mit großem neuroprotektivem Potenzial. Auch blutdrucksenkende und antidiabetische Eigenschaften werden diskutiert. Für Heilzwecke nutzt man das blühende Kraut entweder als Tinktur oder als Tee.

Bei der Trocknung und Teezubereitung sollte beachtet werden, dass die Iridoidglykoside (Aucubin, Veronicosid, Verminosid) sehr oxidationsempfindlich sind. Deshalb wird das Kraut beim Ernten möglichst nicht gequetscht und bei schonenden Temperaturen unter 40 °C getrocknet. Auch das enthaltene Enzym Beta-Glucosidase, welches die Verwertbarkeit der Iridoide begünstigt, ist sehr empfindlich.

FRISCHE EHRENPREIS-NUDELN **vegetarisch**

- 40 g blühende Ehrenpreis-Triebspitzen und Blättchen
- 1 Handvoll Ehrenpreisblüten
- 5 junge Blättchen Gundermann
- 250 g Dinkelmehl
- 1 Ei und 2 Eigelb
- 2 EL Olivenöl
- 1 TL Salz

Ehrenpreis und Gundermann fein hacken und zusammen mit den anderen Zutaten zu einem homogenen Nudelteig verkneten. Der Teig darf nicht mehr kleben; ansonsten noch etwas Mehl zugeben. Kneten Sie ihn 5 Minuten kräftig durch und lassen ihn dann in einer Frischhaltefolie 1 Stunde im Kühlschrank ruhen. Den Teig dünn ausrollen, in fingerbreite Streifen schneiden und in kochender Gemüsebrühe 2–3 Minuten ziehen lassen. Abgießen und mit einer Soße oder als Beilage servieren. Mit frischen Ehrenpreisblütchen bestreuen. Die abgegossene Nudelbrühe eignet sich vorzüglich als Grundlage für eine Suppe.

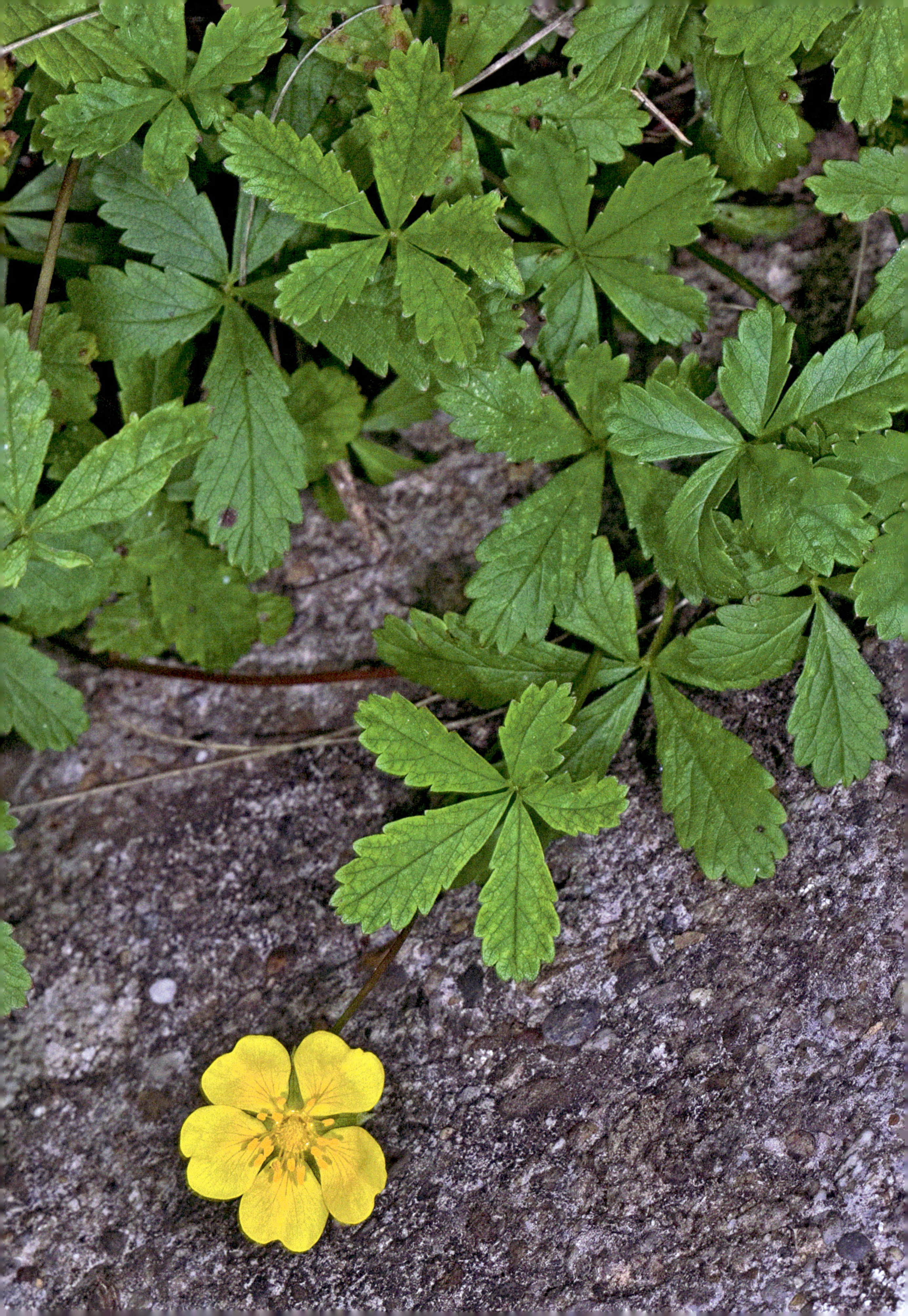

KRIECHENDES FINGERKRAUT

Teppichartige Verbreitung

Viele Gärtner und Gärtnerinnen kennen das Kriechende Fingerkraut (*Potentilla reptans*) als hartnäckiges Unkraut, das sich auf etwas feuchten und verdichteten Böden rasch ausbreitet. Durch seine kriechenden Ausläufer, die sich an den Blattknoten rasch bewurzeln, überwuchert das Unkraut Wiesen, Gartenbeete, Acker- und Rasenflächen. Die Ausläufer erreichen eine Länge von bis zu 1 m. Da das Kraut Nährstoffe liebt, wächst es bevorzugt auf gedüngten Flächen. Außerdem zeigt es einen kalkhaltigen Boden an. Als Unkraut lässt es sich schwer beseitigen, denn die bis zu 40 cm langen, dünnen Pfahlwurzeln brechen leicht ab und treiben dann wieder neu aus.

Das mehrjährige Kriechende Fingerkraut gehört zur Familie der Rosengewächse. Es ist in ganz Europa, Nordafrika und in Teilen Asien weitverbreitet. Die Gattung *Potentilla* ist sehr umfangreich und umfasst etwa 500 Arten. Der Name *Potentilla* kommt vom lateinischen *potens* = kräftig, weil einige Vertreter wegen ihrer starken Heilwirkung jahrhundertelang sehr geachtet waren. Zu den bekannten Arten, die auch heute noch häufig als Heilpflanzen genutzt werden, gehören zum Beispiel die Blutwurz (*Potentilla erecta*) und das Gänse-Fingerkraut (*P. anserina*, syn. *Argentina anserina*).

Wegen seiner niederliegenden Wuchsform ist das Fingerkraut eher unauffällig, denn es reckt sich maximal 15 cm in die Höhe. Die Blätter sind meist fünfzählig gefingert und am Rand grob gesägt. Die Volksnamen „Fünffingerkraut" und „Fünffingerblatt" nehmen Bezug auf die fingerförmige Anordnung der Teilblättchen.

Von Ende Mai bis August erscheinen die Blüten. Sie sind lang gestielt und stehen einzeln in den Blattachseln. Die 5 gelben Kronblätter sind vorne herzförmig eingebuchtet. In der Mitte der Blüte befinden sich zahlreiche Staubblätter. Jede befruchtete Blüte bringt bis zu 240 Nüsschen hervor, die vor allem von Ameisen verschleppt werden.

Durch die langandauernde Blüte bis Ende August ist das Fingerkraut eine wichtige Nektar- und Pollenquelle für viele Wildbienenarten.

Essbare Blätter und Blüten

Das Kriechende Fingerkraut war früher ein beliebtes Wildgemüse, das wie Spinat zubereitet wurde. Die jungen, mild salatartig schmeckenden Blätter eignen sich fein geschnitten auch als Beigabe für Salat, Suppen, Smoothies und Gemüse. Vor allem im Frühling von April bis Mai sind die Blätter noch zart und mild im Geschmack. Später nimmt der Gerbstoffgehalt der Blätter zu, das heißt, sie werden immer herber, sowie etwas zäh und faserig. Das ist dann die Zeit, in der in den oberirdischen Pflanzenteilen der Gehalt an Heilstoffen zunimmt. Die Blätter sind auch eine gute Zutat für Kräuterteemischungen. Die schönen Blüten nimmt man als essbare Dekoration und streut sie auf belegte Brote oder über Salate. Auch alle anderen Fingerkraut-Arten sind ungiftig und als Wildgemüse nutzbar. Das Kriechende Fingerkraut wurde bisher bezüglich der Nährwerte leider noch nicht untersucht, aber von nah verwandten Fingerkraut-Arten weiß man um deren hohen Vitamin-C-Gehalt.

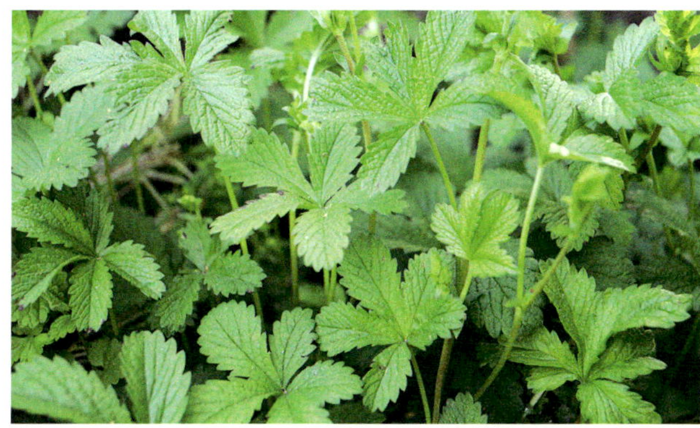

Junge, zarte Blätter können sehr gut unter einen Blattsalat gemischt werden.

Allheilmittel des Mittelalters

In modernen Heilpflanzenbüchern suchen wir vergeblich nach dem Fünffingerkraut, aber unsere Vorfahren nutzten es sehr vielfältig. Der griechische Arzt Dioskurides stellte im 1. Jahrhundert aus den Wurzeln eine Abkochung her, die als Gurgelmittel hilfreich war bei Zahnschmerzen, Mundfäule und Heiserkeit. Er verwendete Wurzeln und Blätter zudem bei Epilepsie, Fieber, Gicht, Ischias, Entzündungen, Wunden und Geschwüren.

Der Theologe und Botaniker Otto Brunfels (1488–1534) beschrieb das Fingerkraut als fruchtbarkeitssteigerndes Mittel: *„Die Wurzeln gesotten in Regenwasser und den Dampf von unten hinaufgelassen und danach dessen Pulver gemischt mit Honig im Pflaster auf den Bauch der Frau gelegt, hilft, dass sie besser empfängt.“* Die im 12. Jahrhundert lebende Äbtissin Hildegard von Bingen (1098–1179) sah im Fingerkraut vor allem ein Mittel gegen Fieber.

Der Arzt Tabernaemontanus widmete dem Kriechenden Fingerkraut in seinem 1588 erschienenen Kräuterbuch sehr viele Rezepte. Er empfiehlt es bei zahlreichen Erkrankungen: Fieber und Fallende Sucht (Epilepsie), Husten, Brustschmerzen und Blutspeien, Blutharnen und Nasenbluten, Mundfäule und wackelnde Zähne, Schwindsucht und Lungensucht, Gelbsucht und Rote Ruhr, Hüftweh, Zipperlein und Gliedsucht, Brustschmerzen, Schlaganfall und bei allerlei Blutstürz und Wunden! Er glaubte sogar, dass die Fünffingerkrautwurzel gegen alle tödlichen Gifte helfe: *„Sie dient wider die Bisse und Stiche der vergifteten Tiere / der Erdspinnen / der Meerskorpione / Meerdrachen und auch wider das tödliche Gift, damit man die Pfeile vergiftet.“*

Angesichts seiner mittelalterlichen Beliebtheit ist es schwer verständlich, warum das Kriechende Fingerkraut in Vergessenheit geriet. Man widmete sich fortan in erster Linie der nah verwandten Blutwurz und dem Gänse-Fingerkraut. Lediglich Kräuterpfarrer Künzle (1857–1945) ließ das Pflänzchen nochmals kurz aufleben. Er empfahl Auflagen der frischen zerquetschten Blätter bei Hirnhautentzündung, weil dies das Fieber breche und die Kopfnerven stärke. Außerdem verordnete er Waschungen mit Fingerkraut-Tee bei Hauterkrankungen und bei rauem Hals und Heiserkeit sollte man damit gurgeln. In der heutigen Volksmedizin wird die Pflanze kaum noch erwähnt, gelegentlich nimmt man ihre Wurzeln wegen der adstringierenden Gerbstoffe bei Durchfall, Darmerkrankungen und Hämorrhoiden.

FINGERKRAUT-TINKTUR

- 20 g frische Fingerkrautwurzeln
- 50 ml Ethanol 70 % vol.

Wurzeln gut säubern und zusammen mit dem Alkohol in einem Mixer zu einem dickflüssigen Brei verarbeiten. Dann in ein Schraubglas geben und 2 Wochen an einen lichtgeschützten, warmen Ort stellen. Ab und zu umrühren. Der rot gefärbte Auszug wird durch ein feines Sieb abgepresst. Anschließend klären Sie die Tinktur mithilfe eines Tee- oder Kaffeefilters. Füllen Sie die Tinktur in ein Tropffläschchen aus Braunglas. So hält sie 2–3 Jahre. Die Tinktur eignet sich zum Gurgeln bei Zahnfleischentzündungen oder Entzündungen im Rachenraum, aber auch bei Durchfall. Geben Sie dazu 20 Tropfen Tinktur in einem Glas lauwarmen Kamillentee.

Wiederentdeckte Heilpflanze

Glücklicherweise haben sich einige Wissenschaftler aus Osteuropa, dem Iran und der Türkei der traditionellen Heilpflanze angenommen und festgestellt, dass sich das Kriechende Fingerkraut nicht hinter den berühmteren Geschwistern (Blutwurz, Gänse-Fingerkraut) verstecken muss. In Wurzel und Kraut wurden zahlreiche Wirkstoffe analysiert, wie zum Beispiel Flavonoide, Gerbstoffe, Phenolsäuren, Proanthocyanidine und Triterpen-Saponine. Die enthaltenen Wirkstoffe sorgen nachweislich für eine schützende Wirkung gegen Magen-Darm-Geschwüre (antiulzerogen). Zudem wurde eine herzschützende Wirkung nachgewiesen. Die Wirksamkeit bei Brustdrüsenentzündung während der Stillzeit ließ sich ebenfalls belegen. Außerdem wurden wundheilende, entzündungshemmende, antitumorale und antioxidative

Aktivitäten nachgewiesen. Bei den Untersuchungen stellte man fest, dass die Wurzeln wesentlich mehr Phenolsäuren und Proanthocyanidine enthalten als die oberirdischen Teile. Blätter und Blüten hingegen enthalten mehr Flavone und Flavonole. Wirklich außergewöhnlich ist der hohe Gehalt (12 %) an Gerbstoffen in der Wurzel sowie an Kaffeesäure in den Blättern. Was letztlich bedeutet, dass es sinnvoll ist, sowohl Wurzeln als auch Blätter heilkundlich zu nutzen.

Das exzellente Gerbstoffprofil der Fingerkrautwurzel bestätigt die traditionelle Anwendung bei Durchfallerkrankungen und Entzündungen der Haut. Die für ihren Gerbstoffgehalt hochgelobte Blutwurz enthält etwa 15 %.

Viele gesundheitliche Wirkungen traut man den zu den Gerbstoffen gehörenden Proanthocyanidinen zu: Sie können als ausgesprochen starke Antioxidantien sehr gut vor freien Radikalen schützen. Außerdem wirken sie entzündungshemmend und blutdrucksenkend. Die nachgewiesenen Triterpen-Saponine mit ihrer hustenlösenden Wirkung bestätigen die mittelalterlichen Verordnungen bei Husten.

Für Heilzwecke (Tee oder Tinktur) erntet man die oberirdischen Teile des Kriechenden Fingerkrauts während der Blütezeit, denn hier sind die meisten Wirkstoffe zu erwarten. Die äußerlich dunkelbraune Wurzel wird am besten im Herbst (September/Oktober) oder im zeitigen Frühjahr (März/April) gegraben. Sie wird gewaschen und gebürstet, bevor man sie zu Tee oder Tinktur weiterverarbeitet.

Abwehr- und Glückszauber

In der magischen Medizin früherer Zeiten spielte die Form des Blattes eine besondere Rolle. Der Name Fingerkraut deutet ja schon die mögliche Assoziation an: eine geöffnete Handfläche mit fünf Fingern. Die abwehrende Hand war einst ein magischer Schutzzauber, um böse Geister und den bösen Blick abzuwehren. Dementsprechend konnte man mit dem handähnlichen Fingerkraut Hexen und Teufel fernhalten, vor allem ihr Eindringen in den Stall verhindern: Die zum Frühlingsbeginn gegrabene Wurzel schützte gegen die Verhexung des Viehbestandes. Dazu wurde sie unter der Tür-

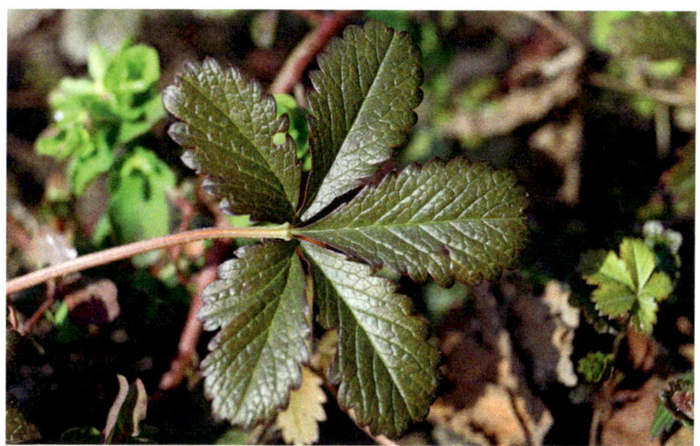

Die fünfzählig gefiederten Blätter wecken die Assoziation mit einer Hand.

schwelle vergraben oder an der Stalltür befestigt. Die gespreizte Hand symbolisierte jedoch nicht nur Abwehr, sondern stand auch für die Segen spendende und glücksbringende Hand. Dementsprechend gab es viel Zauberei, um materielles Glück zu erlangen: An Johanni, um 12 Uhr mittags schnitt man das Fingerkraut stillschweigend ab, ohne es mit der Hand zu berühren. Man schlug es in ein weißes Tüchlein und steckte es in die Brieftasche. Dort sorgte es dafür, dass das Geld nie ausging. Es gab noch weitere Rituale, die mit der Absicht, gute Geschäfte zu machen, zusammenhingen: Frauen, die auf dem Weg zum Markt waren, rissen am Wegesrand Fingerkraut ab und sprachen dabei dreimal: *„So gschwind ich es rauffe, so gschwind ich verkaufe.“* Oder sie sagten: *„Ich reiß ab Fünffingerkraut, du bist gepflanzt und gebaut, du sollst mit mir rennen und laufen, und mir all meine Waren verkaufen.“* Das abgerissene Fingerkraut trug man dann während des Markts bei sich.

Nicht immer ging es um Geld: Frauen, die ja im Mittelalter gesellschaftlich untergeordnet waren, nahmen bei der Hochzeit heimlich ein Blatt mit in die Kirche. Man glaubte dann während der Ehe die Oberhand über den Partner zu bekommen. In einem anderen Ritual war es das Ziel, Glück zu haben und von allen geliebt zu werden. Dazu grub man die Wurzel am Johannistag (24. Juni) vor Sonnenaufgang mit einem Silberstück aus und sprach dabei: *„Grüß dich Gott, Fünffingerkraut, bist so schön und wohlgebaut, Stehst all hier in Gottes Garten, von dir will ich viel Gnad erwarten.“* Die Wurzel wurde dann als Amulett getragen.

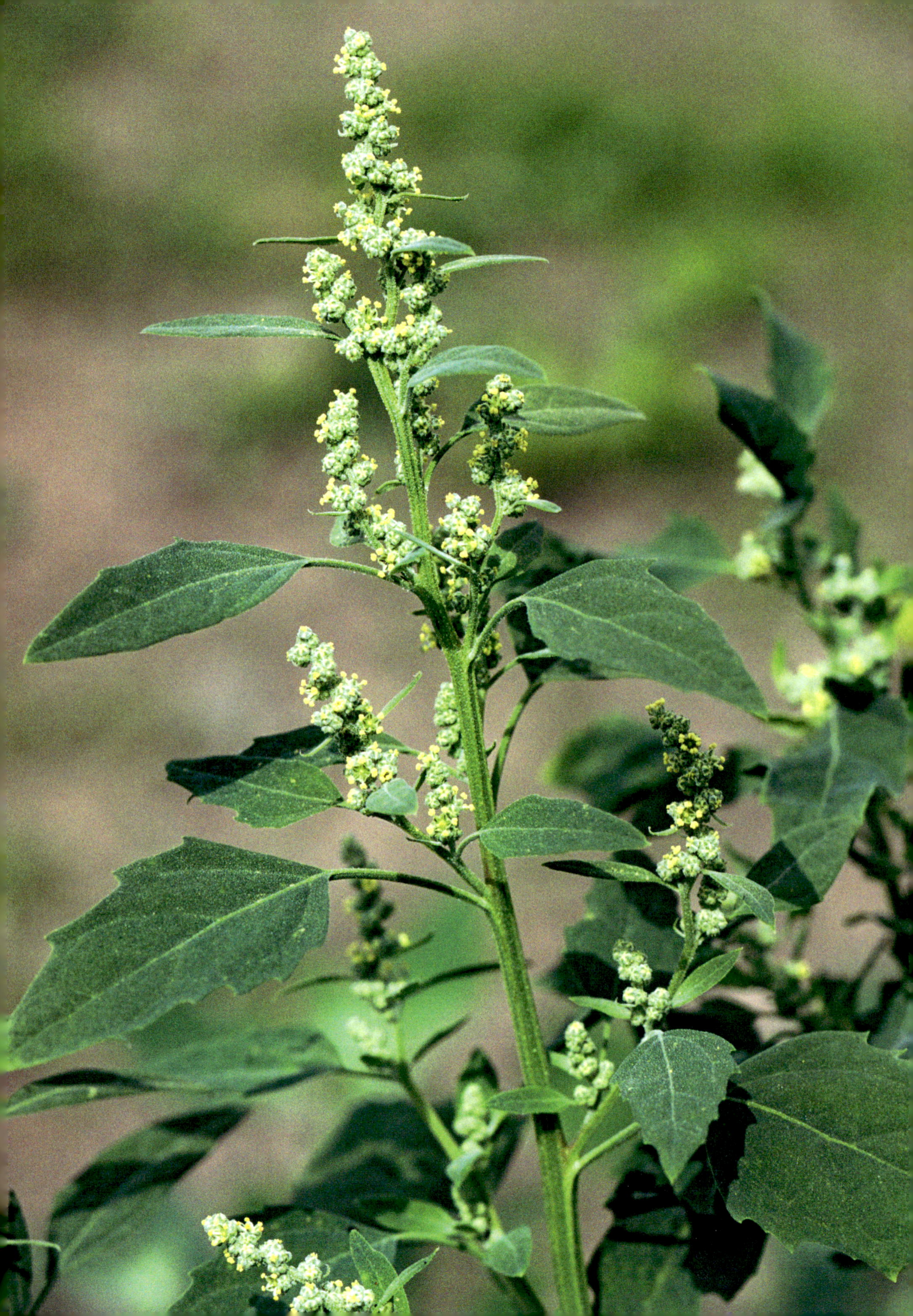

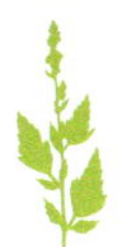

WEISSER GÄNSEFUSS

Das älteste Ackerunkraut

Der Weiße Gänsefuß (*Chenopodium album*) ist ein weltweit verbreitetes Wildkraut, vor allem in den gemäßigten und subtropischen Klimazonen. In manchen Ländern, wie Indien und Pakistan, wird er zu den sechs invasivsten Unkräutern gezählt und auch bei uns gehört er zu den häufigsten Ackerunkräutern. Vor allem im Maisanbau gilt er als relevante Konkurrenzpflanze. Die ursprüngliche geografische Herkunft lässt sich nicht mehr bestimmen; einige Forscher vermuten die Himalaya-Region, wo er schon seit Jahrhunderten als Pseudogetreide und Blattgemüse angebaut wird. Es gibt aber auch archäologische Belege, dass die jungsteinzeitlichen Ackerbauern in Europa schon vor 7000 Jahren Gänsefuß zu Nahrungszwecken nutzten oder sogar anbauten. Kein anderes Wildkraut wurde in den prähistorischen Siedlungen so häufig gefunden!

Der Weiße Gänsefuß ist ein Kulturbegleiter, der vor allem vom Menschen bearbeitete Flächen besiedelt. Dementsprechend finden wir ihn in Gärten, auf Ackerland und Brachland, an Feldwegen und Straßenrändern. Besonders gut entwickelt er sich auf nährstoffreichen Untergründen. Wo er wächst, ist mit einem hohen Stickstoffgehalt des Bodens zu rechnen. An optimalen Standorten kann eine einzige Pflanze 10000–50000 Samen ausbilden, die im Boden durchschnittlich 40 Jahre keimfähig bleiben. Will man den Gänsefuß loswerden, sollte man ihn möglichst vor der Blüte hacken oder jäten.

Aus den abgestreiften Samenständen lassen sich die schwarzen Samen herausrebeln.

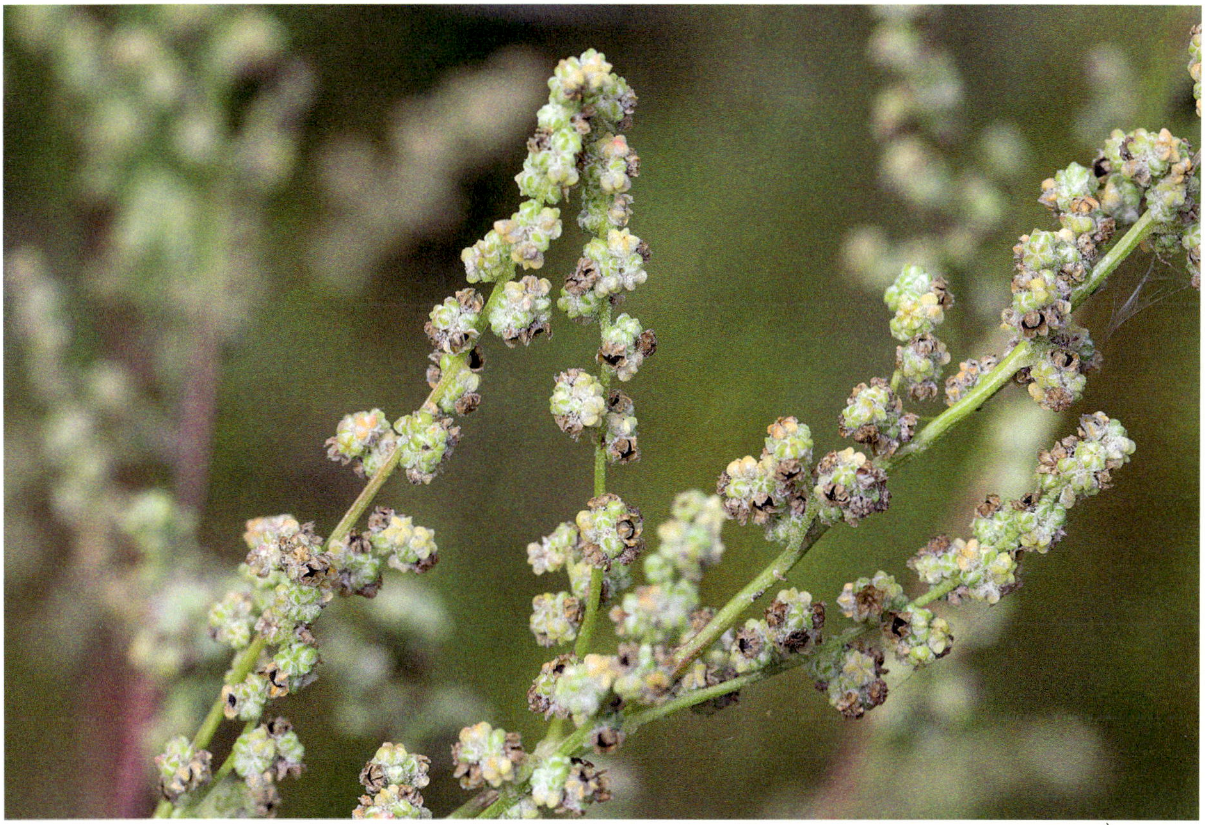

Der einjährige Gänsefuß, den manche fälschlicherweise auch Melde nennen, kann bis zu 160 cm hoch werden. Der aufrechte Stängel ist deutlich sichtbar gefurcht, man hat den Eindruck, er ist grün-weiß gestreift. Manchmal präsentiert er sich auch rot überlaufen. Die jungen Blätter im oberen Teil der Pflanze sehen aus wie mit Mehl bestäubt oder wie mit kleinen weißen Tröpfchen besetzt. Vor allem die Blattunterseite ist mit den weißlichen „mehligen" Härchen (Blasenhaare) bedeckt. Die mehlige Schicht lässt sich leicht abreiben. Beim Anfassen und Reiben fühlt sich das Blatt etwas feucht und fettig an. Die Blattform des Gänsefußes ist sehr variantenreich, von länglich-oval bis rautenförmig ist alles möglich. Sowohl der deutsche als auch der lateinische Name (*chen* = Gans, *podion* = Füßchen)

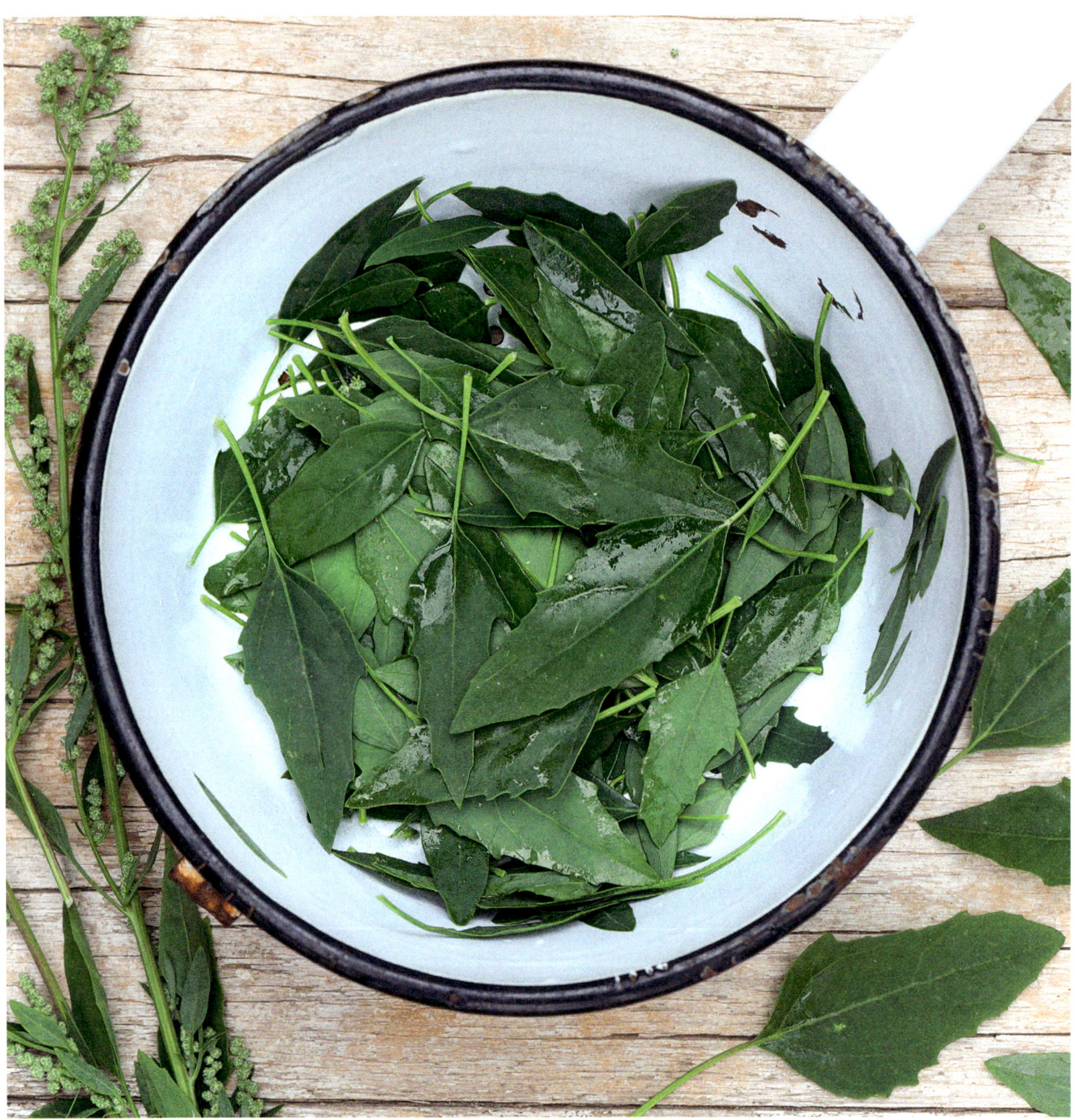

Gänsefußblätter können wie Blattspinat eingesetzt werden.

GÄNSEFUSS-SPINAT

vegetarisch

- 2 EL Butter oder Öl
- 700 g junge Gänsefußblätter
- 2 Knoblauchzehen
- 250 ml Sahne oder Kokosmilch
- 1 TL gekörnte Brühe/Gemüsebrühe
- Salz und Pfeffer
- 80 g Bergkäse

Butter erhitzen und in Streifen geschnittene Gänsefußblätter dazugeben. Blätter zusammenfallen lassen, Knoblauchzehen dazupressen und mit Sahne oder Kokosmilch ablöschen. Dann bei mittlerer Temperatur 5–10 Minuten köcheln lassen. Dann fügen Sie die Gewürze zu und ziehen den geriebenen Bergkäse darunter.

Gänsefuß-Spinat eignet sich als Beilage für Reis oder unter Pasta gezogen.

beziehen sich auf die Blattform, die dem Fußabdruck einer Gans ähneln soll. Die kleinen grünlichen Blüten erscheinen von Juli bis September und stehen in dichten Knäueln. Im Herbst entwickeln sich die runden schwarzen Samenkörner, die Vögel gern als Nahrung nutzen.

Vielfältige Verwandtschaft

An den Fundorten des Weißen Gänsefußes wachsen verschiedene verwandte Arten, die sehr ähnlich aussehen. Der Weiße Gänsefuß wird oft mit den Melden (Gattung *Atriplex*) verwechselt, zum Beispiel mit der Spießmelde (*Atriplex postrata*) und der Spreizenden Melde (*A. patula*). Sie haben im Gegensatz zum Weißen Gänsefuß schmalere spießförmige Blätter. Außerdem sind sie kaum mehlig bestäubt. Eine Verwechslung der Arten ist aber nicht weiter schlimm, weil alle bis auf zwei Ausnahmen essbar sind. Ungenießbar sind der Stinkende Gänsefuß (*Chenopodium vulvaria*) und der Bastard-Gänsefuß (*Ch. hybridum*), die beim Zerreiben der Blätter unangenehm nach verdorbenem Fisch riechen. Einige Verwandte des Weißen Gänsefußes machten im Mittelalter sogar kurzfristig Karriere als Gartengemüse: der Gute Heinrich (*Ch. bonus-henricus*) und die Garten-Melde (*Atriplex hortensis*). Sie wurden im 17. Jahrhundert vom ertragreichen Spinat verdrängt.

Steinzeitspinat

Der Weiße Gänsefuß wurde schon in der Jungsteinzeit als Wildgemüse genutzt. Kein Wunder, denn es war damals das häufigste Ackerunkraut. Die Blätter wurden als Gemüse gekocht und den Samen nutzte man ähnlich wie Getreide. In einigen Gebieten Indiens und Pakistans wird die Pflanze noch heute in Gärten angebaut und als Mehlfrucht verwendet.

Der Gänsefuß ist eines der schmackhaftesten und vielseitigsten Wildgemüse. Er gehört wie der Spinat zur Familie der Fuchsschwanzgewächse. Diese Verwandtschaft kann man direkt schmecken, doch er ist noch milder als Spinat. Am besten schmecken die jungen Blätter und Triebe von April bis Juni. Die Blätter eignen sich aber nicht nur als Spinatersatz, sondern sie bereichern auch Salate, Suppen, Aufläufe, Quiches und Smoothies. Ältere Blätter sollten blanchiert werden, da sie sonst zu bitter sind. Mit Beginn der Blüte, ab Juli, sind die Blätter geschmacklich nicht mehr interessant.

GÄNSEFUSS-TEE

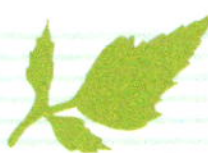

Die Blätter des Weißen Gänsefußes können Sie von Juni bis Juli kurz vor der Blüte sammeln und trocknen. Man nimmt davon 1 EL auf 1 große Teetasse (250 ml), übergießt mit heißem Wasser und lässt 10 Minuten ziehen. Der Tee kann wegen seiner mild abführenden Wirkung bei Verstopfung getrunken werden. Außerdem wirkt er aufgrund seiner entzündungshemmenden Inhaltsstoffe unterstützend bei rheumatischen Beschwerden. Aufgrund des hohen Kaliumgehalts ist auch mit einer harntreibenden Wirkung zu rechnen.

Die schwarzen, stärkehaltigen Samen sind ebenfalls essbar. Wenngleich ziemlich klein, lohnt sich die Ernte trotzdem, da der Gänsefuß in Massen auftritt und unglaubliche Samenmengen produziert. In Indien nutzt man ihn wie Getreide und isst ihn als Brei oder verarbeitet ihn fein gemahlen als Mehl für Pfannkuchen. Der Samen muss jedoch vor der Verwendung von den anhaftenden Saponinen befreit werden. Dazu wird er 1 Stunde in warmem Wasser eingeweicht und gut abgespült. Entweder man verwendet ihn dann gleich oder er muss für die Lagerung im Backofen getrocknet werden. Das schonende Rösten (bei ca. 70 °C) sorgt zudem für eine geschmackliche Aufwertung. Der Gänsefußsamen hat einen berühmten Verwandten namens Quinoa (*Chenopodium quinoa*). Dieses Pseudogetreide aus den Anden hat in den letzten Jahren als pflanzliche Eiweißquelle Karriere gemacht und wird als Lebensmittel gehandelt.

Bei den Nahrungsmitteln müsste man Gänsefußblätter zu den absoluten Superstars zählen, denn bei allen Nährstoffen sind sie in der Spitzengruppe zu finden. Sie enthalten erstaunlich viele Proteine, Kalium (995 mg/100 g), Magnesium (230 mg/100 g), Kalzium (240 mg/100 g) und Eisen (3,9 mg/100 g). Außerdem ist Gänsefußgemüse ein vorzüglicher Lieferant von Provitamin A und Vitamin C (126 mg/100 g). Eine Besonderheit sind die kleinen schwarzen Samen: Sie besitzen einen sehr hohen Proteingehalt (16,6 g/100 g) mit einer ausgewogenen Zusammensetzung der Aminosäuren. Aus Sicht der Mineralienversorgung sind sie ein wahres Superfood.

Besonders mild schmecken die jungen Triebe des Gänsefußes.

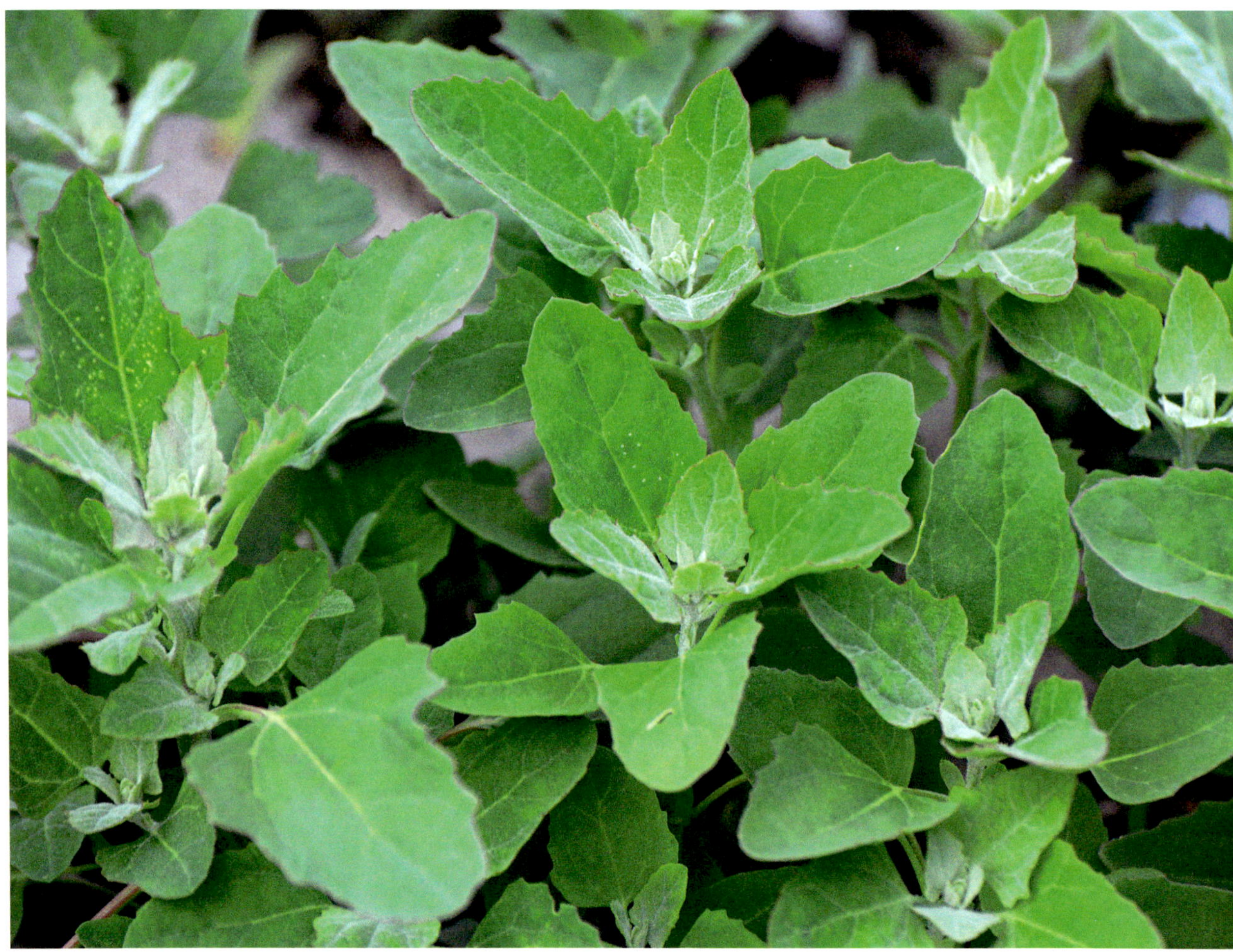

Hoher Oxalsäuregehalt

Gänsefußblätter enthalten wie auch Spinat sehr viel Oxalsäure, weshalb Sie diese Lebensmittel nicht im Übermaß genießen sollten. Der Oxalsäuregehalt ist in den jungen Blättern vor der Blüte am geringsten. Vor allem Menschen mit Nierenerkrankungen sollten oxalsäurehaltige Lebensmittel meiden. Bei hohem Konsum können sich Nierensteine und Nierengrieß entwickeln und außerdem wird die Resorption von Kalzium und Eisen beeinträchtigt. Wenn allerdings die Nahrung gleichzeitig viel Kalzium enthält, können die Oxalate gebunden und ausgeschieden werden, ohne die Niere zu belasten. Deshalb ist eine Kombination mit kalziumreichen Lebensmitteln (Milchprodukte, Sojaprodukte) sinnvoll. Oxalsäure löst nach dem Genuss ein stumpfes, pelziges Gefühl auf den Zähnen aus.

In der Türkei wurden einige Fälle dokumentiert, wo es nach dem Genuss von Gänsefußgemüse und gleichzeitiger intensiver Sonneneinstrahlung zu phototoxischen Reaktionen der Haut kam, vermutlich durch die enthaltenen Furanocumarine. Empfindliche Menschen sollten also vorsichtshalber unmittelbar nach dem Gänsefußgenuss kein Sonnenbad nehmen.

Nutzung in der Volksmedizin

Im Mittelalter nahm man den Gänsefuß als Umschlag bei Geschwüren und als Mittel gegen Gelbsucht (Lebererkrankungen). Außerdem sollte er eine gute Verdauung bewirken. Heute wird der Weiße Gänsefuß bei uns als Heilpflanze kaum genutzt, obwohl er einige sehr interessante Inhaltsstoffe bereithält. Ganz anders in Indien, China, dem Libanon und Syrien, wo die Pflanze noch heute eine bedeutende Rolle in der Volksmedizin einnimmt. Man verwendet ihn in diesen Ländern sehr vielseitig, zum Beispiel bei Halsschmerzen, Husten, Leber- und Magenbeschwerden, rheumatischen Erkrankungen sowie als Abführmittel bei Verstopfung und gegen Hakenwürmer. Außerdem werden die Blätter bei Insektenstichen, Verbrennungen, Gelenkentzündungen und geschwollenen Füßen als Umschlag genutzt. Die meisten dieser traditionellen Anwendungen lassen sich aufgrund der zahlreichen enthaltenen pharmakologischen Wirkstoffe erklären. So findet man in den Pflanzenteilen des Gänsefußes beispielsweise Flavonoide, Saponine, Carotinoide, Phytosterole, Phenolsäuren und Alkaloide.

GÄNSEFUSS NACH STEINZEITART
vegetarisch

- 200 g Emmer
- 500 ml Gemüsebrühe
- 2 Zwiebeln oder 1 Stange Lauch
- 2 EL Butter
- 600 g Gänsefußblätter
- Salz
- 200 g Feta aus Schafskäse

Den Emmer in Gemüsebrühe aufkochen und 20–25 Minuten quellen lassen. Klein geschnittene Zwiebeln in Butter andämpfen. Grob zerkleinerte Gänsefußblätter dazugeben, dünsten bis sie zusammenfallen und mit Salz würzen. Emmer und gewürfelten Feta darunterrühren und servieren.

Neues aus der Forschung

In den letzten Jahren gab es vor allem in Indien zahlreiche pharmakologische Studien, die belegen, dass das Unkraut eine große Heilpflanze ist. So wurde eine antioxidative, antikarzinogene, antirheumatische, harntreibende, krampflösende, sanft abführende und entzündungshemmende Wirksamkeit festgestellt. Die Liste der bestätigten Wirkungen ist aber noch viel länger: Mehrere Studien belegen mit einer hohen Erfolgsquote die Wirksamkeit der Blätter bei parasitären Würmern. Die Versuche wurden an Schafen und Ziegen durchgeführt. Somit hat *Chenopodium album* ein beträchtliches Potenzial als Tierarznei. Auch juckreizhemmende und schmerzlindernde Wirkungen konnten mit alkoholischen Auszügen aus dem Samen nachgewiesen werden (China). In einer indischen Studie stellte man eine stark hemmende Wirkung des Blattextraktes auf das Wachstum von Brustkrebszellen fest.

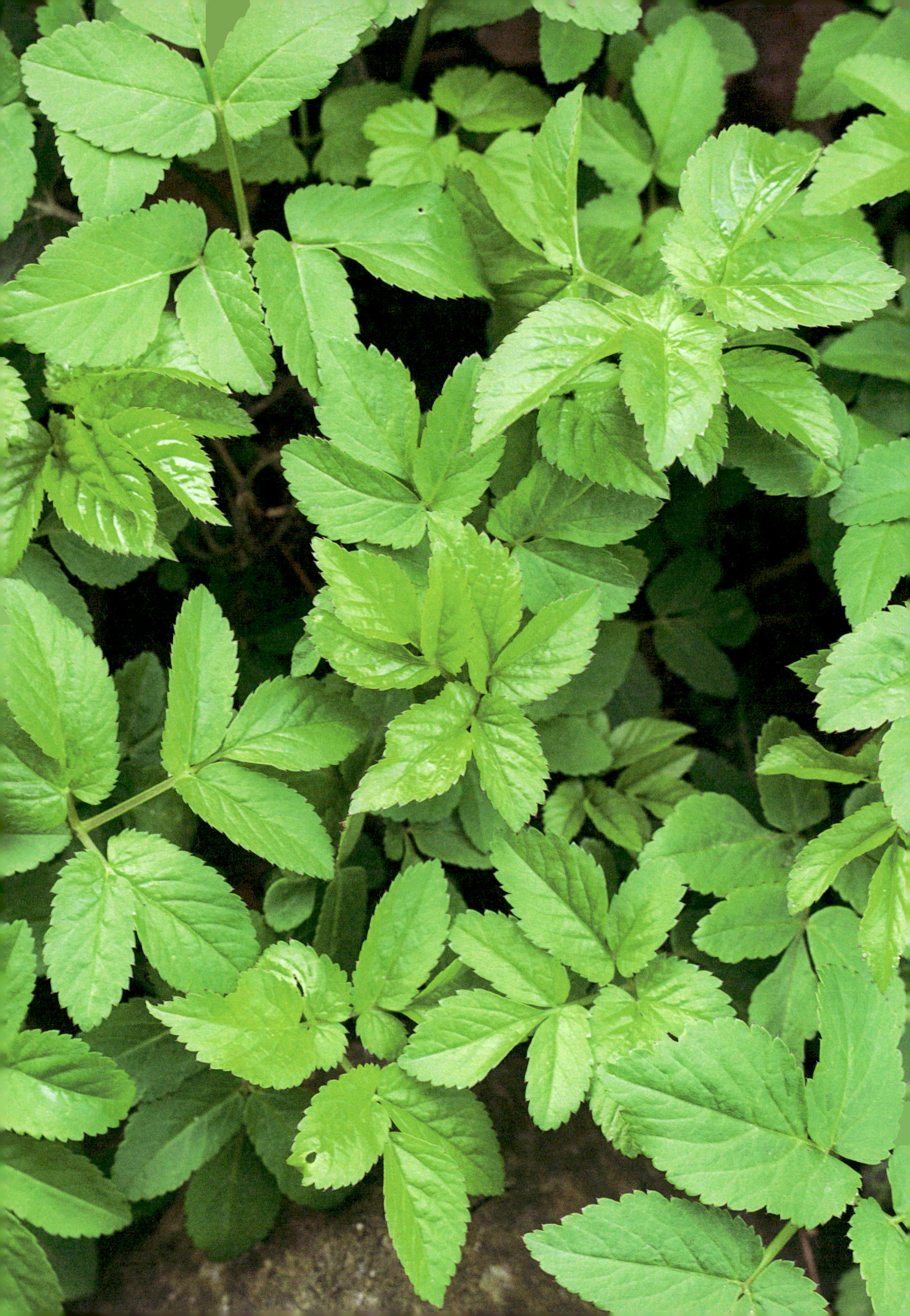

GEWÖHNLICHER GIERSCH

Unverwüstliches Wurzelunkraut

Der Gewöhnliche Giersch (*Aegopodium podagraria*), manchmal auch Geißfuß genannt, gilt bei vielen Gartenbesitzern als lästiges Unkraut. Er bildet unterirdische Ausläufer, breitet sich deshalb flächendeckend aus und verdrängt andere Pflanzen. Die stark wuchernden Ausläufer bilden regelrechte Kolonien. Hacken und Jäten hilft wenig, denn jedes kleine Bruchstück der zarten weißen Würzelchen treibt neu aus. Die Bodenbearbeitung sorgt oftmals für eine unbeabsichtigte Verbreitung. Hat sich das robuste und zähe Wildkraut einmal festgesetzt, lässt es sich nur schwer beseitigen. „Gärtnerschreck" wird der unverwüstliche Giersch deshalb manchmal auch genannt. Wer den Giersch loswerden will, muss die Fläche mindestens 1 Jahr lang mit Mulchfolie bedecken. Auch das regelmäßige Abmähen schwächt die Pflanze.

Giersch wächst gerne in Menschennähe in Gärten und Parks. Da er halbschattige, feuchte und nährstoffreiche Plätze liebt, finden wir ihn auch häufig an Waldrändern, Flussufern sowie bei Hecken und Gebüschen.

Der mehrjährige Giersch gehört zur großen Familie der Doldenblütengewächse. Die Gattung *Aegopodium* ist mit sieben Arten sehr klein und der Giersch ist der einzige europäische Vertreter. Er bevölkert ganz Europa, den Kaukasusraum und wir finden ihn in Teilen Asiens. In Nordamerika wurde er vom Menschen eingeschleppt.

Der 50–100 cm hohe Blütenstängel ist rund, hohl, kahl und kantig gefurcht. Bevor er jedoch in die Höhe strebt, erscheinen zunächst die bodennahen Blätter. Sie haben einige besondere Merkmale, die eventuelle Verwechslungspflanzen nicht besitzen: Der unbehaarte Blattstiel ist dreieckig und V-förmig. Sowohl der Stiel als auch die Blätter entwickeln beim Zerreiben einen würzigen, möhrenartigen Duft. Die Blätter sind doppelt dreizählig, das heißt, die drei Blattfiedern sind in sich nochmals dreigeteilt. Manche der einzelnen Blattfiedern sind jedoch nur zweispaltig und ähneln somit dem Hufabdruck einer Ziege. Daher der alte Name „Geißfuß". Auch der botanische Name *Aegopodium* heißt übersetzt ziegenfüßig.

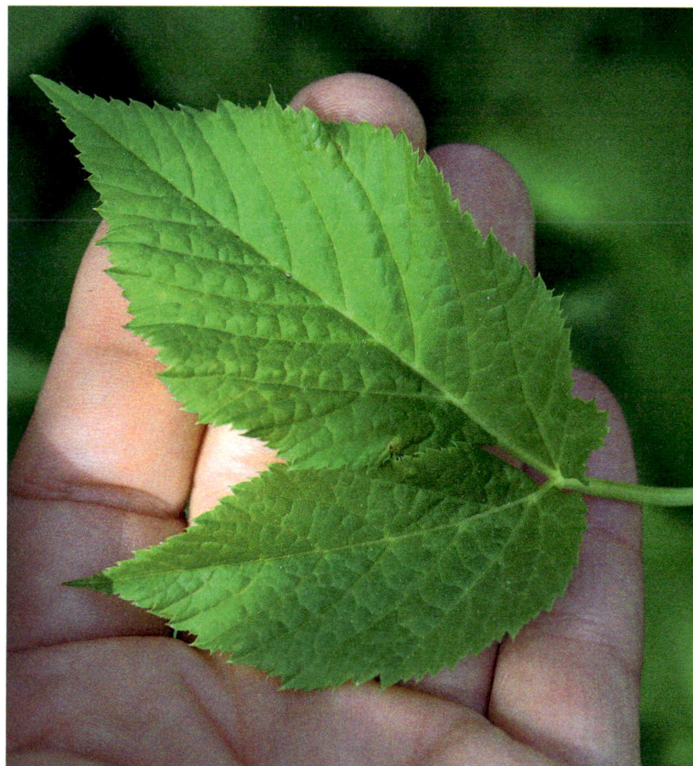

Die zweispaltigen Blattfiedern erinnern an den Hufabdruck einer Ziege.

Von Ende Mai bis Ende Juli entfalten sich die Blütendolden. Eine Dolde besteht aus 12–20 gleich langen Döldchen mit kleinen weißen Blüten. Gierschblüten sind wahre Insektenmagneten, unzählige verschiedene Arten (Falter, Fliegen, Käfer, Wanzen, Wildbienen) sind dort anzutreffen. Nach der Befruchtung entwickeln sich kümmelähnliche zweiteilige Spaltfrüchte.

Nicht ärgern, sondern *essen*

Unsere Vorfahren nutzten das Unkraut im Frühling als willkommenes Wildgemüse. Es gibt zahlreiche Überlieferungen, die Giersch als wichtige Zutat eines traditionellen Frühjahrsgerichts auflisten. Als „Neunkräutersuppe“ wurde bei den Frühlingsfesten zur Tagundnachtgleiche (21. März) eine Kultspeise gereicht, die neunerlei Frühlingskräuter enthielt: Brennnessel, Gänseblümchen, Gundermann, Löwenzahn, Sauerampfer, Sauerklee, Schafgarbe, Wegerich und Giersch. Die heilige Zahl Neun weist auf den religiös-kultischen Charakter hin. In vorchristlicher Zeit wurde mit den Feierlichkeiten die Frühlingsgöttin begrüßt, in christlicher Zeit feierte man die Auferstehung Christi und die heidnische Kultspeise wurde zur Gründonnerstagssuppe.

Giersch ist eines der schmackhaftesten Wildgemüse, mit einem fein-würzigen Aroma von Möhre und Petersilie. Die Blätter und saftigen Blattstängel eignen sich für Smoothies, spinat-

FRÜHLINGS-PESTO

vegetarisch

- 100 g junge Gierschblätter
- 25 g junge Bärlauchblätter
- 150 ml Olivenöl
- 40 g Parmesan, gerieben
- 2 EL Zitronensaft
- 40 g Sonnenblumenkerne, ohne Fett geröstet
- ½ TL Salz

Kräuter ganz fein schneiden oder alternativ mit dem Mixer zerkleinern. Sonnenblumenkerne fein hacken oder mixen und mit den restlichen Zutaten vermischen. Hält sich im Kühlschrank etwa 2–3 Wochen, bei Verdoppelung der Salzmenge 2–3 Monate.

Im Sommer präsentiert der Giersch seine weißen Blütendolden.

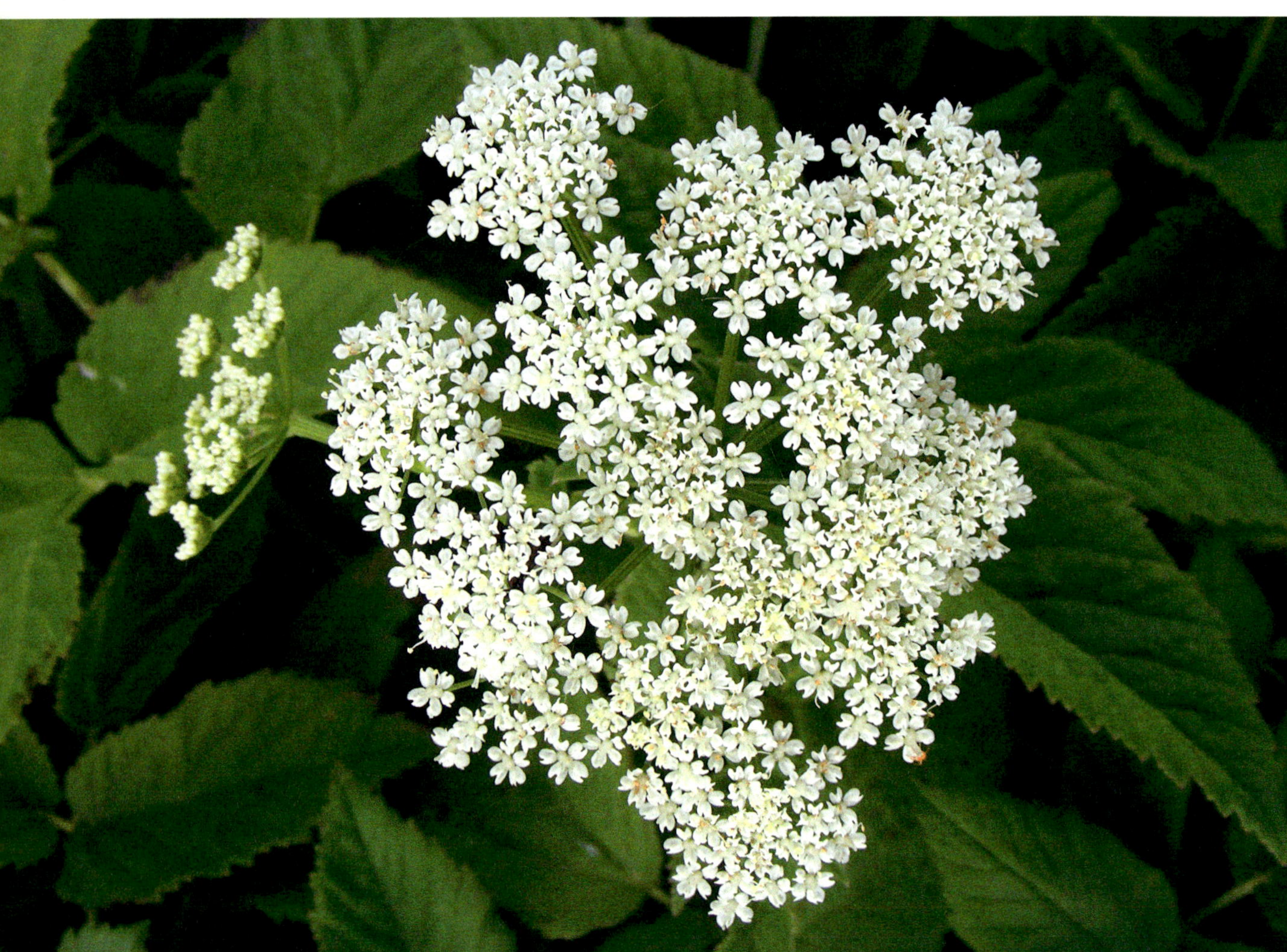

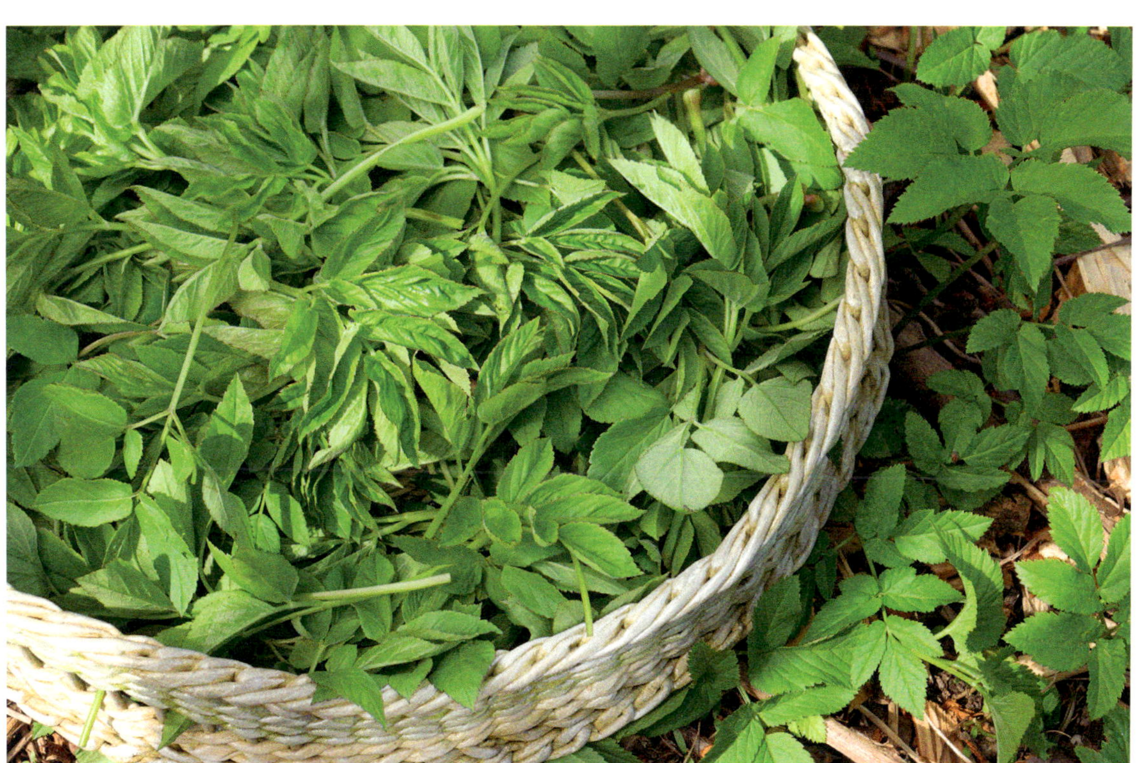

Die ganz jungen Gierschblätter sind besonders schmackhaft.

ähnliches Gemüse, Aufläufe, pikante Kuchen (Quiche), Salate, Suppen, Eierspeisen, Pesto, Kräuterbutter und als Gewürz. Sie sind auch ein guter Geschmacksträger für Tee und Limonade. Vor allem die ganz jungen, glänzend-hellgrünen Blätter sind eine Delikatesse. Die beste Erntezeit ist vor der Blüte von März bis April. Ältere Blätter besitzen ein herbes Aroma und sollten nur gedünstet und in kleinen Mengen als Gewürz verwendet werden.

Giersch ist ein richtiges Kraftpaket an Nährstoffen, Mineralien und Vitaminen. Er gehört zu den Protein- und Provitamin-A-haltigsten heimischen Wildpflanzen. Auch bezüglich seines Gehalts an Vitamin C (148 mg/100 g) reiht er sich in den Charts der wertvollsten Wildgemüse unter den „Top Ten“ ein. Er enthält beispielsweise 5-mal so viel Protein und 18-mal so viel Vitamin C wie Endiviensalat. Außergewöhnlich ist der hohe Kaliumgehalt (528 mg/100 g), was auch seine harntreibende Wirkung erklärt.

Die Blüten werden als essbare Dekoration genutzt oder man taucht sie wie Holunderblüten in Pfannkuchenteig und frittiert sie. Die Früchte eignen sich frisch oder getrocknet als Gewürz.

GIERSCH-TINKTUR

- 20 g frisches Gierschkraut
- 10 g Löwenzahnblätter
- 75 ml Ethanol 70 % vol.

Pflanzenteile und Alkohol in einem Mörser oder Mixer zu einem dickflüssigen Brei verarbeiten. Dann in ein Schraubglas geben und 2 Wochen an einen lichtgeschützten, warmen Ort stellen. Ab und zu mit einem Löffel umrühren. Den Auszug durch ein feines Sieb abpressen. Anschließend klären Sie die Tinktur mithilfe eines Tee- oder Kaffeefilters. Füllen Sie die fertige Tinktur in ein Tropffläschchen aus Braunglas. So hält sie 2–3 Jahre lang. Bei Bedarf nehmen Sie dann 3-mal täglich 20 Tropfen ein. Die Tinktur regt Verdauung und Stoffwechsel an und wirkt harntreibend.

Hilfreich bei so manchem Zipperlein

Giersch besaß im Mittelalter einen guten Ruf als Heilmittel. Die Namen „Gichtkraut“, „Podagrakraut“ und „Zipperleinskraut“ weisen darauf hin, welche Krankheit hauptsächlich damit behandelt wurde. Der botanische Terminus „podagra“ steht für die Gicht des Fußes, genau genommen der großen Fußzehe. Das Wort Zipperlein beschreibt ebenfalls die Fußgicht, da sie die Betroffenen zu einer zippelnden (= tippelnden) Gangart zwang. Der englische Arzt Nicholas Culpeper (1616–1654) glaubte sogar, dass schon das Beisichtragen des Krauts die Schmerzen lindere und auch vor Befall schütze. Dementsprechend wurde der Geißfuß als Amulett getragen oder in die Schuhe gelegt. Eine Abkochung aus den Wurzeln des Geißfußes galt als hilfreicher Badezusatz bei Gicht und Rheuma.

Wie uns der Arzt Tabernaemontanus (1522–1590) überliefert, wurde der Geißfuß damals nicht nur bei Gicht und Rheuma, sondern auch zur Wundversorgung gebraucht: *„Es ist auch der Geißfüßel den Wundärzten bekannt worden / dann sie es zur Heilung der Wunden und allen Schäden gebrauchen / wie es dann in der Wahrheit ein vortrefflich Wundkraut ist.“* Bei allen genannten Krankheiten war eine innerliche und äußerliche Anwendung üblich. Äußerlich legte man die zerstoßenen Blätter als Umschlag auf die schmerzenden Glieder. Bis heute nimmt man Giersch bei kleinen Hautverletzungen und Insektenstichen, indem man die Stellen mit dem Saft zerquetschter Blätter abtupft.

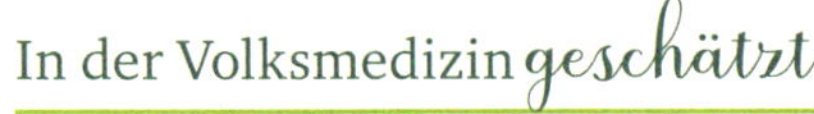

In der Volksmedizin geschätzt

Der in der Schweiz wirkende Kräuterpfarrer Künzle (1857–1945) hielt große Stücke auf das heilsame Unkraut und nannte den Geißfuß eine *„herrliche Medizin gegen alle Arten Rheumatismus, Ischias, Gicht und Podagra. Rheumatiker und Gichtiger sollten diesen Salat kurmäßig genießen, denn er vertreibt ihnen die schädliche Harnsäure.“* Er empfahl die Blätter auch bei Hunde- und Schlangenbissen und die Blüten bei Husten.

In der heutigen Volksheilkunde werden dem Giersch insbesondere harntreibende und stoffwechselanregende Wirkungen nachgesagt. Dementsprechend passt er sehr gut in sogenannte Blutreinigungstees als Begleiter von Frühjahrs- und Fastenkuren.

Das Unkraut hat einiges zu bieten

Die traditionelle Heilpflanze wird in der modernen Phytotherapie leider nicht eingesetzt. Trotzdem beschäftigen sich einige Studien mit der Pflanze. Zwar wurde der Giersch noch nicht umfassend analysiert, aber man hat einige interessante Wirkstoffe nachgewiesen: So enthält er reichlich Flavonoide, Phenolsäuren, ätherisches Öl, Carotinoide und Cumarine. Zudem wurden verschiedene Polyacetylene gefunden. Sie reichern sich vor allem in der Wurzel und in den Blüten an, was auch diese

GIERSCH-SPIRELLI

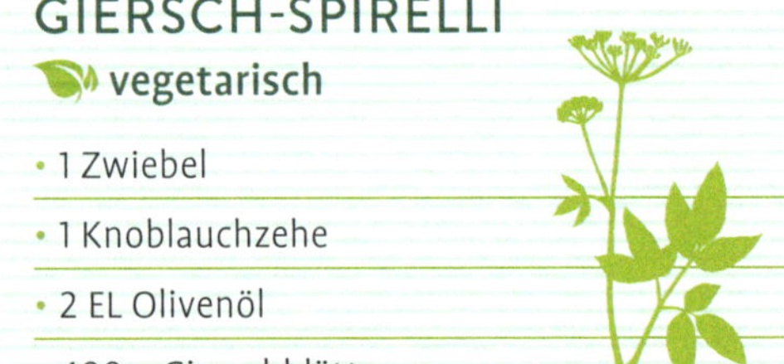

vegetarisch

- 1 Zwiebel
- 1 Knoblauchzehe
- 2 EL Olivenöl
- 400 g Gierschblätter
- 150 g Brennnesselblätter
- 1 Glas Tomatensauce
- Pfeffer
- gekörnte Brühe / Gemüsebrühe
- 400 g Spirelli
- 100 g Bergkäse, gerieben

Zwiebeln und Knoblauch klein gehackt in Öl glasig dünsten. Giersch- und Brennnesselblätter in Streifen schneiden und bei schwacher Hitze 5 Minuten dünsten, bis sie zusammengefallen sind. Dann geben Sie die Tomatensauce dazu und schmecken mit gekörnter Brühe und Pfeffer ab. Spirelli in Salzwasser al dente kochen, abgießen und zusammen mit dem Bergkäse unter das Gierschgemüse ziehen.

Tipp: Sie können das Gierschgemüse auch als Füllung für Pfannkuchen nutzen.

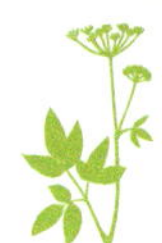

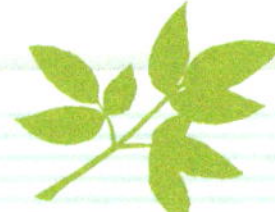

GIERSCH-TEE

Für einen Giersch-Tee zerkleinern Sie 2 TL getrocknete oder 2 EL frische Gierschblätter und übergießen sie mit 250 ml heißem Wasser. 5–7 Minuten ziehen lassen und davon 3 Tassen täglich trinken. Der Tee schmeckt angenehm würzig. Er ist durch seine entwässernde, stoffwechselanregende und entsäuernde Wirkung ein idealer Begleiter von Frühjahrskuren. Sie können die Wirkung durch die Zugabe von Brennnesselblättern oder Löwenzahnblättern verstärken.

Pflanzorgane für die Heilkunde interessant macht. In großen Mengen genossen sind Polyacetylene leicht giftig, bei normaler Dosierung wirken sie antibakteriell, antitumoral und antimykotisch. Nebenwirkungen sind bei der normalen Dosierung als Tee oder Tinktur nicht zu erwarten. In verschiedenen Studien mit Pflanzenextrakten und Tinkturen aus Giersch konnten entzündungshemmende, harntreibende, antioxidative (Schutz vor freien Radikalen) und antidiabetische Wirkungen signifikant belegt werden, wodurch sich viele volksheilkundliche Anwendungen erklären. In den Gierschblättern finden sich auch zahlreiche Carotinoide, die das Risiko für Herz-Kreislauf-Krankheiten und für bestimmte Krebserkrankungen senken.

Die Nutzung von Giersch als präventive Medizin kann sich an einem Lehrspruch orientieren, der fälschlicherweise dem griechischen Arzt Hippokrates (460–370 v. Chr.) zugeordnet wird: *„Unsere Nahrungsmittel sollen Heilmittel und unsere Heilmittel sollen Nahrungsmittel sein.“* Das heißt, die vitale Pflanze sollte unbedingt in den Speiseplan integriert werden. Für die vegetationsarme Winterzeit bieten sich dann Giersch-Tinktur oder Giersch-Tee an.

In den Blättern ist der höchste Wirkstoffgehalt bei Beginn der Blüte vorzufinden, weshalb der Giersch für Heilzwecke (Tee, Tinktur) zu einem anderen Zeitpunkt gesammelt wird als für Genusszwecke. Die Blätter werden also im Mai gesammelt, wenn sich die ersten Blütendolden zeigen. Auch die Blütendolden können verwendet werden.

Für Tee ist der ideale Erntezeitpunkt zu Beginn der Blüte im Mai.

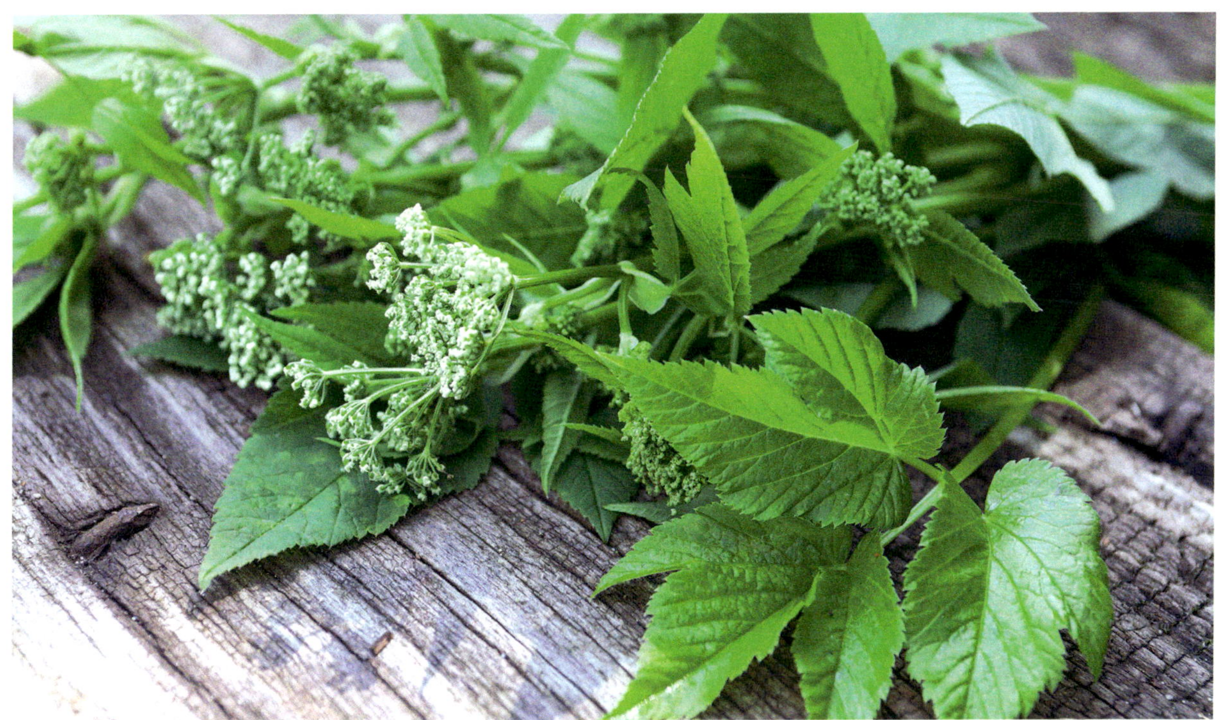

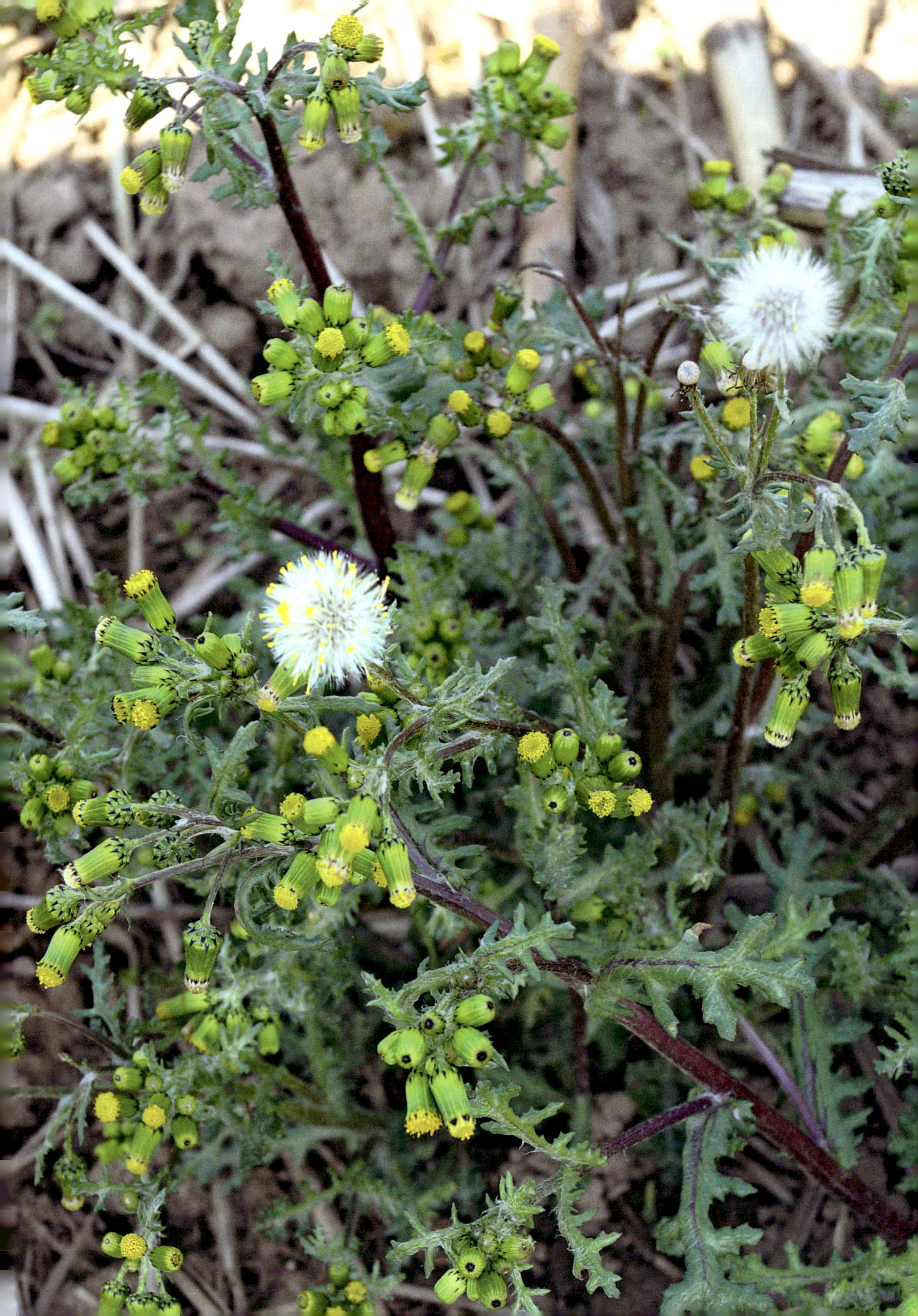

GEWÖHNLICHES GREISKRAUT

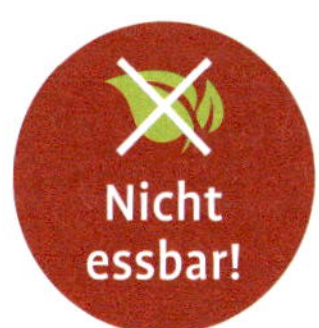

Zeigerpflanze für nährstoffreiche Böden

Das Gewöhnliche Greiskraut (*Senecio vulgaris*) wird oftmals auch Gemeines Kreuzkraut genannt. Die typische Ruderalpflanze liebt nährstoffreiche, lockere Böden und ist deshalb auf Äckern, sowie in Gärten und Weinbergen sehr verbreitet. Das Greiskraut gilt als Stickstoff- und Garezeiger. Zwar sind die Samen im Gegensatz zu anderen Unkräutern im Boden nur wenige Jahre lebensfähig, aber durch die hohe Samenproduktion kann es trotzdem zu einer starken Verunkrautung der Flächen kommen. Eine einzige Pflanze kann 1 000–5 000 Samen produzieren. Deshalb sollte unbedingt gejätet oder gehackt werden, bevor sich die Blüten ausbilden. Das Greiskraut hat sich teilweise auf die chemische Bekämpfung durch die Landwirte eingestellt, denn es gibt schon herbizidresistente Formen.

Das Gewöhnliche Greiskraut gehört zur großen Familie der Korbblütengewächse. Innerhalb der umfangreichen Gattung der Greiskräuter (*Senecio*) ist es eine der häufigsten Arten. Ursprünglich war das Kraut in Europa, Westasien und Nordafrika verbreitet. Inzwischen ist es weltweit ein Neophyt, vor allem in den gemäßigten Zonen. Das einjährige Gewöhnliche Greiskraut wird 10–40 cm hoch. Die länglichen, glänzend grünen Blätter sind fiederspaltig oder gelappt. Oft sind sie spinnwebartig behaart und ähneln in ihrer Form den Blättern von Rucola. Im länglichen, zylinderförmigen Blütenkörbchen sitzen zahlreiche gelbe Röhrenblüten. Im Gegensatz zu anderen Greiskräutern fehlen die Zungenblüten. Es sind ganzjährig blühende Exemplare zu finden, oft auch im Winter. Die Früchte sind mit einem Pappus versehen und werden als Schirmchenflieger durch den Wind verbreitet. So können sie über sehr große Distanzen verblasen werden.

Der botanische Name *Senecio* leitet sich, wie auch der deutsche Name, vom Pappus ab, denn die grauen Härchen der Früchte erinnern an die weißen Kopfhaare alter Männer (lat. *senex* = Greis).

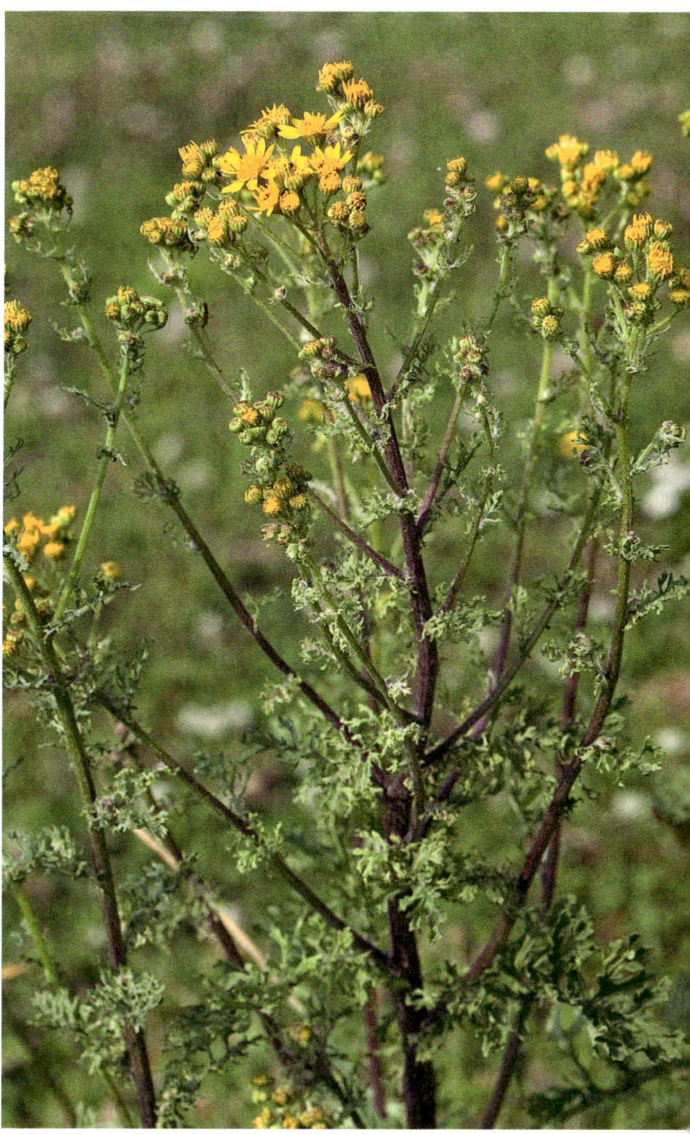

Sehr verbreitet und giftig: Das Jakobs-Kreuzkraut

Sehr giftig für Weidetiere

Alle Arten der Gattung *Senecio*, so auch das Gewöhnliche Greiskraut, sind durch die enthaltenen Pyrrolizidinalkaloide (etwa Senecionin) giftig. Sie können beim Menschen leberschädigend und krebsauslösend wirken. Der Gehalt an Pyrrolizidinalkaloiden verändert sich während der Wachstumsphase, wobei während der Vollblüte der höchste Gehalt gemessen wird. Die Alkaloide konzentrieren sich hauptsächlich in den Blütenköpfchen, in den Blättern ist der Gehalt wesentlich niedriger.

Die Gattung *Senecio* enthält weltweit etwa 1250 Arten. In Mitteleuropa sind etwa 30 Arten vertreten, wobei beispielsweise das Frühlings-Greiskraut (*Senecio leucanthemifolius*) und das Fuchssche Greiskraut (*Senecio ovatus*) sehr bekannt sind. Auch das Jakobs-Kreuzkraut (*Jacobaea vulgaris*, syn. *Senecio jacobaea*) gehört zur nahen Verwandtschaft.

Die pyrrolizidinhaltigen Greiskräuter sind vor allem für Weidevieh giftig. Das Vieh meidet *Senecio*-Arten auf der Weide, jedoch nicht im Heu, wo das Gift erhalten bleibt. Sehr hohe Dosen führen zu sofortigen, zum Teil tödlichen Vergiftungen, besonders bei Pferden und Rindern. Auch Lebensmittel können dadurch kontaminiert werden, zum Beispiel über Kuhmilch oder Honig. Wenn Bienen Nektar und Pollen bei Greiskräutern sammeln, dann bringen sie Spuren der Pflanzengifte ins Bienenvolk.

Selbst Blattsalate, Tee und Gewürze enthalten oft Spuren der Gifte, da es bei der maschinellen Ernte zu Verunreinigungen mit den pyrrolizidinhaltigen Unkräutern kommen kann. Auch ein direkter Eintrag in die Nahrung ist möglich, da die Blätter des Gartenunkrautes aufgrund ihrer Ähnlichkeit versehentlich mit Rucola mitgeerntet werden können.

Im Mittelalter als Heilpflanze genutzt

Das Gewöhnliche Greiskraut war lange Zeit als Heilpflanze in Gebrauch. Im „Macer floridus“, einem Standardwerk der Klosterheilkunde aus dem 11. Jahrhundert, ist ihm ein ganzes Kapitel gewidmet: So wird das Kraut zum Beispiel äußerlich auf Geschwulste gelegt oder man verordnete es mit Rosinenwein vermischt bei Blasenleiden, Bauchgrimmen sowie bei Herz- und Leberbeschwerden. Letzteres war sicherlich nicht optimal, da die Pyrrolizidine insbesondere die Leber schädigen. Auch eine magische Anwendung wird dort beschrieben: „*Wenn jemand dieses Kraut mit einem Kreis umschreibt und es dann ohne Eisen mit allen Würzlein aus der Erde gräbt, hierauf einen schmerzenden Zahn dreimal damit berührt, nach der Berührung jeweils ausspeit, zuletzt das Kraut zurückträgt, dorthin, wo es gewachsen ist, und wieder pflanzt, so dass es grünt und fortblüht: dann wird der Zahn gar nicht mehr schmerzen.*“ Das ist ein interessanter Übertragungszauber, wobei die Pflanze den Zahnschmerz übernimmt.

Im Mittelalter nutzte man das Kraut außerdem gegen Würmer, bei Menstruationsbeschwerden, bei Magenschmerzen und als blutstillendes Mittel bei Nasenbluten. Der Arzt und Botaniker Leonhart Fuchs (1501–1566) nennt das Greiskraut Grindkraut. Grind ist ein altes Wort für krustige Hautausschläge. Dementsprechend verordnete Fuchs die zerstoßenen Blätter und Blüten als Umschlag auf Geschwüre und Wunden.

Wegen der enthaltenen Pyrrolizidinalkaloide wird heute vom heilkundlichen Gebrauch der Pflanze abgeraten.

Eine Stoffgruppe macht Schlagzeilen

Seit einigen Jahren macht eine Stoffgruppe auf sich aufmerksam, da sie immer wieder in Kräutertee oder in Gewürzen entdeckt wird. Es handelt sich um die giftigen Pyrrolizidinalkaloide. Vor ihnen wird regelmäßig gewarnt, weil sie in hoher Dosierung leberschädigend und eventuell auch gentoxisch und kanzerogen wirken können.

Pyrrolizidinalkaloide werden von mehreren Pflanzenarten als Fraßschutz gegen Schädlinge gebildet. Zu diesen Pflanzen gehören einige Raublattgewächse (z. B. Beinwell, Borretsch, Natternkopf) und auch einige Korbblütengewächse (z. B. Huflattich, Pestwurz, Gewöhnliches Greiskraut, Jakobs-Kreuzkraut). Insgesamt gibt es über

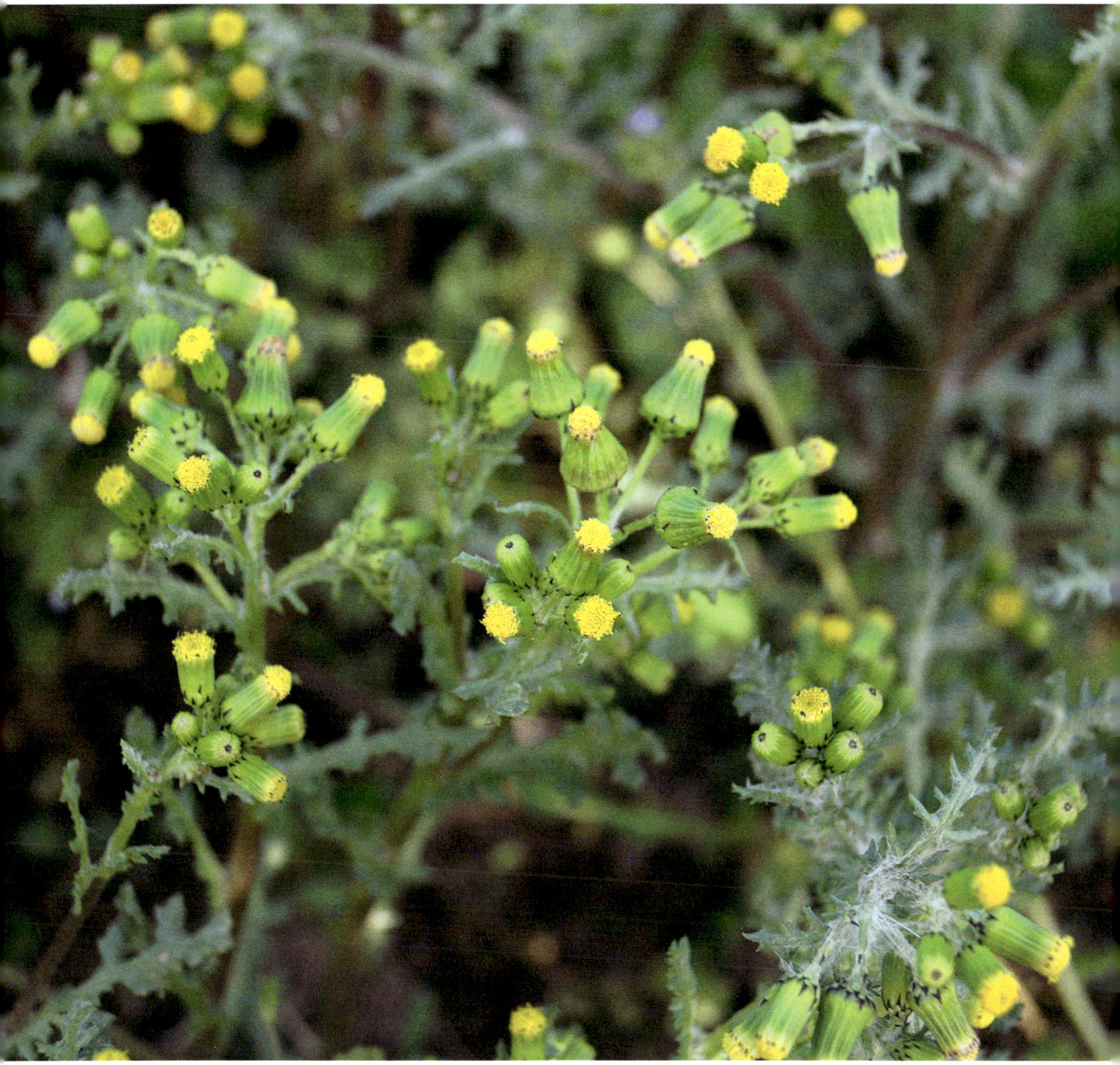

Das weit verbreitete Ackerunkraut enthält giftige Pyrrolizidinalkaloide.

600 verschiedene Pyrrolizidinalkaloide, wobei jedoch längst nicht alle toxische Wirkungen haben. Als gefährlich gelten vor allem die 1,2-ungesättigten Pyrrolizidinalkaloide, die auch im Gewöhnlichen Greiskraut vorkommen.

Die Mengen, die in Lebensmitteln gefunden werden sind in der Regel sehr niedrig, sodass eine Gefährdung für Verbraucherinnen und Verbraucher sehr unwahrscheinlich ist. Hier gilt es, sich die weisen Worte des heilkundigen Paracelsus ins Gedächtnis zu rufen: „*Alle Dinge sind Gift, und nichts ist ohne Gift. Allein die Dosis macht, dass ein Ding kein Gift ist.*“

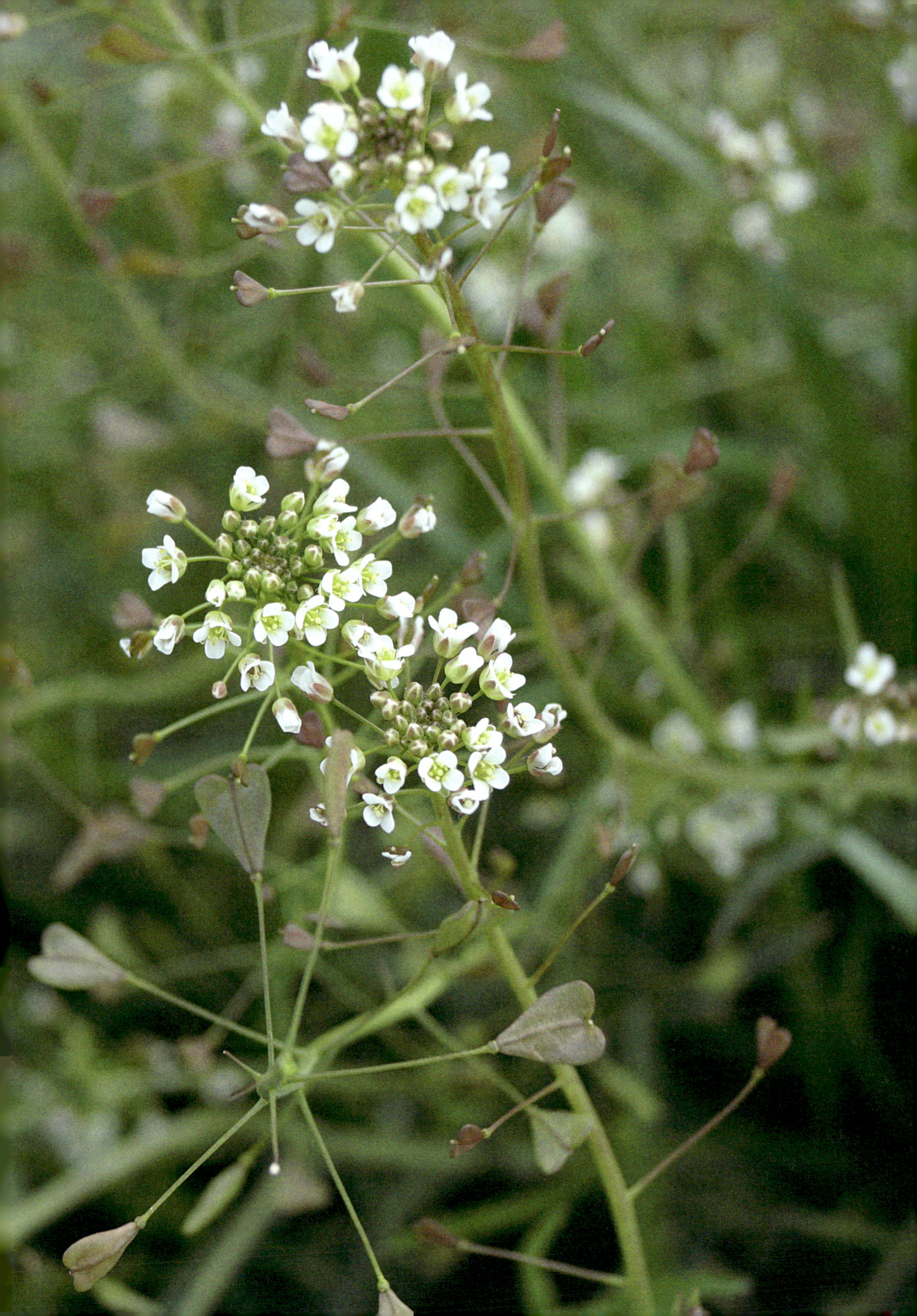

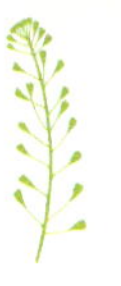

GEWÖHNLICHES HIRTENTÄSCHEL

Samenschoten als Namensgeber

Das Gewöhnliche Hirtentäschel (*Capsella bursa-pastoris*) hat seinen genetischen Ursprung in Europa, Nordafrika und Westasien. Inzwischen ist es in allen Teilen der Welt mit gemäßigtem Klima verbreitet. Die kleine Pflanze bevorzugt nährstoffreiche Böden und ist deshalb ein typisches Unkraut auf Ackerland, in Gärten und in Rasenflächen. Hirtentäschel gehört zu den Kreuzblütengewächsen, ist also beispielsweise verwandt mit Brokkoli und Acker-Senf.

Das Hirtentäschel ist eine einjährige, manchmal zweijährige Pflanze, die eine außergewöhnlich große und lange Pfahlwurzel (bis zu 80 cm) hat. Zunächst entwickelt sich eine grundständige Rosette mit sehr variantenreichen, länglichen, löwenzahnähnlichen Blättern, teils fiederspaltig, teils ganzrandig. Später erscheint der bis zu 70 cm hohe Stängel mit kleinen stängelumfassenden Blättern und zahlreichen kleinen weißen Blüten im oberen Teil. Das Hirtentäschel mit seinen zarten Blüten wird gern von zierlichen Schwebfliegen und kleineren Wildbienenarten angeflogen. Aus den Blüten entwickeln sich dann die typischen langestielten, herzförmigen bis dreieckigen Schötchen. Jede Schote enthält ungefähr 20 gelbliche Samen. Da die Pflanze fast das ganze Jahr über blüht und fruchtet, kann sie bis zu 60 000 Samen produzieren! Diese sind sehr langlebig und bleiben 20–30 Jahre keimfähig. Wer die Vermehrung unterbinden möchte, muss das Hirtentäschel vor dem Aussamen jäten oder hacken.

Die flachen Samenschoten sind übrigens der Namensgeber des Krautes, sowohl für den deutschen als auch den lateinischen Namen. Sie sehen aus wie die aus Fell (= lat. *bursa*) gefertigten Umhängetaschen der Hirten (= lat. *pastoris*) im Mittelalter. Der Gattungsname *Capsella* (lat. für Kästchen) bezieht sich ebenfalls auf die Schoten. Diese wurden früher übrigens als Vogel- und Hühnerfutter verwendet.

Eine nah verwandte Art ist das Rötliche Hirtentäschelkraut (*Capsella rubella*), mit rötlichen Schoten und Kelchblättern. An gleichen Standorten wächst auch das Acker-Hellerkraut (*Thlaspi arvense*), das ebenfalls zu den Kreuzblütlern gehört. Es hat im Gegensatz zum Hirtentäschel fast kreisrunde Schötchen. Beide Verwechslerarten sind auch als Wildgemüse verwendbar.

Liebe geht durch den Magen

Mit den waagrecht abstehenden Täschchen wurden früher Liebesorakel durchgeführt. Man pflückte sie mit dem bekannten Abzählspruch: „*Er liebt mich von Herzen, mit Schmerzen, ein wenig, fast gar nicht …*“ Statt die grünen Schötchen dabei auf den Boden zu werfen, empfiehlt es sich, sie als Snack in den Mund zu stecken, denn sie schmecken gut. Dementsprechend ist das häufig vorkommende Unkraut noch heute in vielen asiatischen Ländern ein geschätztes Wildgemüse.

Die jungen Blattrosetten können Sie oft schon im Winter sammeln. Man nutzt sie vor der Blüte für Salat, spinatähnliches Gemüse, Suppen, Smoothies und Kräuterquark. Sie sind mild-würzig mit einer ganz leichten Schärfe und erinnern geschmacklich etwas an Kohlgewächse. Sobald die Blüte beginnt, werden die Blätter immer bitterer. Blüten und grüne Samentaschen sind ebenfalls leicht scharf und dienen als äußerst leckere essbare Dekoration. Aus den kleinen ölhaltigen Samen lässt sich, nachdem sie abgereift sind, ein Senf herstellen. In Kriegszeiten hat man daraus sogar Öl gepresst. Auch die dünne Pfahlwurzel ist nutzbar. Sie sollte unbedingt vor dem Erscheinen des Blütenstängels geerntet werden, sonst wird sie faserig und holzig. Solange sie noch zart ist, schmeckt sie etwas nach Rettich und Ingwer.

HIRTENTÄSCHEL-TEE

Für einen Tee, zum Beispiel bei starker Menstruationsblutung, wird 1 EL der Droge mit 250 ml heißem Wasser aufgebrüht und 10–15 Minuten ziehen gelassen. Den Teeaufguss 3-mal täglich trinken, am besten schon 3 Tage vor der erwarteten Menstruation. Zur äußerlichen Anwendung als Umschlag bei kleinen Verletzungen oder als Tamponade bei Nasenbluten übergießen Sie 10 g Hirtentäschelkraut mit 100 ml heißem Wasser und lassen es 10 Minuten ziehen.

Das Hirtentäschel ist nicht nur ein schmackhaftes Wildgemüse, sondern auch sehr gesund und nahrhaft. Es enthält außergewöhnlich viele Proteine sowie doppelt soviel Vitamin C (104 mg/100 g) wie eine Zitrone. Außerdem ist es eine regelrechte Mineralienbombe: Vor allem Kalium (520 mg/100 g), Kalzium (220 mg/100 g) und Eisen (5,5 mg/100 g) erreichen Spitzenwerte.

Kräftiger Blutstiller des Mittelalters

Das Hirtentäschelkraut begann seine Heilpflanzenkarriere im Mittelalter, wo es 1485 erstmals in einem Kräuterbuch zweifelsfrei beschrieben wurde. Insbesondere wird dort die blutstillende Wirkung bei starker Menstruationsblutung und bei Nasenbluten erwähnt. Es genügte anscheinend schon, das Kraut nur in der Hand zu halten: „*Dies Kraut in der Hand gehalten, stoppt fast sofort die blutenden Nasen.*“ Der Arzt Leonhart Fuchs vertritt dann 1543 eine sinnvollere Behandlung des Nasenblutens: „*Ein Leinen-Zäpflein mit dem Saft genetzt und in die Nasen getan, stillt das Bluten.*“ Er empfiehlt das Hirtentäschel auch bei frischen Wunden, entweder den Saft der frischen Pflanze zum Auswaschen oder die gepulverte Droge darüber gestreut.

Die mineralienreichen Blattrosetten werden als Wildgemüse gesammelt.

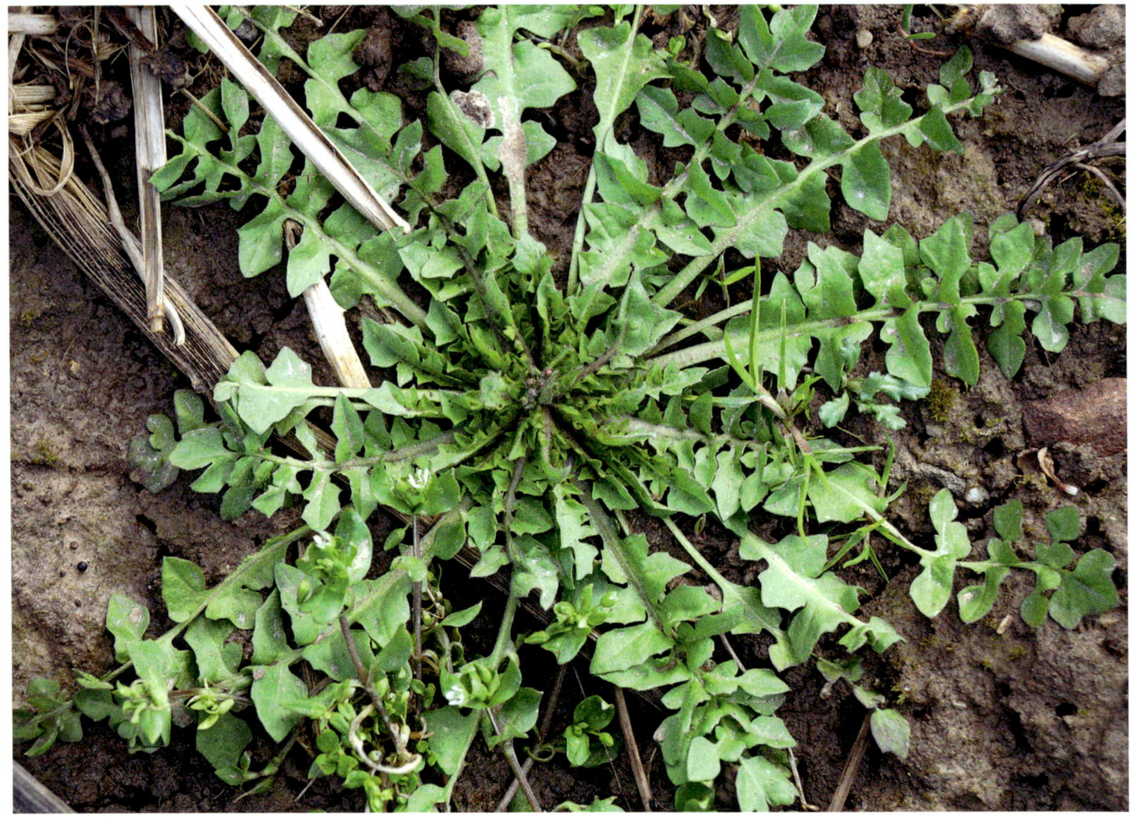

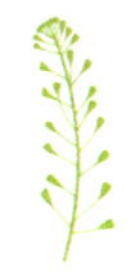

In einem Apothekerbuch aus dem Jahre 1568 wird dem Hirtentäschel allerdings auch zugetraut, die Regelblutung der Frauen zur rechten Zeit herbeizuführen: „*Man kann Hirtentäschelkraut den Frauen an die Sohlen binden oder in die Schuhe legen.*“

Hirtentäschel in der magischen Medizin

Hirtentäschel sollte auch gegen Fieber helfen, wenn man das Kraut an die Füße band und Schafwollsocken darüberzog. Über Nacht würde das Fieber dann verschwinden. Zahnende Kinder bekamen die getrockneten Schötchen in ein rotes Tüchlein genäht und als Amulett um den Hals gehängt. Nach vollendeter Zahnung wurde dieses Amulett dann von der Mutter rückwärts über die Schulter in ein fließendes Gewässer geworfen. Und weg war der Schmerz! Es handelt sich hier um einen Übertragungszauber, das heißt, der Zahnschmerz wurde vom Amulett aufgenommen und zusammen mit dem Amulett entsorgt.

Bekannt in der Frauenheilkunde

In der Volksmedizin blieb das Hirtentäschel ein innerlich und äußerlich eingesetztes Hausmittel bei Blutungen aller Art. In den Fokus der modernen Medizin kam die Pflanze erst während der beiden Weltkriege, bedingt durch den hohen Bedarf an blutstillenden Mitteln. Die blutstillenden Eigenschaften bestimmen auch die heute anerkannten Anwendungen, und zwar vor allem in der Frauenheilkunde.

Der „Blutstiller“ wird innerlich verordnet bei zu starken und langandauernden Regelblutungen, aber auch bei außerhalb der Menstruation auftretenden Gebärmutterblutungen (Zwischenblutungen). Äußerlich nutzt man Hirtentäschel zur Tamponade bei Nasenbluten und bei blutenden Hautverletzungen. In der Volksmedizin nehmen Hebammen das die Gebärmutterkontraktion steigernde Kraut zur Wehenanregung und zur Förderung der Nachgeburt. Deshalb sind Hirtentäschel-Präparate bei Schwangerschaft kontraindiziert. Die gefäßverdichtende und auch die kontraktionsfördernde Wirkung des Hirtentäschelkrauts wird unter anderem auf ein Peptid zurückgeführt.

In anderen Ländern wird Hirtentäschel nicht nur zur Blutstillung eingesetzt, sondern beispielsweise auch bei Leber- und Gallebeschwerden, bei Bluthochdruck, Durchfall, Diabetes, Fieber, Geschwüren sowie als harntreibendes und kreislaufunterstützendes Mittel. In Asien kommt dabei nicht nur das Kraut, sondern auch der Samen zur Anwendung.

Im Fokus der Wissenschaft

Die Tatsache, dass Hirtentäschel in der Volksmedizin vieler Länder vielseitig eingesetzt wird, führte zu zahlreichen Studien, um das pharmakologische Potenzial zu entschlüsseln. Die wirkungsbestimmenden Inhaltsstoffe des Hirtentäschels sind vor allem die zahlreich vertretenen Aminosäuren, Peptide und Proteine. Aber auch Flavonoide, Glucosinolate, Phenolsäuren und Mineralien sind an der Wirkung beteiligt.

HIRTENTÄSCHEL-FRÜHLINGSSALAT vegetarisch

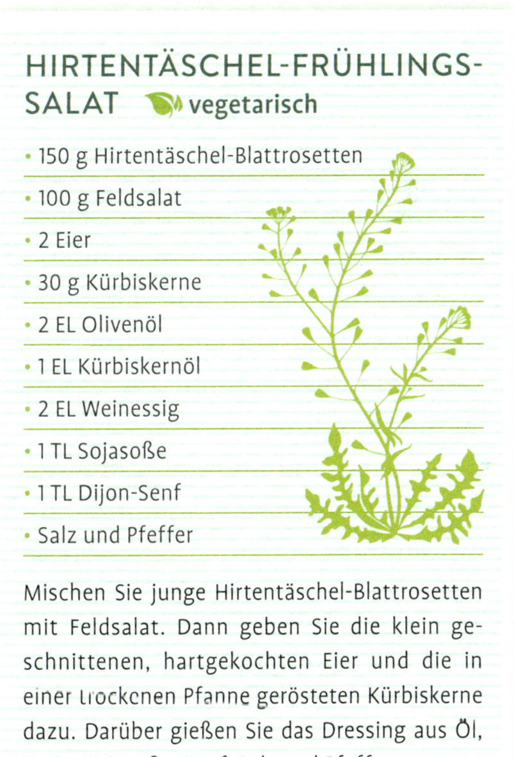

- 150 g Hirtentäschel-Blattrosetten
- 100 g Feldsalat
- 2 Eier
- 30 g Kürbiskerne
- 2 EL Olivenöl
- 1 EL Kürbiskernöl
- 2 EL Weinessig
- 1 TL Sojasoße
- 1 TL Dijon-Senf
- Salz und Pfeffer

Mischen Sie junge Hirtentäschel-Blattrosetten mit Feldsalat. Dann geben Sie die klein geschnittenen, hartgekochten Eier und die in einer trockenen Pfanne gerösteten Kürbiskerne dazu. Darüber gießen Sie das Dressing aus Öl, Essig, Sojasoße, Senf, Salz und Pfeffer.

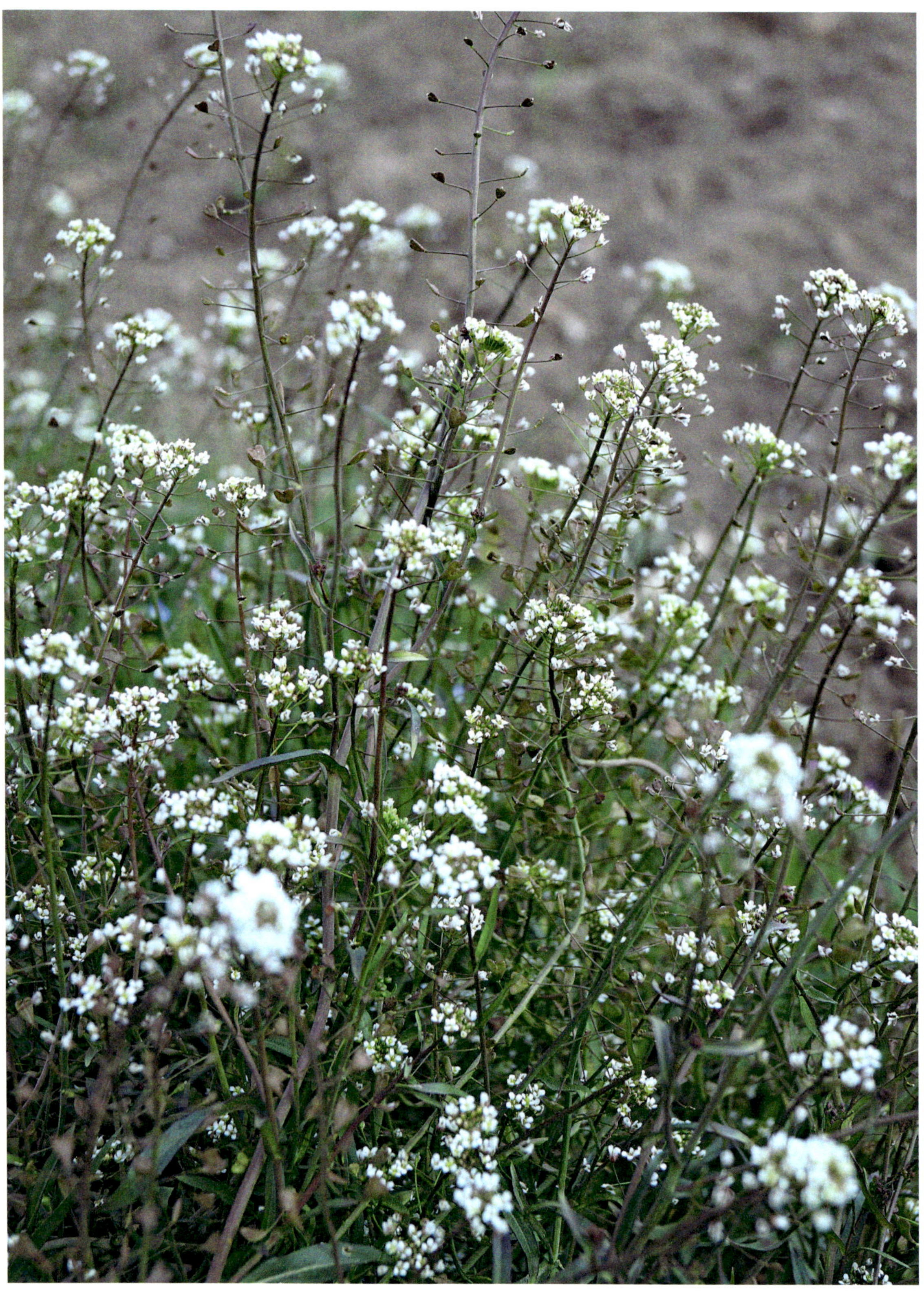

Für Tee oder Tinktur sammelt man das Hirtentäschelkraut während der Blüte.

Die Liste der nachgewiesenen Wirkungen ist erstaunlich lang und bestätigt viele volksmedizinische Anwendungen: So wirkt Hirtentäschel beispielsweise antimikrobiell, antikarzinogen, antioxidativ, entzündungshemmend und leberschützend. Interessant ist die Bedeutung als Acetylcholinesterase-Hemmer: Das Enzym Acetylcholinesterase ist am Abbau des Neurotransmitters (= Gehirnbotenstoff) Acetylcholin beteiligt. Dieser Transmitter steht bei Alzheimer-Demenz-Erkrankungen nur unzureichend zur Verfügung. Acetylcholinesterase-Hemmer sorgen also für eine bessere Verfügbarkeit des Botenstoffs. Eine weitere interessante Entdeckung wurde bei der parenteralen Anwendung (= am Darm vorbei) von Hirtentäschel beobachtet: In niedriger Dosierung konnte eine Blutdrucksenkung festgestellt werden und bei hoher Dosierung eine Steigerung des Blutdrucks sowie der Herzleistung. Auch die harntreibende Wirkung ist wissenschaftlich belegt, vermutlich ist hierfür der hohe Kaliumgehalt verantwortlich.

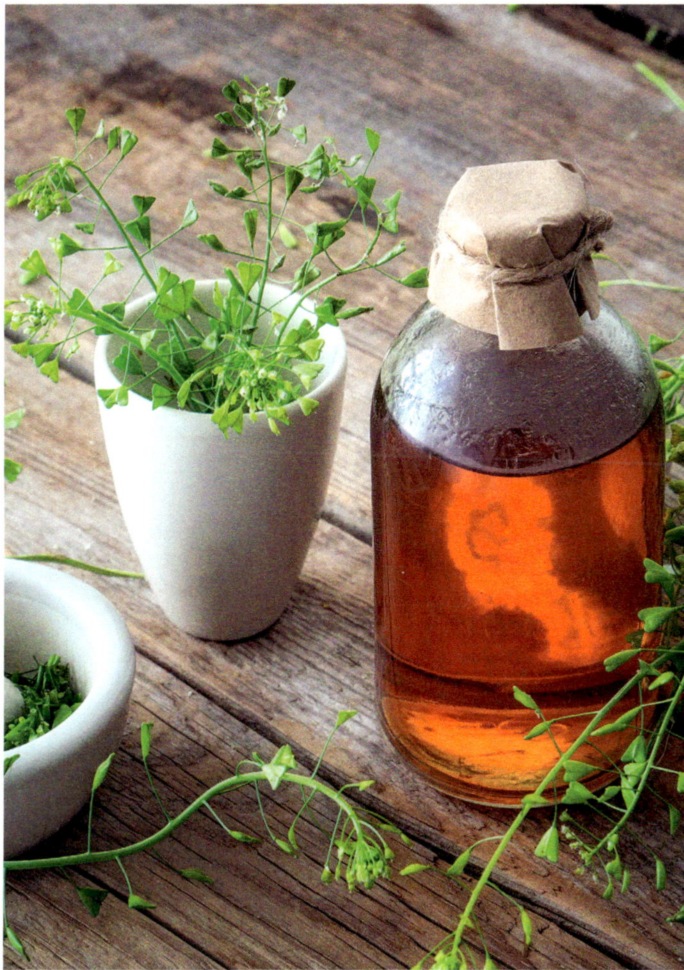

Wegen der empfindlichen Inhaltsstoffe ist es von Vorteil, die frische Pflanze zu verarbeiten.

HIRTENTÄSCHEL-TINKTUR

- 20 g frisches Hirtentäschelkraut
- 10 g Schafgarbenblüten
- 75 ml Ethanol 70 % vol.

Pflanzenteile und Alkohol in einem Mörser oder Mixer zu einem dickflüssigen Brei verarbeiten. Dann in ein Schraubglas geben und 2 Wochen an einen lichtgeschützten, warmen Ort stellen. Ab und zu mit einem Löffel umrühren. Den Auszug durch ein feines Sieb abpressen. Anschließend klären Sie die Tinktur mithilfe eines Tee- oder Kaffeefilters. Füllen Sie die fertige Tinktur in ein Tropffläschchen aus Braunglas. So hält sie 2–3 Jahre lang. Bei Bedarf nehmen Sie dann 3-mal täglich 20 Tropfen ein. Innerlich zur Behandlung von starken Menstruationsblutungen und äußerlich bei blutenden Hautverletzungen. Nicht in der Schwangerschaft anwenden!

Sammeln und Zubereiten

Für Heilzwecke nutzt man das blühende und teilweise fruchttragende Kraut, das Sie den ganzen Sommer über sammeln können. Es wird entweder frisch verarbeitet oder möglichst schnell getrocknet. Dabei ist künstliche Trocknung bei 35–40 °C sinnvoll, also zum Beispiel mit einem Trockengerät, um möglichst viele der empfindlichen Wirkstoffe zu erhalten. Vor allem die Glucosinolate und die Peptide können beim unsachgemäßen Trocknen und Lagern verloren gehen. Deshalb ist die Verwendung der frischen Pflanze, zum Beispiel in Form einer Frischpflanzentinktur oder eines Frischpflanzenpresssaftes, von Vorteil.

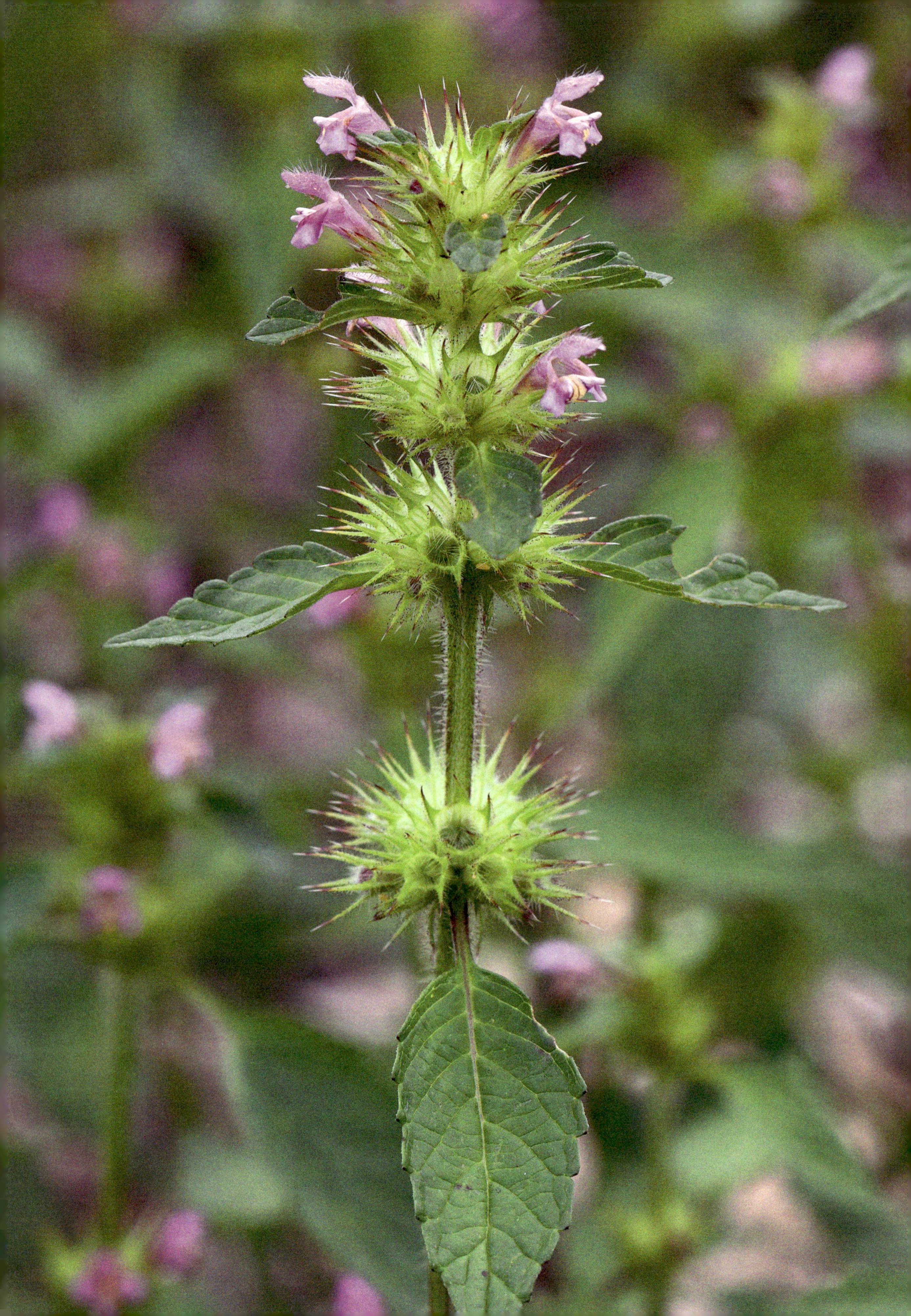

GEWÖHNLICHER HOHLZAHN

Ganz schön stachelig

Der Gewöhnliche Hohlzahn (*Galeopsis tetrahit*) wird manchmal auch Stechender Hohlzahn oder Acker-Hohlzahn genannt. Letzterer Name hat damit zu tun, dass die bis 70 cm hoch wachsende Pflanze ein weitverbreitetes und häufiges Unkraut im Ackerbau ist. Sein Vorkommen ist stark an die menschliche Landnutzung gebunden, weshalb der Hohlzahn schon den jungsteinzeitlichen Ackerbauern bekannt war. Außerdem findet man den Lippenblütler an Wegen und auf Brachland. Am liebsten wächst er auf gut durchlüfteten, stickstoffreichen Böden. Im Jungstadium lässt sich die Pflanze leicht jäten, nach der Blüte benötigt man aufgrund der stacheligen Kelche Handschuhe.

Der Hohlzahn gilt vor allem im Getreideanbau als Konkurrent der Kulturpflanzen. Pro Pflanze können sich 200–600 Samen entwickeln, die im Boden bis zu 50 Jahre lebensfähig sind. Die ursprünglich europäische Pflanze breitet sich inzwischen in Nordamerika als Neophyt aus.

Die einjährige Pflanze hat einen borstig behaarten 4-kantigen Stängel, der unter den Blattknoten (Nodien) stark verdickt ist. Die Blätter sind eiförmig bis breit lanzettlich und am Rand gekerbt. Sie sind behaart und haben eine deutliche Blattnervatur. Die Blüten sind kranzförmig angeordnet. Die Blütenfarbe der Lippenblüten variiert von weißlich über rosa zu purpurrot. Der Mittellappen der Unterlippe ist lila gemustert, auf einem gelblichen Hintergrund. Darauf sind 2 hohle kegelförmige Zähne (Höcker), die wohl namensgebend waren. Die Höcker erleichtern den Bienen das Nektarsaugen. Die Blütezeit beginnt ab Juni und dauert bis in den Oktober. Die Blüten locken sehr viele Bienen, Hummeln und Schwebfliegen an. Die Samen sitzen in den sehr stacheligen Kelchen und werden durch vorbeistreifende und daran hängenbleibende Tiere und Menschen ausgestreut. Die Samen werden auch gerne von Vögeln gefressen.

Es gibt noch weitere Hohlzähne, mit denen der Gewöhnliche Hohlzahn verwechselt werden kann: Zum Beispiel der Weichhaarige Hohlzahn (*Galeopsis pubescens*) mit weich behaarten Stängeln und Blättern oder der Gelbe Hohlzahn (*G. segetum*) mit seinen weiß-gelben Blüten. Letzterer wächst eher auf näherstoffärmeren Böden und war wie der Gewöhnliche Hohlzahn im Mittelalter eine bekannte Heilpflanze. Alle Hohlzahn-Arten sind gleichermaßen verwertbar.

Mildes Gemüse vom Acker

Der Gewöhnliche Hohlzahn tritt als Kulturbegleiter gerne auf von Menschen bearbeiteten Flächen auf und wurde dementsprechend schon in der Jungsteinzeit gesammelt. Damals waren vor allem im Frühjahr die Wildkräuter auf den Äckern und in den Gärten eine willkommene Nahrungsbereicherung. Sie lieferten wichtige Vitamine und Mineralien, in einer Zeit, in der die Wintervorräte zur Neige gingen und die Aussaaten auf den Feldern noch längst nicht herangereift waren.

Die jungen, noch zarten Blätter aller Hohlzahn-Arten schmecken neutral mild und eignen sich deshalb gut als Beimischung für Salate, Suppen, Füllungen und für spinatartiges Gemüse. Beim Dünsten entwickelt sich aufgrund der enthaltenen Iridoide ein leichter Pilzgeschmack. Ältere Blätter werden etwas bitter und sind für die Wildkräuterküche nicht mehr zu empfehlen. Die Blüten aller Hohlzahn-Arten nimmt man als essbare Dekoration. Sie müssen ausgezupft werden, weil die Kelche unangenehm stachlig sind. Der im Oktober reifende ölhaltige Samen kann gepresst werden, was sich allerdings als aufwendig gestaltet, denn die Samen sind klein und schwer zu sammeln. Das Öl wurde früher als Möbelpolitur

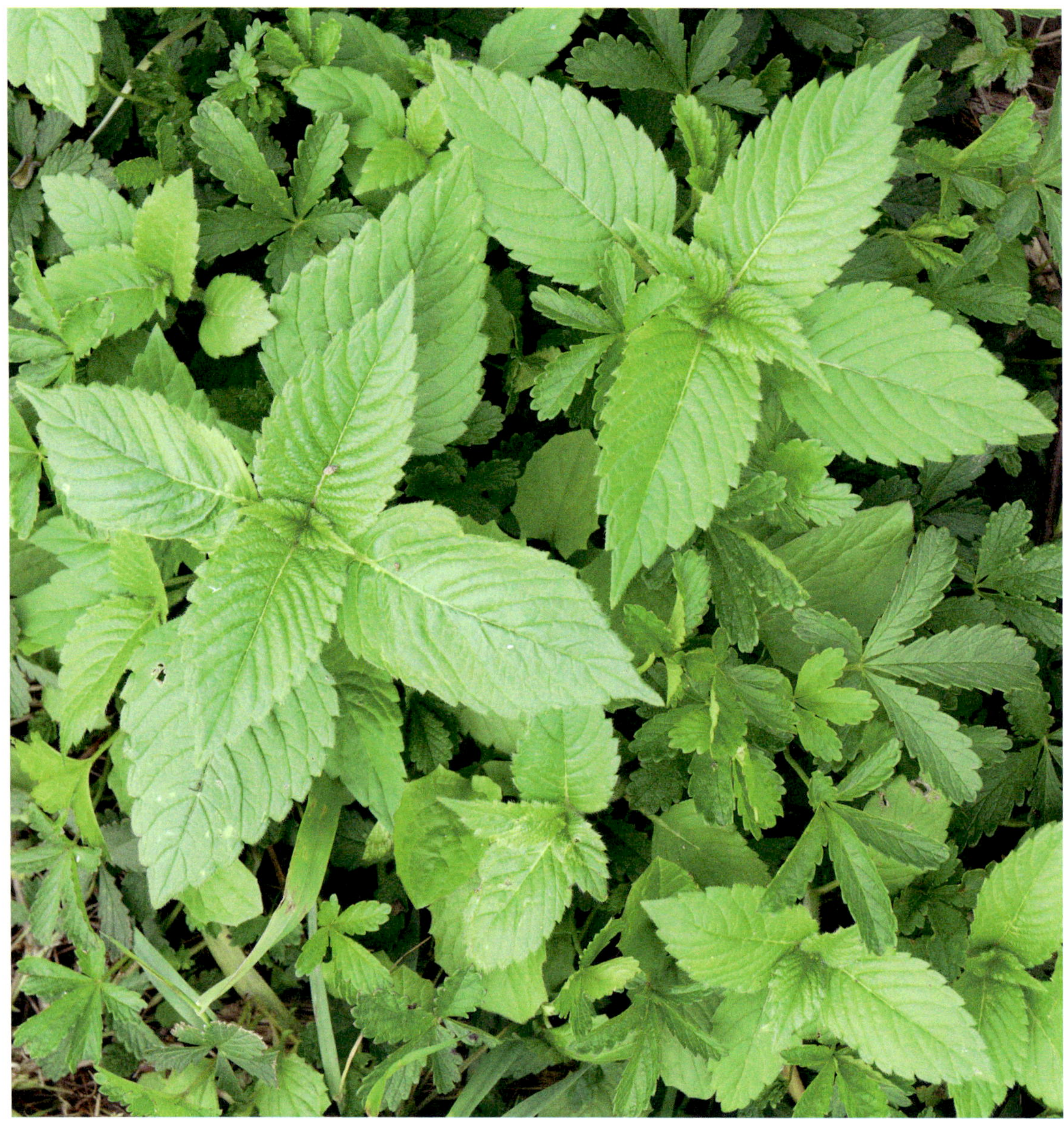

Für Gemüse sammelt man die jungen Hohlzahnblätter vor der Blüte.

verwendet, anscheinend aber auch für Nahrungszwecke. Jedoch gibt es bezüglich des Samenöls Hinweise, dass es leicht giftig sein könnte.

Alles Schwindel?

Schon Dioskurides beschreibt im 1. Jahrhundert eine Hohlzahnart als Mittel gegen Lungenkrankheiten. Die mittelalterlichen Ärzte, die den Hohlzahn zu den Taubnesseln zählten, priesen vor allem die harntreibenden und wundreinigenden Kräfte. Man nutzte ihn früher äußerlich als Umschlag bei Hauterkrankungen und Entzündungen.

Im 19. Jahrhundert kam der in der Volksmedizin etwas bekanntere Gelbe Hohlzahn (*Galeopsis segetum*) in Verruf. Er wurde von Geschäftemachern als Geheim- und Wundermittel gegen die Schwindsucht (Tuberkulose) überteuert verkauft. Daher bekam er auch den Volksnamen „Schwindlerkraut“, der zu Unrecht den guten Ruf des Hohlzahns als Heilpflanze ruinierte. Die Teemischungen hießen

BRONCHITIS-TEE

- 30 g Hohlzahn
- 30 g Spitzwegerich
- 20 g Holunderblüten
- 20 g Fenchel

Davon geben Sie 2 TL in 200 ml Wasser und erhitzen es bis zum Sieden. Vom Herd nehmen, 10 Minuten ziehen lassen und abgießen. Dreimal täglich eine Tasse trinken. Der Tee erleichtert das Aushusten des zähflüssigen Schleims. Eventuell mit etwas Honig süßen.

beispielsweise „Lieber'sche Auszehrungskräuter", „Blankenheimer-Tee" oder „Brockhaus-Johannis-Tee". Der florierende Handel der Wundermittel gegen Tuberkulose wurde allerdings 1824 verboten. Da der Inhalt der Mischungen geheim gehalten wurde, wusste damals niemand, um welche Pflanze es sich handelt. Ein Apotheker, der im Tee Samen fand, lüftete das Geheimnis, indem er ihn aussäte und den Hohlzahn identifizierte. In der Volksmedizin blieb der Hohlzahn jedoch weiterhin eine wichtige Husten- und Lungenpflanze. Der Kräuterpfarrer Johann Künzle nannte die Pflanze ein ausgezeichnetes Heilmittel, „um Lungen und Luftwege von Schleim zu reinigen". Man glaubte zudem, der hohe Kieselsäuregehalt würde das Lungengewebe stärken. Durch die reichlich enthaltene Kieselsäure billigte man ihm auch eine positive Wirkung für Haut und Haare zu. Ein Tee aus kieselsäurehaltigen Pflanzen eignet sich zudem zur Osteoporose-Prophylaxe. In diesem Fall muss der Tee 30 Minuten köcheln, damit genügend Kieselsäure gelöst wird. Für diese Indikation würde sich eine Teemischung mit Hohlzahn und Schachtelhalmkraut anbieten.

In Sibirien werden nah verwandte Hohlzahn-Arten bei Magenerkrankungen, Atemwegsinfekten und äußerlich bei Hautverletzungen eingesetzt.

In neueren Untersuchungen konnten beim Gewöhnlichen Hohlzahn Gerbstoffe, Flavonoide, Diterpene, Triterpene, Saponine, Iridoide, Kieselsäure und ätherisches Öl nachgewiesen werden. Diese Sekundärstoffe machen viele Anwendungen aus früherer Zeit erklärbar, vor allem die schleimlösende und entzündungshemmende Wirkung. Es wurde auch ein starkes antioxidatives Potenzial gegen freie Radikale nachgewiesen. Auch neuroprotektive Effekte konnten festgestellt werden, was die Pflanze in Bezug auf die Alzheimer-Erkrankung interessant macht.

Für Heilzwecke wird im Sommer das blühende Kraut gesammelt und getrocknet.

In der magischen Medizin früherer Zeiten galt der Hohlzahn als Abwehrmittel gegen Zauberei und den bösen Blick.

HOHLZAHN-SOUFFLÉ

- 175 g junge Hohlzahnblätter
- 150 g junge Taubnesseltriebe (Rote oder Weiße Taubnessel)
- 1 Zwiebel
- 2 EL Butter
- 30 ml Gemüsebrühe
- 1 EL Sojasoße
- Salz und Pfeffer
- 100 g Magerquark
- 3 Eigelb
- 1 EL Mehl oder Speisestärke
- 3 Eiweiß (steifgeschlagen)
- 60 g Bergkäse

Dünsten Sie die fein geschnittene Zwiebel in Butter. Dann werden junge Hohlzahnblätter und Taubnesseltriebe ebenfalls fein gehackt zugegeben. Mit etwas Gemüsebrühe und Sojasoße ablöschen und Flüssigkeit verdunsten lassen. Mit Salz und Pfeffer würzen und abkühlen lassen. Magerquark und Eigelbe schaumig rühren und Mehl und Wildkräuter unterziehen. Nun werden 3 sehr steifgeschlagene Eiweiße und der geriebene Bergkäse untergehoben. In kleine ausgefettete Auflaufförmchen füllen und 20–25 Minuten backen (200 °C). Noch heiß mit einem Wildkräutersalat servieren.

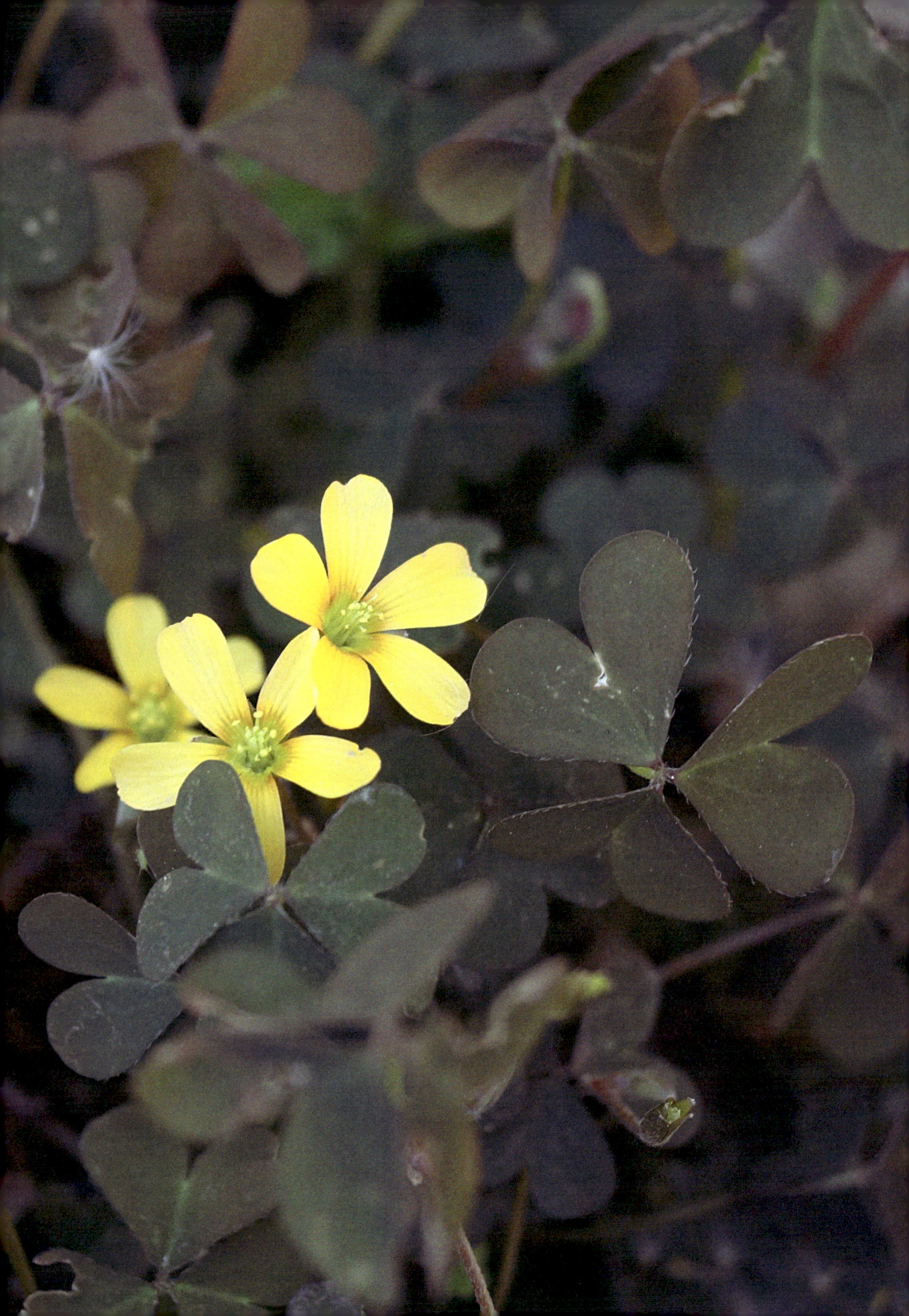

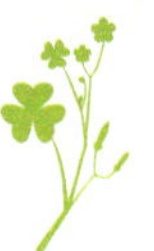

HORN-SAUERKLEE

Ein wärmeliebendes Gartenunkraut

Der Horn-Sauerklee (*Oxalis corniculata*), auch Gehörnter Sauerklee genannt, stammt wahrscheinlich aus dem Mittelmeergebiet, obwohl manche Forscher das Ursprungshabitat in Indien oder auch in Vorderasien verorten. Von dort aus hat er sich inzwischen fast weltweit in den tropischen und gemäßigten Regionen ausgebreitet. Er kommt in Gärten und Weinbergen sowie auf Rasenflächen, Friedhöfen und Ackerland vor. Aufgrund seiner Vorliebe für Wärme und Nährstoffe breitet er sich als Unkraut besonders gerne in Gewächshäusern aus, besiedelt aber häufig auch Blumentöpfe und Pflasterfugen. Er produziert in kurzer Zeit viele Samenkapseln und kann sich so schnell ausbreiten. Die schmalen Kapselfrüchte springen schon bei der kleinsten Berührung auf und schleudern die Samen bis zu 2 m davon. Kleine Tiere wie beispielsweise Ameisen tun ihr Übriges und verschleppen die Samen im weiteren Umkreis. Der Grund dafür ist ein am Samen angeheftetes fetthaltiges Anhängsel, welches die Ameisen gerne verspeisen. Der Samen bleibt dabei unbeschädigt. Der Verbreitung erfolgt zudem durch am Boden kriechende Seitensprosse, die sich an den Blattknoten neu bewurzeln. Die Pfahlwurzeln des Sauerklees lassen sich beim Jäten sehr schwer entfernen und bringen so manchen Gärtner zur Verzweiflung.

Der bei uns einjährige Horn-Sauerklee gehört zu den Sauerkleegewächsen und nicht wie der Wiesen-Klee zu den Schmetterlingsblütengewächsen. Aber beide haben die kleetypischen dreiteilig gefingerten Blätter. Die einzelnen Blattfiedern sind herzförmig. Meistens sind die Blätter rötlich-braun gefärbt, vor allem an sonnigen Standorten. Das ist ein gutes Unterscheidungsmerkmal zu grünblättrigen Sauerklee-Arten, wie der Aufrechte Sauerklee (*Oxalis stricta*), der ebenfalls als Acker- und Gartenunkraut weitverbreitet ist. Die Sauerkleeblätter führen bei Dunkelheit, aber auch bei großer Hitze, Schlafbewegungen aus, das heißt, sie senken sich und falten sich zusammen. Von Mai bis Oktober öffnen sich die Blüten mit ihren fünf gelben Kronblättern. Die Samen reifen in 1–2 cm langen, kurzbehaarten Kapseln. Auf die hornförmigen Kapselfrüchte bezieht sich auch der Artname *corniculata* (*cornus* = Horn). Oxalis bezieht sich auf den sauren Geschmack (gr. *oxys* = sauer).

Eine weitere bei uns vorkommende Sauerkleeart ist der weißlich blühende Wald-Sauerklee (*Oxalis acetosella*), der ähnlich verwendet werden kann.

Erfrischend sauer: Der Name ist Programm!

Der Horn-Sauerklee wird in allen Ländern, in denen er sich ausgebreitet hat, auch für kulinarische Zwecke genutzt. Die jungen Blätter haben ein erfrischend säuerliches Aroma, das an Sauerampfer erinnert. Sie bereichern Salate, Kräuterbutter, Quarkspeisen, Smoothies, Suppen und Soßen. Man kann sie auch einfach nur klein geschnitten aufs Brot streuen. Roh schmecken sie am besten. Nutzt man die Blätter zum Kochen, dann werden sie erst am Schluss dazugegeben. Ältere Sauerkleeblätter schmecken nicht mehr so gut, das zitronenartige Aroma geht etwas verloren. Im Sommer kann man eine Handvoll Blätter mit Mineralwasser übergießen und 1–2 Stunden ziehen lassen: Fertig ist der zitronige Durstlöscher! Die kleinen gelben Blüten eignen sich als essbare Dekoration für Salate oder Butterbrote. Die noch weichen unreifen Kapselfrüchte kann man ebenfalls verwenden und beispielsweise in den Salat geben oder wie Kapern einlegen. Horn-Sauerklee enthält außergewöhnlich viel Eisen (8 mg/100 g), Kalzium (150 mg/100 g) sowie Vitamin C (105 mg/100 g). Der Vitamin-C-Gehalt übertrifft den der Zitrone um das 2-Fache. Außerdem zeichnet er sich durch einen hohen Proteingehalt und zahlreiche essenzielle Fettsäuren aus.

Alle anderen Sauerklee-Arten (*Oxalis*) sind ebenfalls in der Wildkräuterküche nutzbar. Wegen der vorhandenen Oxalsäure sollte Sauerklee allerdings nicht in großen Mengen verzehrt werden.

Vor allem Menschen, die zu Nierensteinbildung neigen, sollten darauf verzichten oder nur kleine Mengen konsumieren. Der Oxalsäuregehalt des Sauerklees ist übrigens wesentlich geringer als beim Sauerampfer und entspricht in etwa der Menge, die im Spinat zu finden ist.

Textilreiniger und Schädlingsbekämpfer

Mit dem oxalsäurehaltigen Sauerklee-Saft hat man früher auch hartnäckige Flecken aus Textilien entfernt (Tinte, Rost). Die Oxalsäure entfaltet eine bleichende Wirkung. Die Gewinnung des Fleckenmittels war recht aufwendig, denn für 500 g Säure brauchte man 75 kg Sauerkleeblätter. Im 19. Jahrhundert wurde der pflanzliche Fleckenteufel allerdings durch synthetische Mittel ersetzt.

Auf der Suche nach Pflanzen, die in der Schädlingsbekämpfung als Ersatz für Pestizide dienen könnten, erprobte man auch den Horn-Sauerklee. Man stellte dabei eine sehr gute insektizide Wirksamkeit gegen Mehlmotten und Getreidekäfer fest. Diese insektizide Wirkung macht man sich in der indischen Volksmedizin bei Hakenwürmern zunutze.

SAUERKLEE-JOGHURT-EIS

vegetarisch

- 125 g Zucker
- 200 ml Wasser
- 50 g Horn-Sauerklee oder eine andere Sauerkleeart
- 2 Messerspitzen Vanille
- 400 g Griechischer Joghurt

Zucker und Wasser auf kleiner Flamme zu einem zähflüssigen Sirup kochen. Nach dem Auskühlen des Sirups den Sauerklee dazugeben, in einen Mixer füllen oder alternativ alles mit dem Stabmixer zerkleinern. Einige Stunden im Kühlschrank ziehen lassen und dann durch ein feines Sieb abgießen, um gröbere Sauerkleereste zu entfernen. Den Sirup zusammen mit der Vanille unter den Joghurt rühren und in die Eismaschine füllen. Wer keinen Griechischen Joghurt zur Hand hat, kann diesen durch eine Mischung aus 200 g Quark und 200 g Naturjoghurt ersetzen.

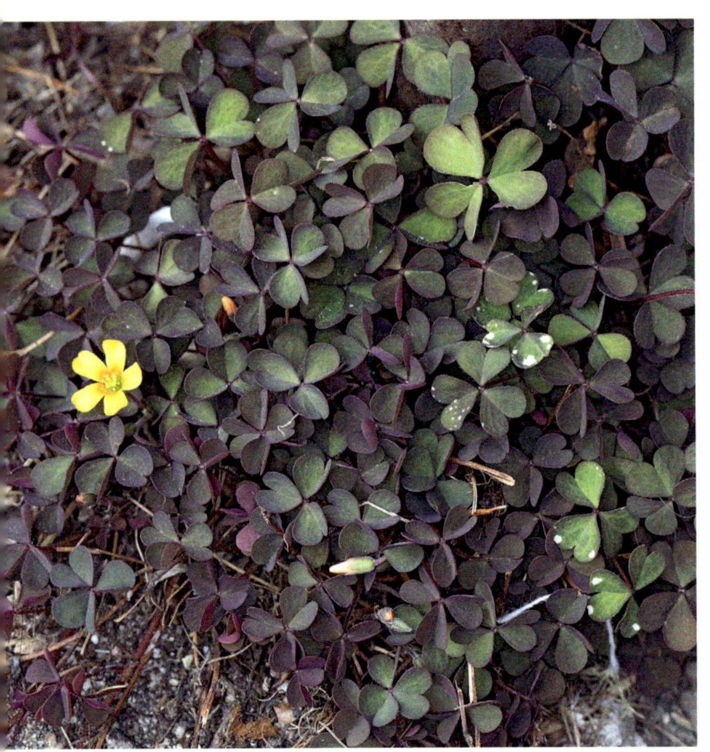

Typisch für den Horn-Sauerklee sind die rötlich angehauchten Blätter.

Große Heilpflanze Indiens

Der südeuropäische Horn-Sauerklee kam vermutlich recht spät nach Deutschland, denn im Gegensatz zum heimischen Wald-Sauerklee wird er in den mittelalterlichen Kräuterbüchern nicht erwähnt. Vermutlich wurde der Horn-Sauerklee erst im 17. Jahrhundert eingeschleppt. Den Wald-Sauerklee nahm man damals als äußerliches Heilmittel bei Wunden, Geschwüren und Mundfäule. Außerdem sollte er gut sein für den Magen und wunderbar den Durst löschen.

Während der Horn-Sauerklee in der traditionellen Europäischen Medizin ungenutzt blieb, ist er in der indischen Volksmedizin seit Jahrhunderten ein Allheilmittel. Man setzt ihn beispielsweise ein bei Fieber, Magen-Darm-Erkrankungen, Verdauungsbeschwerden, Durchfall, Leberbeschwerden und Blasenentzündungen. Äußerlich nutzt man die zerstoßene frische Pflanze bei Hauterkrankungen, Schlangen- und Insektenbissen, zum

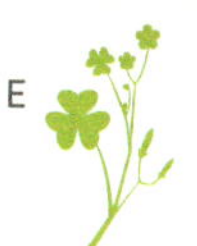

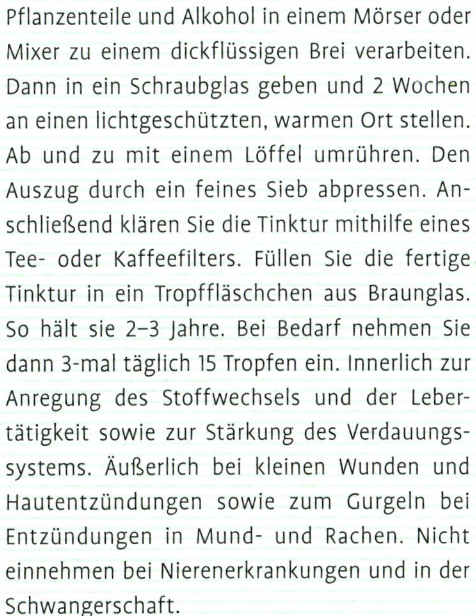

SAUERKLEE-TINKTUR

- 20 g frischer Horn-Sauerklee
- 50 ml Ethanol 70 % vol.

Pflanzenteile und Alkohol in einem Mörser oder Mixer zu einem dickflüssigen Brei verarbeiten. Dann in ein Schraubglas geben und 2 Wochen an einen lichtgeschützten, warmen Ort stellen. Ab und zu mit einem Löffel umrühren. Den Auszug durch ein feines Sieb abpressen. Anschließend klären Sie die Tinktur mithilfe eines Tee- oder Kaffeefilters. Füllen Sie die fertige Tinktur in ein Tropffläschchen aus Braunglas. So hält sie 2–3 Jahre. Bei Bedarf nehmen Sie dann 3-mal täglich 15 Tropfen ein. Innerlich zur Anregung des Stoffwechsels und der Lebertätigkeit sowie zur Stärkung des Verdauungssystems. Äußerlich bei kleinen Wunden und Hautentzündungen sowie zum Gurgeln bei Entzündungen in Mund- und Rachen. Nicht einnehmen bei Nierenerkrankungen und in der Schwangerschaft.

Blutstillen, bei Verbrennungen, Schwellungen und Verstauchungen. Der Horn-Sauerklee ist in Indien und China Bestandteil der Arzneibücher.

Seine Beliebtheit in der Volksmedizin war vermutlich Anlass für zahlreiche Studien an indischen und pakistanischen Universitäten. Die meisten oben genannten traditionellen Verwendungen konnten dadurch bestätigt werden, aber auch neue Erkenntnisse hat man über das Unkraut gewonnen. So konnten bei verschiedenen Bakterienstämmen und Pilzarten sehr gute antibakterielle und antimykotische Eigenschaften belegt werden. Ebenfalls nachgewiesen wurden wundheilende und entzündungshemmende Effekte, antikarzinogene und antioxidative Wirkungen sowie magengeschwürhemmende und leberprotektive Eigenschaften. Doch damit nicht genug: Bei Studien mit Ratten konnten bei Diabetes, Epilepsie und Durchfall signifikante positive Ergebnisse erzielt werden. Außerdem belegten die Studien schmerzlindernde, angstlösende und herzprotektive Wirkungen. Da auch menstruationsfördernde und abortive Wirkungen festgestellt wurden, ist von einer medizinischen Nutzung der Pflanze während der Schwangerschaft abzuraten.

Zahlreiche Wirkstoffe

Bei diesem breiten Spektrum an pharmakologischen Wirkungen ist es verwunderlich, dass der Sauerklee bei uns nur als lästiges Unkraut und essbare Wildpflanze bekannt ist.

Verantwortlich für die gesundheitlichen Wirkungen sind die vielzähligen Sekundärstoffe, wie Flavonoide, Phenolsäuren, Tannine, Phytosterole und Triterpene. Es wurden auch Alkaloide und herzwirksame Glykoside analysiert. Die zahlreichen Studien über Phytochemie und pharmakologische Wirkungen wurden ausschließlich mit Horn-Sauerklee durchgeführt. Es ist aber davon auszugehen, dass auch die beiden nah verwandten Arten Aufrechter Sauerklee (*Oxalis stricta*) und Dillenius-Sauerklee (*O. dillenii*) ein ähnliches Potenzial besitzen. Bei beiden handelt es sich um Neophyten aus Nordamerika.

SAUERKLEE-SÜPPCHEN

vegetarisch

- 1 Zwiebel
- 250 g mehlige Kartoffeln
- 3 EL Butter
- 1 Liter Gemüsebrühe
- 150 g Horn-Sauerklee oder eine andere Sauerkleeart
- 150 g Sauerrahm
- 1 TL Sojasoße
- Pfeffer

Klein geschnittene Zwiebel und klein gewürfelte Kartoffeln in Butter anbraten und mit Gemüsebrühe aufgießen. 15 Minuten köcheln lassen. Sauerklee klein schneiden, dazugeben und 5 Minuten ziehen lassen. Dann die Suppe fein pürieren und mit Sauerrahm, Sojasoße und Pfeffer abschmecken.

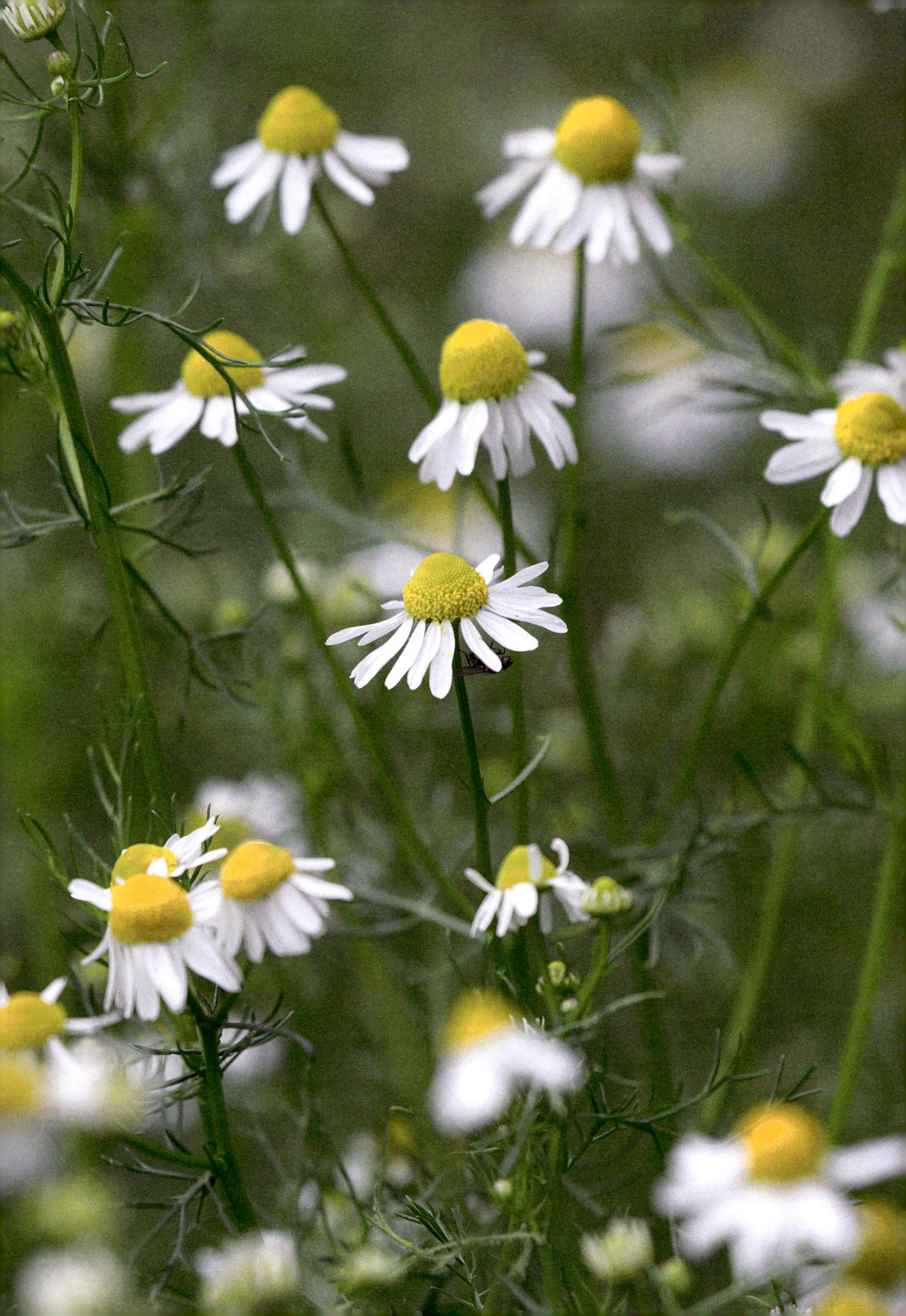

KAMILLE

Duftende Blüten im Getreidefeld

Die Kamille (*Matricaria recutita*) wird als Abgrenzung zu ähnlich aussehenden Arten oftmals auch Echte Kamille genannt. Obwohl sie eine bekannte Heilpflanze ist, gilt sie in der Landwirtschaft als Ackerunkraut, insbesondere im Getreideanbau, aber auch in Kartoffel- und Zuckerrübenkulturen. Durch die Herbizidbekämpfung ist der kleine Korbblütler auf den Äckern etwas seltener geworden, aber an Feldrändern und auf Brachland findet man die Kamille noch häufig.

Die ursprüngliche Heimat der Echten Kamille ist Vorderasien, sowie Süd- und Osteuropa. Im Zuge der Entwicklung des Getreideanbaus (Neolithische Revolution) verbreitete sie sich in ganz Europa und kam vor etwa 8000 Jahren auch zu uns. Mit der Entdeckung und Besiedlung neuer Kontinente wanderte sie dann nach Amerika und Australien, wo sie inzwischen eingebürgert ist. Die Kamille bevorzugt nährstoffreiche, lehmige Böden und ist eine Zeigerpflanze für leicht saure Standorte (pH-Wert 6–6,5).

Der einjährige Korbblütler wird etwa 20–50 cm groß und hat ganz schmale, mehrfach gefiederte Blättchen. Alle Pflanzenteile haben den charakteristischen, aromatischen Kamillengeruch. Manche Menschen vergleichen den Duft mit dem Geruch von Äpfeln. Der Blütenaufbau erinnert an das Gänseblümchen: In der Mitte des Körbchens stehen etwa 400 goldgelbe Röhrenblüten, umrahmt von weißen Zungenblüten. Die Zungenblüten stehen anfangs waagrecht und hängen später nach unten. Der Körbchenboden ist zu Beginn der Blüte flach und wölbt sich dann kegelförmig auf. Schneidet man den kegelförmigen Blütenkorb durch, sieht man, dass er innen hohl ist. Dies ist ein Merkmal, das mögliche Verwechslerpflanzen nicht besitzen.

Die Kamille blüht den ganzen Sommer von Mai bis August. Die Bestäubung erfolgt vor allem durch Fliegen und Schwebfliegen. Nach der Befruchtung bilden sich je Pflanze 5000–10000 kleine Achänenfrüchte, die mit Schleimdrüsen besetzt sind. Dies ist der Verbreitung des Samens dienlich, da die verschleimten Früchte an Tieren kleben bleiben und so verschleppt werden. Auch gefressene und wieder ausgeschiedene Fruchtstände bleiben keimfähig und sind somit eine weitere Ausbreitungsstrategie. Die Hauptverbreitung basiert jedoch auf der landwirtschaftlichen Tätigkeit der Menschen. Die sehr kleinen Samen sind im Ackerboden mehr als 10 Jahre lebensfähig. Sobald der Licht- oder Oberflächenkeimer günstige Bedingungen vorfindet, beginnt er zu keimen.

Die Kamille wird jedoch nicht von allen Landwirten als Unkraut angesehen, denn in Deutschland herrscht eine große Nachfrage nach den duftenden Blüten. Jährlich werden 5000 Tonnen benötigt, weshalb die Kamille bei uns auch kultiviert wird. Die Anbaufläche in Deutschland reicht aber bei weitem nicht aus. Die Hauptmenge wird aus anderen Ländern (Ägypten, Argentinien) eingeführt.

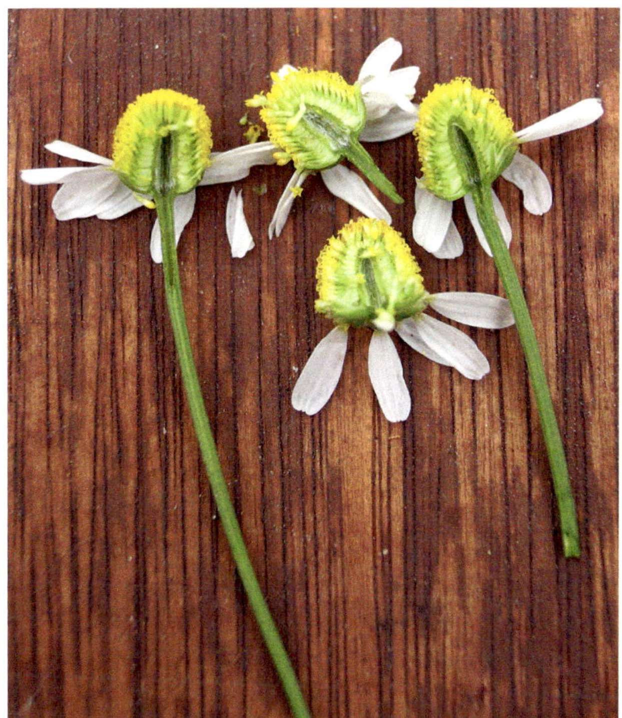

Typisch Echte Kamille: hochgewölbter Blütenboden, innen hohl.

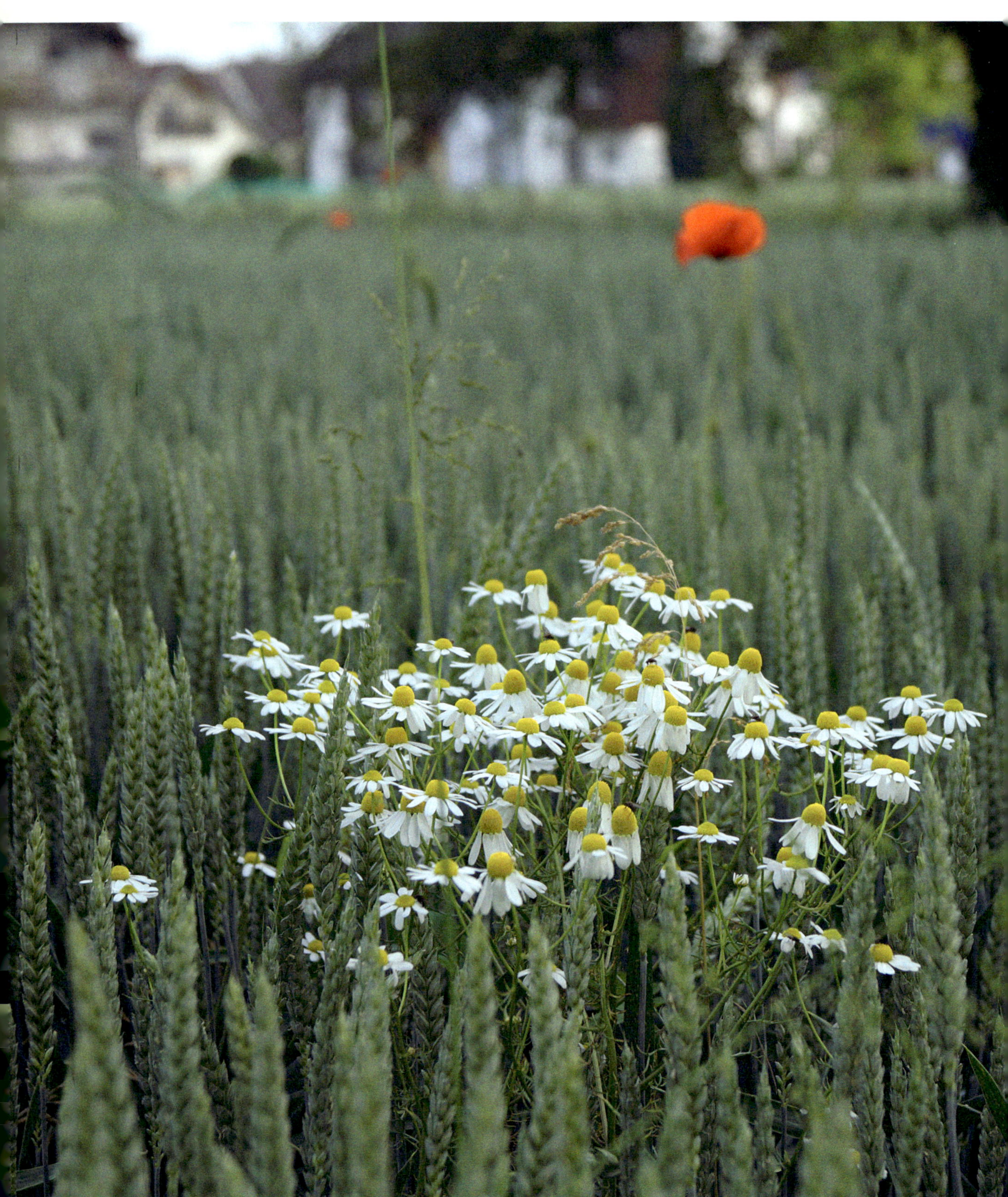

Die Kamille verbreitete sich
mit dem Getreideanbau.

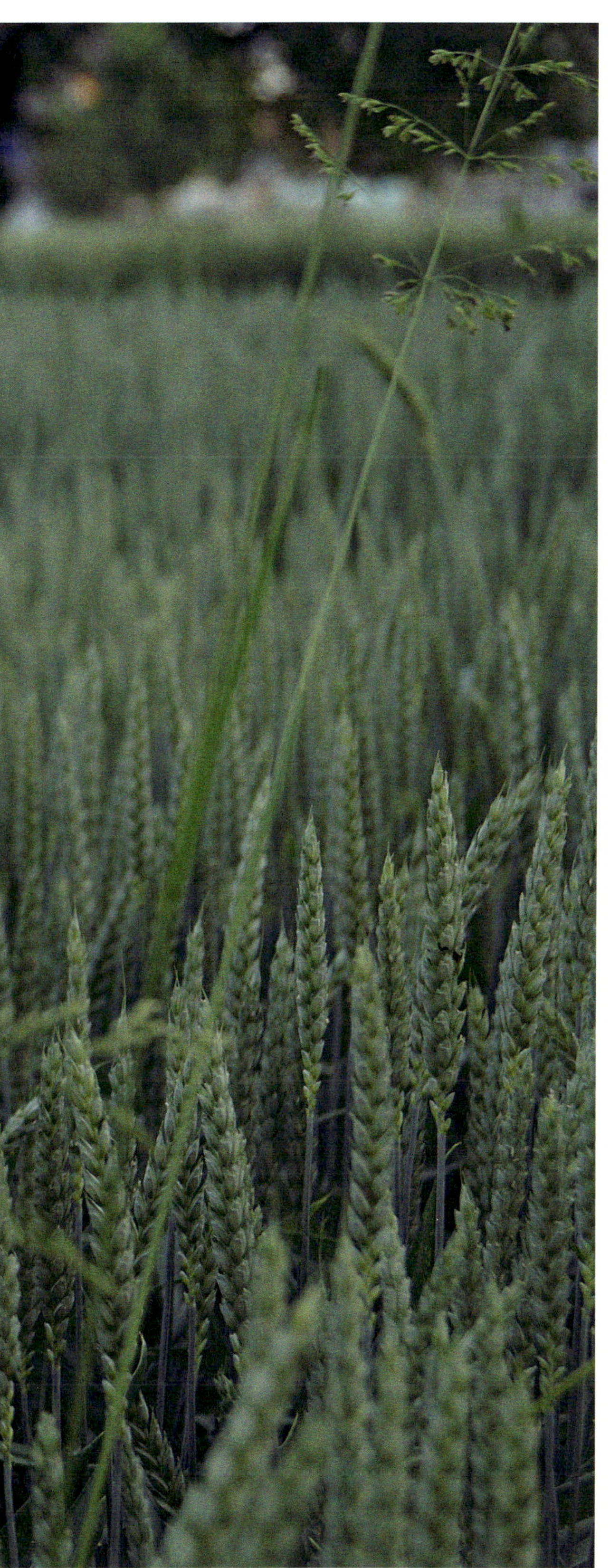

Die Kamille könnte eventuell mit drei ähnlich aussehenden Ackerunkräutern verwechselt werden: Die Geruchlose Kamille (*Tripleurospermum inodorum*), die Acker-Hundskamille (*Anthemis arvensis*) und die Stinkende Hundskamille (*A. cotula*). Alle drei Arten haben einen markig gefüllten Blütenboden und es fehlt ihnen der feine Kamillenduft. Die Hundskamillen besitzen im Vergleich zur Echten Kamille ein deutlich erhöhtes Allergiepotenzial (Korbblütlerallergie). Bei der Echten Kamille sind allergische Hautreaktionen sehr selten beschrieben.

Gut zum Aromatisieren

In der Wildkräuterküche spielt die Kamille mit Ausnahme der Nutzung als Genusstee kaum eine Rolle. Trotzdem kann man die duftenden Blütenköpfchen auch zum Aromatisieren von Wein, Likör, Limonaden oder Milch einsetzen. Für diesen Zweck sind frische Blüten besonders gut geeignet. Dazu übergießt man sie mit der zu aromatisierenden Flüssigkeit (Milch, Sahne, Saft, Alkohol) und lässt das Ganze 3–4 Stunden ausziehen.

Aromatisierte Milch oder Sahne kann dann zu Kamille-Eis oder Kamille-Pudding weiterverarbeitet werden. Die Blüten eignen sich auch zur Herstellung eines Sirups, mit dem sich beispielsweise Süßspeisen, Getränke oder Sekt verfeinern lassen. Frische Blüten können Sie zudem als essbare Dekoration über den Salat oder Desserts streuen. Die fein geschnittenen Blätter schließlich sind gemischt mit anderen würzigen Wildkräutern eine gute Salatbeigabe.

Bedeutsame Heilpflanze

Das Haupteinsatzgebiet der Kamille liegt jedoch eindeutig in der pharmazeutischen Nutzung. Die ätherisches Öl enthaltenden Blüten werden in den Arzneibüchern gelistet, das heißt, ihre Wirksamkeit ist wissenschaftlich belegt. Sie wirken vor allem entzündungshemmend, magenschleimhautschützend, krampflösend und blähungstreibend, weshalb die Hauptanwendungsgebiete entzündliche Magen-Darm-Erkrankungen (Gastritis, Magengeschwür), krampfartige Verdauungsbeschwerden und Menstruationsschmerzen sind.

KAMILLEN-ÖL

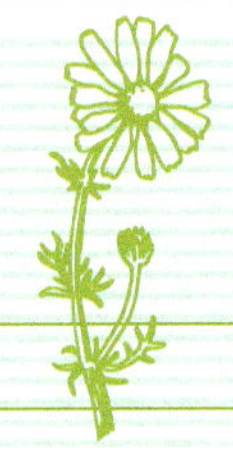

- 15 g getrocknete Kamillenblüten oder 30 g frische
- 200 ml Olivenöl oder Rapsöl

Die Kamillenblüten mit Öl übergießen und in einem dunklen, lichtgeschützten Gefäß 3 Tage an einen sonnigen Ort stellen. Bedecken Sie das Gefäß atmungsaktiv mit einem dünnen Stoff oder Baumwollgaze. Dann nochmal 3 Tage im Haus an einem warmen Ort nachreifen lassen. Nun durch ein feines Sieb abfiltern und in sterile Braunglas- oder Violettglasfläschchen füllen. Ein hervorragendes Mittel bei kleinen oberflächlichen Wunden und bei gereizter Haut.

Das Öl kann durch Zugabe von Bienenwachs und Lanolin zu einer Salbe verarbeitet werden. Dazu gibt man das Öl (200 ml), 20 g Lanolin anhydrid und 20 g Bienenwachs in ein Becherglas. Das Glas wird dann im Wasserbad auf 65 °C erwärmt, bis das Wachs geschmolzen ist. Aus dem Wasserbad nehmen und noch einige Minuten weiterrühren. Anschließend die etwas abgekühlte Salbe in Döschen füllen.

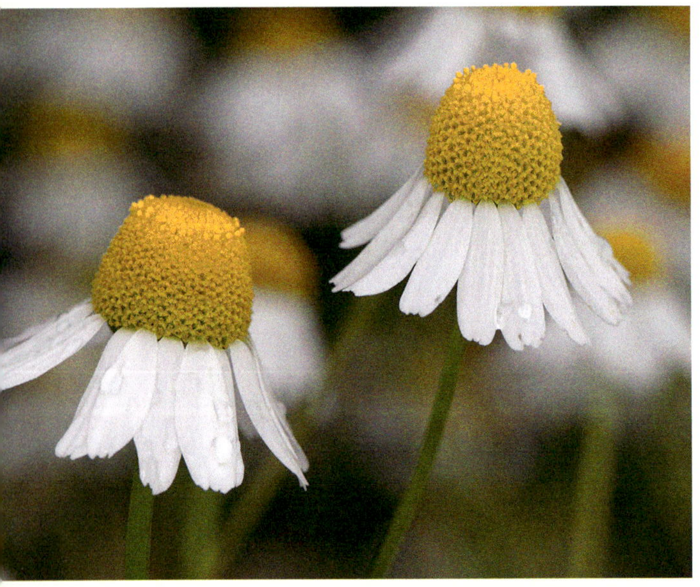

Idealer Erntezeitpunkt: Blütenboden gewölbt, Zungenblüten gesenkt

Man nutzt die Blüten dabei entweder in Form eines Tees oder als Tinktur.

Äußerlich verwendet man die wundheilungsfördernde und antibakteriell wirksame Kamille bei Haut- und Schleimhautentzündungen, entweder als Teeumschläge oder auch zum Gurgeln bei Entzündungen in Mund und Rachen. Gegen Infektionen und Reizzustände der Atemwege kann mit Kamille inhaliert werden. Bei Entzündungen im Genital- und Analbereich werden Kamillensitzbäder empfohlen. Für die äußerliche Anwendung werden die heilsamen Blüten auch in Ölauszügen und in Salben verarbeitet.

In manchen europäischen Ländern wie etwa Italien gilt Kamillentee in der Volksmedizin als beruhigend und schlaffördernd. Überhaupt scheint die Kamille in der Volksmedizin unserer Großmütter ein wichtiges Mittel gewesen zu sein, denn man setzte sie auch bei Erkältungen, Verbrennungen, Nagelbettentzündungen und zur Wundbehandlung ein.

Die Kamille enthält zusätzlich zum ätherischen Öl auch Schleimstoffe, Flavonoide und Cumarine. Neben den Kamillenblüten wird auch das ätherische Kamillenöl medizinisch eingesetzt. Bei der Wasserdampfdestillation entsteht aus dem farblosen Sesquiterpenlacton Matricin das tiefblaue Chamazulen, das dem ätherischen Kamillenöl die typische Farbe gibt.

Ernte zum optimalen Zeitpunkt

Die Kamille ist recht anfällig für den Befall mit verschiedenen Blattläusen, die Saugschäden an Trieben und Blättern verursachen. Damit die getrocknete Kamille nicht mit Läusen verunreinigt ist, sollten nur lausfreie Blütenstände in den Erntekorb gelangen.

Der optimale Erntezeitpunkt für eine wirkstoffreiche Kamillenqualität mit einem hohen Ölgehalt wird meist Ende Juni bis Anfang Juli erreicht. Man sollte darauf achten, dass sich ein Großteil der Blüten im Zustand der Erntereife befindet. Das bedeutet, dass sich der Blütenboden schon aufgewölbt hat und etwa die Hälfte der gelben Röhrenblüten offen sind. Nach der Ernte werden die Blüten bei Temperaturen von 30–35 °C schonend getrocknet.

TEE BEI SCHMERZHAFTER MENSTRUATION

- 20 g Kamillenblüten
- 20 g Frauenmantelblätter
- 10 g Gänse-Fingerkrautblätter
- 10 g Schafgarbenblüten

Übergießen Sie 2 TL dieser krampflösenden Mischung mit 1 Tasse heißem Wasser und lassen sie das Ganze 7 Minuten ziehen. Davon 3 Tassen täglich trinken und zwar beginnend 3 Tage vor der zu erwartenden Menstruation und während der Menstruation.

Wer einen Garten besitzt, kann sich die mühsame Wildsammlung ersparen und die Kamille von März bis April aussäen. Dabei kann man davon profitieren, dass die Kamille schon züchterisch bearbeitet wurde und besonders wirkstoffreiche Sorten zur Verfügung stehen. Zum Beispiel zählen dazu die Sorten Manzana und Mabamille. Die Kamille ist übrigens eine vorzügliche Mischkulturpflanze, die das Wachstum und die Gesundheit ihrer Nachbarpflanzen im Garten fördert.

Mittelalterliche Medizin und Aberglaube

Die Kamille zählte schon in der Antike zum Repertoire der griechischen und römischen Ärzte. Damals nutzte man sie vor allem als harntreibende und blähungswidrige Pflanze sowie bei Gelbsucht und Leberleiden. Im Mittelalter galt sie dann fast schon als Allheilmittel. So schrieb Hieronymus Bock 1551: *„Es ist bei allen Menschen kein gebräuchlicheres Kraut in der Arznei als eben Chamillenblumen, denn sie werden beinahe zu alle Presten* (= Gebrechen) *gebraucht.*" Der Arzt Tabernaemontanus (1525–1590) listet in seinem Kräuterbuch seitenweise Kamillenrezepte, neben den bekannten Anwendungen im Bereich der Verdauungsorgane auch bei Fieber, Ohren- und Zahnschmerzen oder bei Augenerkrankungen.

Interessanterweise wird die Kamille von der Äbtissin Hildegard von Bingen (1098–1179) nicht erwähnt, obwohl sie zu ihren Lebzeiten weitverbreitet und wohlbekannt war. Dagegen wird sie im bedeutendsten Buch der Klosterheilkunde, dem im 11. Jahrhundert entstandenen „Macer floridus" ausführlich gewürdigt.

Zur Zeit des Hexenglaubens benutzte man die Kamille in manchen Regionen, um Hexen zu erkennen. Ein Bündel Kamillen wurde an den Deckenbalken in der Stube gehängt. Man glaubte, das Bündel bewege sich, sobald eine Hexe ins Zimmer kommt. Im Preußen des 19. Jahrhunderts meinte man, die Kamillenernte für Tee müsse unbedingt vor Johanni (24. Juni) abgeschlossen sein, weil sie danach für Heilzwecke unbrauchbar wäre. Die Erklärung hängt ebenfalls mit den Hexen zusammen, die angeblich in der Johannisnacht herumfliegen und dabei auf „die Kamillen nässen". In den meisten Regionen galt sie jedoch im positiven Sinne als Sonnwendkraut und sollte deshalb gerade in dieser Zeit (21. Juni) besonders heilkräftig sein.

BLÄHUNGS-TROPFEN

- 20 g frische Kamillenblüten
- 10 g frische Melissenblätter
- je 10 g Fenchel und Kümmel
- 100 ml Ethanol 50 % vol.

Pflanzenteile und Alkohol in einem Mörser oder Mixer zu einem dickflüssigen Brei verarbeiten. Dann in ein Schraubglas geben und 2 Wochen an einen lichtgeschützten, warmen Ort stellen. Ab und zu mit einem Löffel umrühren. Dann pressen Sie den Auszug durch ein feines Sieb ab. Anschließend klären Sie die Tinktur mithilfe eines Tee- oder Kaffeefilters. Füllen Sie die Tinktur in ein Tropffläschchen aus Braunglas. So hält sie sich 2–3 Jahre. Bei Bedarf nehmen Sie dann 3-mal täglich 15–20 Tropfen ein. Ideal bei Magenkrämpfen, Blähungen und Völlegefühl.

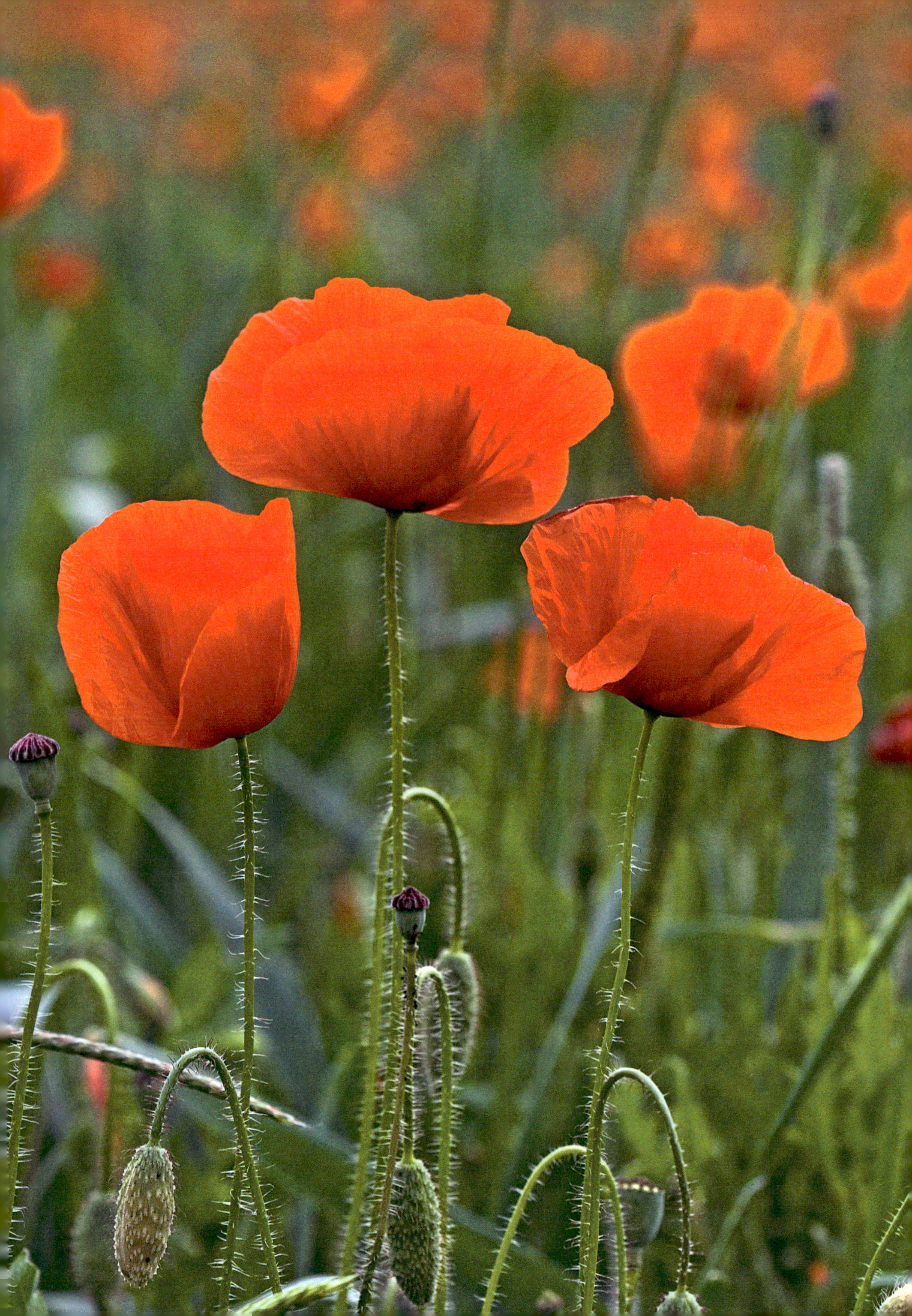

KLATSCHMOHN

Rotgetupfte Getreidefelder

Der Klatschmohn (*Papaver rhoeas*) gilt vor allem in Getreidefeldern als Unkraut, wobei es angesichts der wunderschön blühenden Pflanze schwerfällt, von Unkraut zu sprechen. Der typische Ausbreitungsweg läuft über Getreidesaatgut, das mit Klatschmohnsamen verunreinigt ist. Die maschinelle Getreidereinigung und die Unkrautbekämpfung durch Herbizide haben dafür gesorgt, dass die einst häufige Pflanze seltener geworden ist. Doch an Weg- und Feldrändern kann man sie noch regelmäßig antreffen und manchmal hat man auch das Glück, im Sommer ein Getreidefeld zu sehen, das von den Blüten rotgetupft ist. Klatschmohn ist ein Kalkzeiger, der sich auf nährstoffreichen Lehmböden besonders wohlfühlt.

Das Ursprungsgebiet des Klatschmohns liegt vermutlich in Vorderasien (Syrien, Irak), wo vor etwa 12000 Jahren der Ackerbau begann. Mit den sich langsam über ganz Vorderasien und Europa ausbreitenden Getreidefeldern besiedelte auch der mitwandernde Klatschmohn das Kulturland. Die Entdeckung neuer Kontinente ab dem 15. Jahrhundert eröffnete dem Klatschmohn neue Perspektiven: Wo immer auf der Welt Einwanderer und Siedler ihr mitgebrachtes Getreide aussäten, war ungewollt auch Klatschmohnsamen dabei. So verbreitete er sich überall in den gemäßigten Zonen der Erde.

Der Klatschmohn gehört zur Familie der Mohngewächse. Der einjährige Mohn erreicht Wuchshöhen von etwa 90 cm. In Blättern und Stängeln fließt ein weißlicher Milchsaft. Der relativ dünne Stängel ist borstig behaart. Die ebenfalls behaarten Blätter sind länglich, tief gefiedert und am Rand gezähnt. Ab Mai beginnt die Blüte. Früh morgens entfalten sich die in der Knospe zusammengeknautschten dünnen Blütenblätter. Die vier sich überlappenden Blütenblätter sind scharlachrot, am Grund oft schwarz gefleckt. Jede Blüte produziert über 2,5 Millionen schwarze Pollenkörner, die gerne von Hummeln und Wildbienen gesammelt werden. Nektar finden sie dort keinen. Eine sehr seltene Wildbiene, die Mohn-Mauerbiene, baut aus den weichen Blütenblättern, die sie in kleinen Stücken abbeißt, ihr Nest im Sandboden.

Der Mohnsamen reift dann in einer eiförmigen kahlen Kapselfrucht. Eine einzelne Pflanze kann 10000–40000 Samen produzieren, die im Boden über 10 Jahre keimfähig bleiben. Die Kapseln sind so raffiniert aufgebaut, dass die Samen durch den einblasenden Wind bis zu 4 m weit herausgeschleudert werden.

Es gibt noch weitere rotblühende und weißmilchende Mohn-Arten, die den gleichen Lebensraum besiedeln. Dazu gehört der Saatmohn (*Papaver dubium*), dessen Blütenblätter am Grund keinen schwarzen Fleck haben und dessen Kapselfrucht keulenförmig ist. Außerdem der Sandmohn (*P. argemone*), dessen Blütenblätter auseinanderstehen und sich nicht überlappen. Zudem besitzt er eine auffallend borstig behaarte Kapselfrucht.

SCHLUMMERTROPFEN

- 10 g frische Klatschmohnblüten
- 10 g frische Melissenblätter
- 50 ml Ethanol 70 % vol.

Pflanzenteile und Alkohol in einem Mörser oder Mixer zu einem dickflüssigen Brei verarbeiten. Dann in ein Schraubglas geben und 2 Wochen an einen lichtgeschützten, warmen Ort stellen. Ab und zu mit einem Löffel umrühren. Dann pressen Sie den Auszug durch ein feines Sieb ab. Anschließend klären Sie die Tinktur mithilfe eines Tee- oder Kaffeefilters. Füllen Sie die Tinktur in ein Tropffläschchen aus Braunglas. So hält sie sich 2–3 Jahre. Bei Bedarf nehmen Sie dann eine halbe Stunde vor dem Schlafengehen 15–20 Tropfen ein. Ideal bei nervösen Einschlafstörungen.

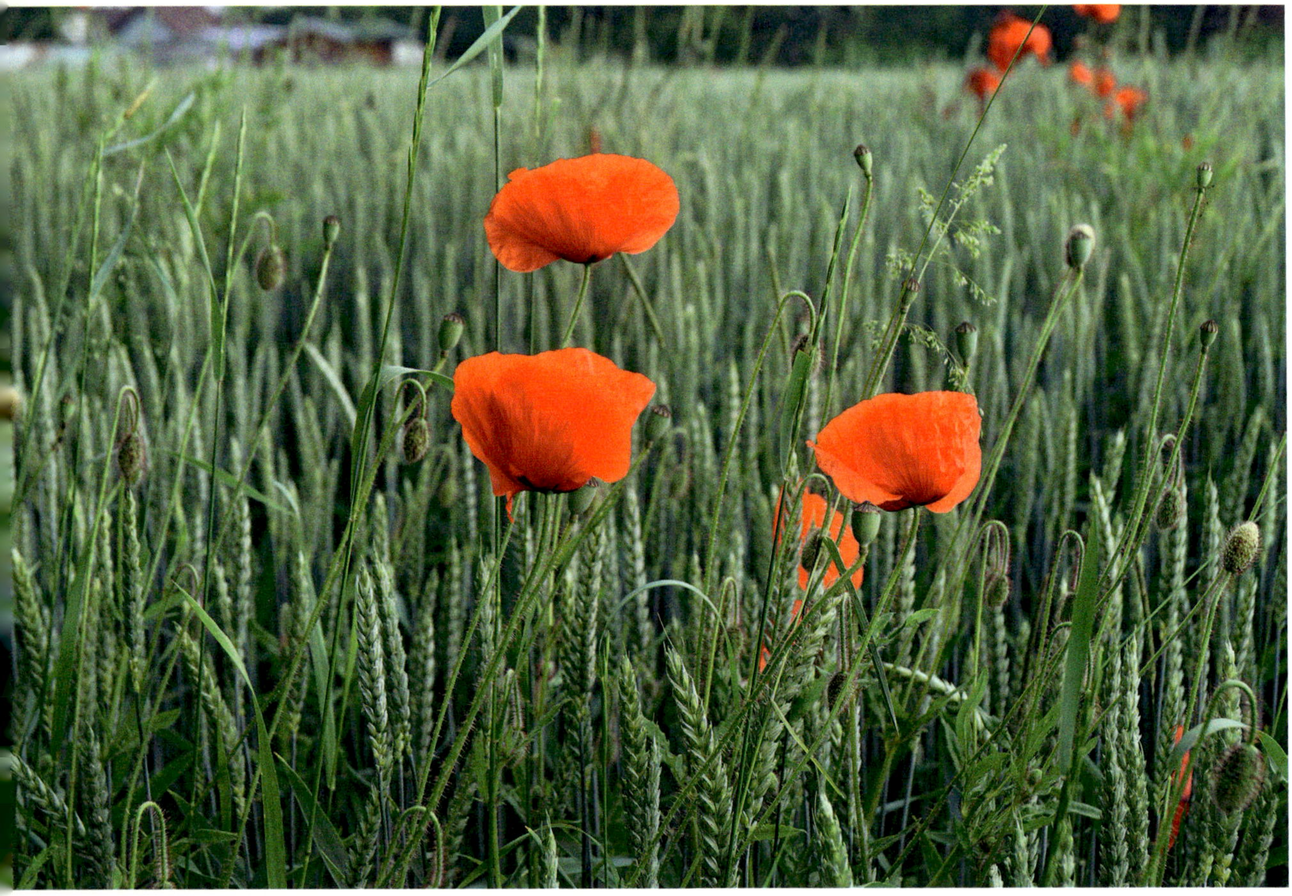

Der Lebensraum des Klatschmohns ist das Getreidefeld.

KLATSCHMOHN-MASSAGEÖL

- 50 g Klatschmohnblüten
- 500 ml Olivenöl oder Rapsöl

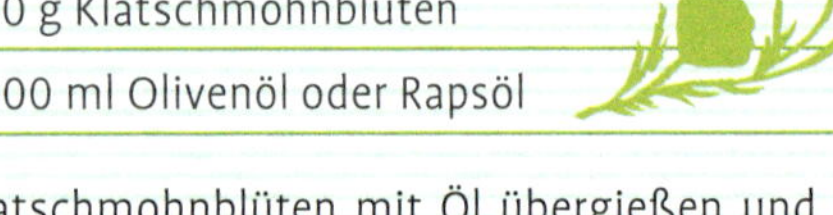

Klatschmohnblüten mit Öl übergießen und in einem dunklen, lichtgeschützten Gefäß 3 Tage an einen sonnigen Ort stellen. Bedecken Sie das Gefäß atmungsaktiv mit einem dünnen Stoff oder mit Baumwollgaze. Dann nochmal 3 Tage im Haus an einem warmen Ort nachreifen lassen. Nun durch ein feines Sieb abfiltern und in sterile Braunglas- oder Violettglasfläschchen füllen. Ein fantastisches Massageöl bei Muskel- und Gelenkschmerzen.

Essbares Farbwunder

Der Klatschmohn gilt wegen der enthaltenen Alkaloide als leicht giftig. Betroffen sind davon vor allem die Milchsaft führenden Pflanzenteile, also Stängel, ältere Blätter und die grünen, unreifen Samenkapseln. Blütenblätter und ausgereifte Samen können jedoch unbedenklich verwendet werden. Genauso die jungen Blätter, solange sie nicht in größeren Mengen gegessen werden. Man nimmt die jungen Rosettenblätter im Frühling (April–Mai) in Streifen geschnitten zu Salat oder dünstet sie wie Spinat. Sie eignen sich auch als Suppeneinlage oder als Pizzabelag. Ihr Geschmack ist mild-nussig. Die Blätter sind sehr kalium- und kalziumhaltig und auch reich an Provitamin A. Der Kalziumgehalt (205 mg/100 g) ist 5-mal höher als beim Chinakohl, der Kaliumgehalt (616 mg/100 g) erreicht den 4-fachen Wert und der Eisengehalt (4,9 mg) beträgt sogar das 8-Fache.

KLATSCHMOHN-SIRUP

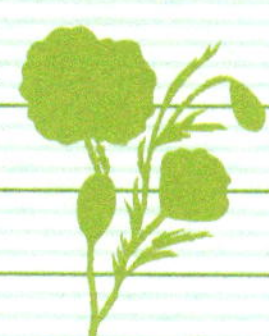

- 25 g frische Klatschmohnblüten
- 125 ml Wasser
- 2 EL Zitronensaft
- 100 g Zucker

Die Blüten mit kochendem Wasser übergießen und 1 EL Zitronensaft dazugeben. Zugedeckt 3–4 Stunden ziehen lassen. Blüten absieben und das Mohnblütenwasser mit dem Zucker und dem restlichen Zitronensaft aufkochen. Einige Minuten köcheln lassen, bis es eine Sirupkonsistenz bekommt. Füllen Sie den Sirup in sterile Flaschen und verschließen diese dicht. Von diesem Sirup gab man früher Kindern 1 TL bei Einschlafschwierigkeiten sowie bei Heiserkeit und Husten. Der rote Sirup eignet sich aber auch für die Küche, zum Beispiel zum Aufpeppen von Limonade, Sekt oder Eisdessert.

Die roten Blüten haben eine erstaunliche Färbewirkung. Dementsprechend werden sie gerne in Teemischungen und als essbare Speisedekoration eingesetzt. Aber auch Bowlen, Limonaden, Liköre, Sirup, Essig und selbst Reisgerichte können damit gefärbt werden. Aus den anthocyanreichen Blütenblättern wurde früher sogar rote Tinte hergestellt. Die Blüten öffnen sich am frühen Morgen und müssen vor Mittag geerntet werden, denn dann beginnen sie schon abzufallen. Falls die Blüten zur Vorratshaltung getrocknet werden sollen, muss dies rasch und vorsichtig geschehen, damit sie ihre schöne Farbe behalten und nicht ausbleichen. Deshalb ist künstliche Trocknung (Dörrgerät, Backofen) sinnvoll.

Der reife, getrocknete Samen kann wie der in der Bäckerei verwendete Mohn für Brot, Kuchen und Desserts eingesetzt werden. Leicht geröstet entfaltet er ein feines mandelartiges Aroma. Er ist besonders protein- und kalziumreich. Außerdem kann daraus ein wertvolles Speiseöl mit nussig-aromatischem Geschmack gepresst werden. Der Samen ist allerdings kleiner als der im Handel erhältliche Blaumohn oder Backmohn, welcher übrigens aus dem Schlafmohn (*Papaver somniferum*) hergestellt wird.

Seit Jahrhunderten Bestandteil der Volksmedizin

In der Medizin des Mittelalters nutzte man vor allem die milchführenden Blätter und die grünen Samenkapseln. Sie galten als schlafförderndes Mittel. Daraus hergestellte Umschläge legte man auf „hitzige" Entzündungen der Haut, aber auch auf entzündete Augen. Das Gurgeln mit Klatschmohnblüten-Tee galt als hilfreich bei Entzündungen in Mund und Rachen.

In der Volksmedizin werden heute nur noch die Blüten verwendet. Sie gelten als schlaffördernd, schmerzlindernd, nervenberuhigend und reizlindernd bei Husten. Als Schlaftee nutzt man die Blüten vor allem bei Kindern. Bei Husten wurde aus den Blüten und den grünen Samenkapseln ein Sirup hergestellt. In der Traditionellen Chinesischen Medizin ist der Klatschmohn eine Leberpflanze.

Klatschmohn enthält zahlreiche pharmakologisch interessante Inhaltsstoffe, vor allem Phenolsäuren, Flavonoide, Schleimstoffe, Cumarine und sehr viele Alkaloide. Über 30 Alkaloide konnten bisher analysiert werden, vor allem Rhoeadin. Die Alkaloide sind im Vergleich zum verwandten Schlafmohn kaum giftig (keine Opiumalkaloide!). Trotzdem können Klatschmohnalkaloide, die vor allem in den unreifen Samenkapseln sitzen, bei hoher Dosierung zu leichten Vergiftungen führen. In den Blüten dominieren die rotfärbenden Anthocyane, die zu den Flavonoiden gezählt werden.

Die meisten traditionellen und volksmedizinischen Anwendungen konnten durch Studien belegt werden, zum Beispiel die beruhigende und die antidepressive Wirkung der Blüten. Die antidepressive Wirkung war mit dem Antidepressivum Fluoxetin (SSRI) vergleichbar. Es konnten aber auch antimikrobielle und antioxidative Aktivitäten bestätigt werden. Besonders wirksam waren Blätter und Blüten gegen *Candida albicans*. Überraschend waren die Ergebnisse bei einer Studie mit dem Wurzelextrakt: Man stellte eine außergewöhnlich gute protektive Wirkung gegen Magengeschwüre fest. Aber trotz guter Studienlage und jahrhundertelanger Erfahrungsmedizin hat es der Klatschmohn nicht in die offiziellen Arzneibücher geschafft. Lediglich als Schmuckdroge werden die Blüten gelegentlich in arzneilichen Teemischungen eingesetzt.

MOHN-SALZ

- 120 g Klatschmohnsamen
- 40 g Meersalz

Den Samen zusammen mit dem Meersalz in einer Pfanne ohne Fett kurz anrösten. Dabei ständig rühren, denn die Samen brennen leicht an. Nach dem Abkühlen in einem Mörser oder Mixer pulverisieren.

Symbolik der roten Blüten

Rot ist die Farbe der Liebe und Leidenschaft. Vor allem im persisch-sprachigen Raum symbolisiert der Klatschmohn die Liebe. Im antiken Griechenland gehörte der rote Klatschmohn wie auch der Schlafmohn zu den Symbolpflanzen der Getreidegöttin Demeter und der Liebesgöttin Aphrodite, denn die zahlreichen Samen symbolisierten die Fruchtbarkeit. Auch in Mitteleuropa kennt man die Assoziation des Mohns zur Liebe. Hierzulande wurden die Blüten als Liebesorakel genutzt. Man bildete mit Daumen und Zeigfinger einen Ring, legte die Blütenblätter darauf und schlug mit der anderen flachen Hand darauf. Je lauter das dabei entstehende Klatschgeräusch, desto größer die Erfolgsaussichten. War es leise, winkte bereits ein Kuss, was konnte man sich wohl bei einem lauten Klatschen erhoffen?

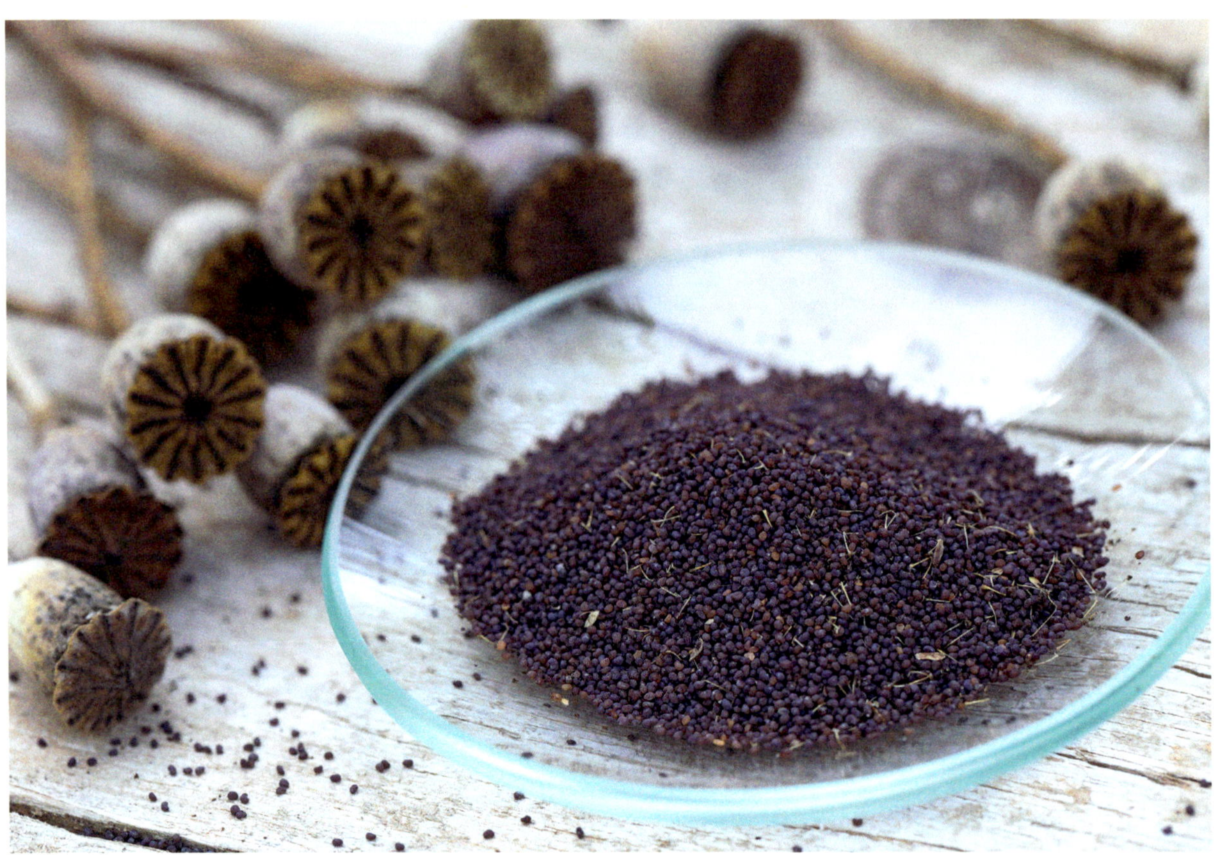

Auch aus dem heimischen Klatschmohn können essbare Samen gewonnen werden.

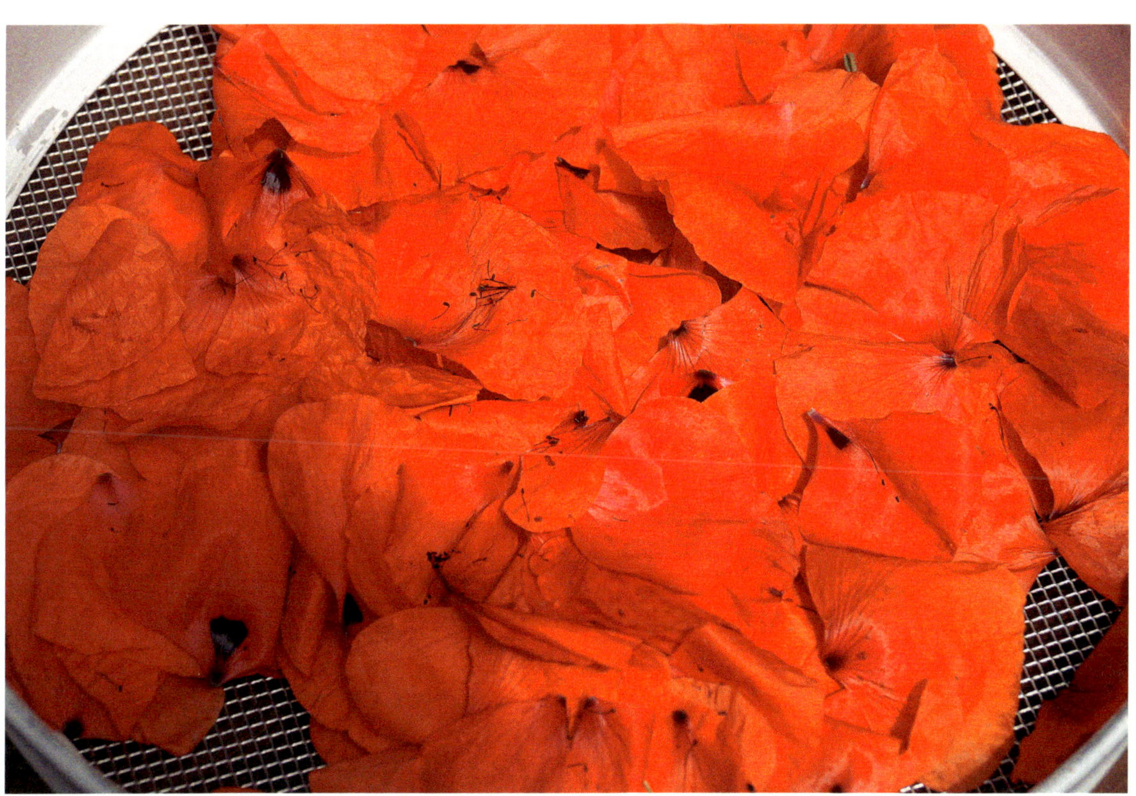

Klatschmohnblüten werden für Tee getrocknet oder frisch zu Sirup verarbeitet.

Die kurzlebigen roten Blüten symbolisierten aber auch die Vergänglichkeit. Man glaubte sogar, der Klatschmohn entstehe aus dem Blut gefallener Soldaten. Tatsächlich wuchs die Pionierpflanze recht häufig auf den frisch aufgeschütteten Soldatengräbern.

Der rote Klatschmohn hatte im Volksglauben auch eine Beziehung zum Blitz. In manchen Regionen legte man die „Donnerblume“ als Schutz gegen Blitzschlag unters Dach, in anderen Gegenden galt der abgepflückte Klatschmohn wiederum als blitzanziehend, sodass man ihn sich lieber nicht ins Haus holte. Möglicherweise wurde die Pflanze in vorchristlicher Zeit dem rothaarigen und -bärtigen Gewittergott Donar oder Thor zugeordnet. Sowohl der heidnische Gott als auch die Farbe Rot wurden dann im christlichen Mittelalter mit dem Teufel assoziiert, weshalb der Klatschmohn auch Teufelsblume genannt wurde.

LIKÖR DER APHRODITE

vegan

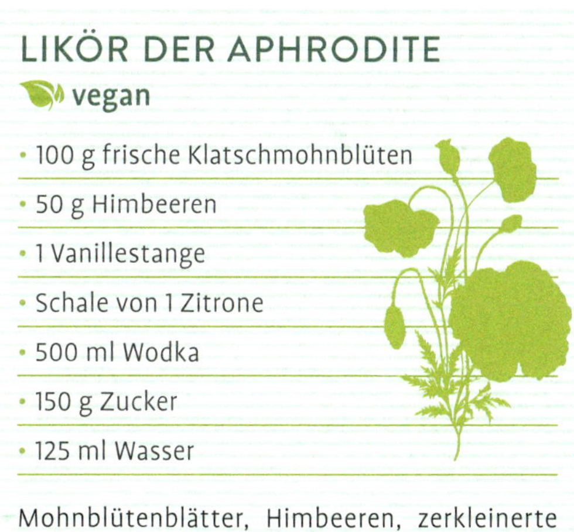

- 100 g frische Klatschmohnblüten
- 50 g Himbeeren
- 1 Vanillestange
- Schale von 1 Zitrone
- 500 ml Wodka
- 150 g Zucker
- 125 ml Wasser

Mohnblütenblätter, Himbeeren, zerkleinerte Vanille und Zitronenschale mit Wodka übergießen, sodass alles bedeckt ist. Verschlossen 2–3 Wochen ziehen lassen. Durch ein feines Sieb filtern und mit der Zuckerlösung vermischen. Diese wird hergestellt, indem man Zucker und Wasser 10 Minuten köcheln lässt und danach abkühlt. Den fertigen Likör in Flaschen füllen und noch einen Monat reifen lassen.

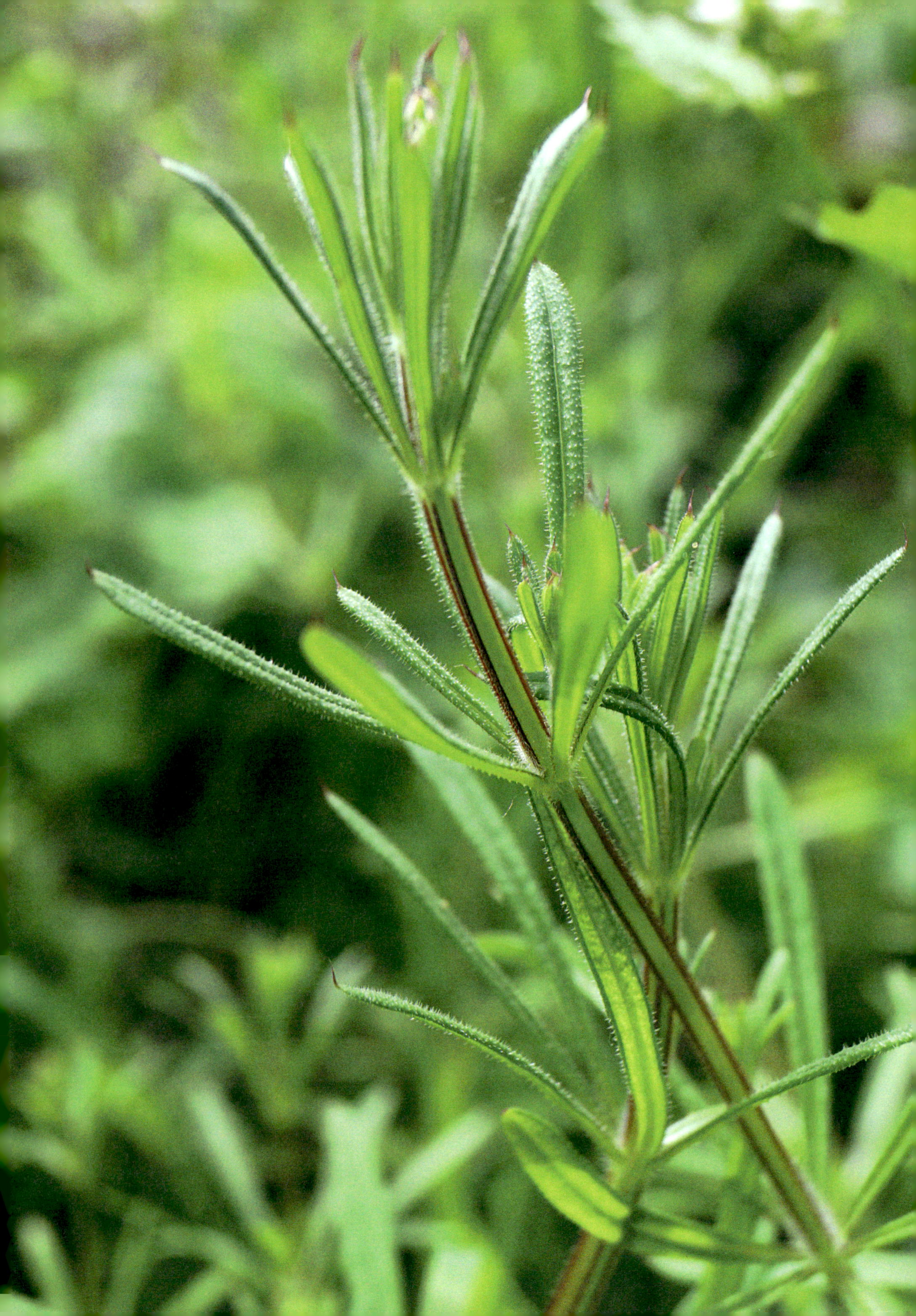

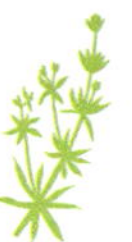

KLETTEN-LABKRAUT

Anhängliches Unkraut

Das Kletten-Labkraut (*Galium aparine*) ist ein bedeutendes Problemunkraut im Getreideanbau. In Extremfällen kann es Ertragsminderungen bis zu 60 % auslösen. Als Spreizklimmer klettert es mit seinen hakenförmigen Borstenhaaren bis 1,50 m an den Getreidehalmen empor. Darauf weist auch der Artname *aparine* hin; er kommt aus dem Griechischen und bedeutet ergreifen. Ursprünglich kommt das Kletten-Labkraut aus Europa, aber inzwischen ist es weltweit in allen gemäßigten Klimazonen verbreitet. Es ist ein ausgesprochener Stickstoffzeiger und entwickelt sich vor allem an vom Menschen bearbeiteten Standorten. Es wächst also auf Äckern, in Gärten und Weinbergen, aber auch an Feldhecken und Waldrändern.

Das einjährige Labkraut vermehrt sich ausschließlich über Samen, wobei eine einzelne Pflanze 300–400 Früchte ausbildet. Die kugeligen Früchte sind dicht mit borstigen Haken besetzt. Damit haften sie an Tierfellen, Vogelfedern und menschlicher Kleidung und werden so verschleppt. Sehr häufig werden sie auch durch landwirtschaftliche Maschinen verbreitet. Die Samen sind im Vergleich zu anderen Unkräutern nicht so lange keimfähig. Sie können im Boden 4–5 Jahre überleben. Unter sehr günstigen Bedingungen sollen jedoch bis zu 50 Jahre möglich sein. Die Bekämpfung des Unkrauts erfolgt möglichst vor der Samenbildung. Und dazu eine gute Nachricht: Es lässt sich leicht jäten oder hacken.

Ein Geflecht aus Kletten-Labkraut diente einst als Milchsieb.

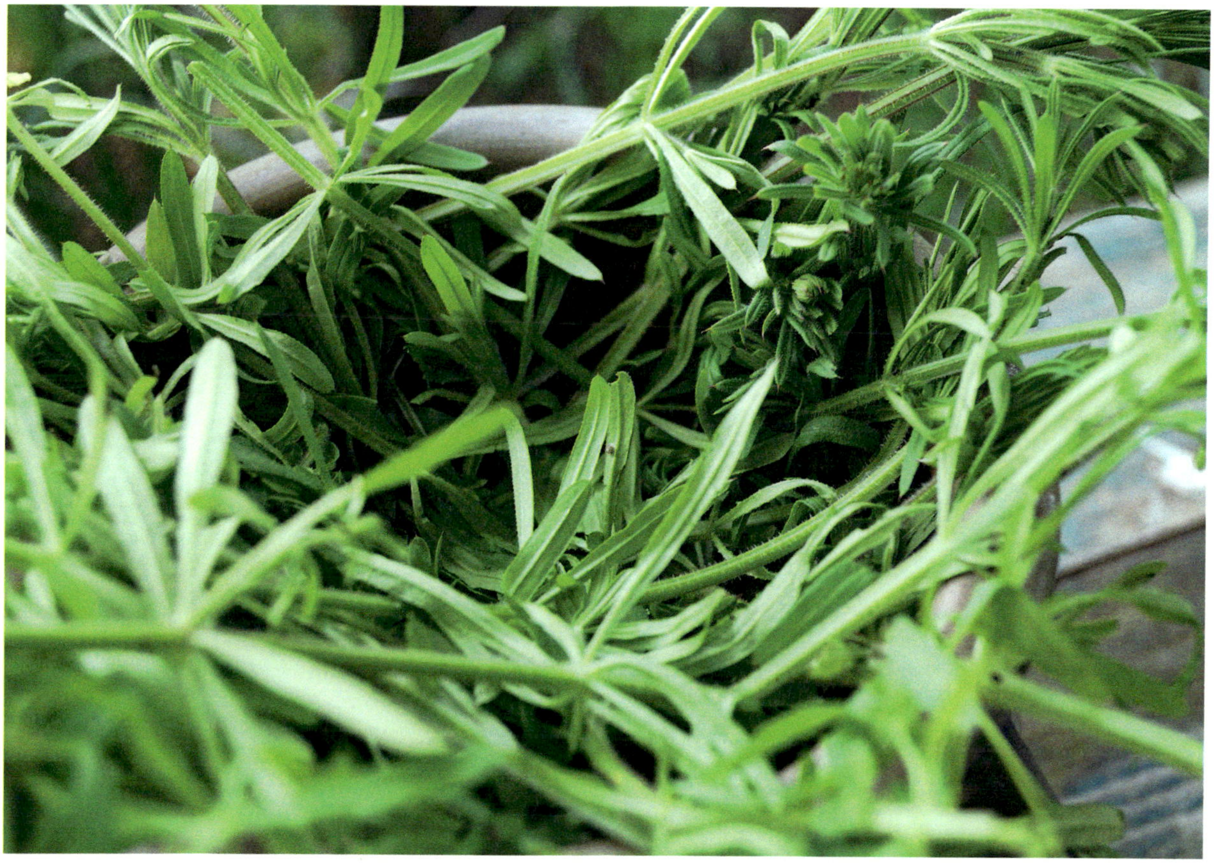

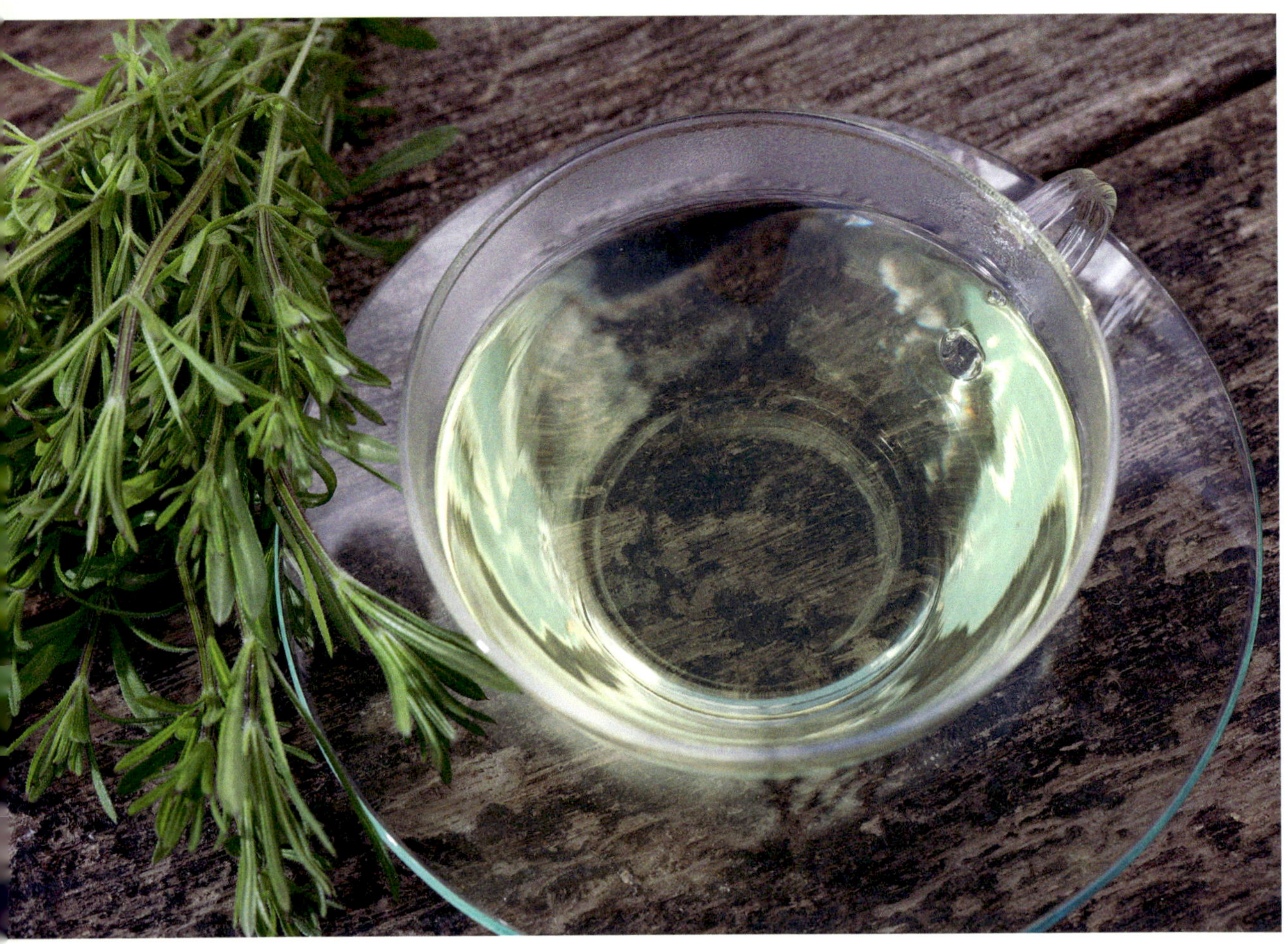

Der Tee aus Kletten-Labkraut hat eine harntreibende und entgiftende Wirkung.

KLETTEN-LABKRAUT-TEE

Ernten Sie das Kletten-Labkraut für Heilzwecke während der Blütezeit. Falls möglich nehmen Sie immer das frische Kraut. Für Vorratszwecke trocknen Sie die oberirdischen Teile an einem warmen Ort im Schatten. Für einen Tee nehmen Sie 1 gehäuften TL getrocknetes oder 1 EL frisches Labkraut für 250 ml heißes Wasser. 5–7 Minuten Ziehzeit genügen. Bei Harnwegsinfektionen können Sie es zu gleichen Teilen mit der heimischen Goldrute (*Solidago virgaurea*) mischen. Für einen stoffwechselanregenden und entgiftenden Blutreinigungstee mischen Sie das Labkraut zu gleichen Teilen mit Brennnesselblättern.

Auch am Stängel und an den Blättern ist die Pflanze mit winzigen Stachelborsten besetzt, die wie ein Klettverschluss an unserer Kleidung haften bleiben. Ihr Stängel ist vierkantig und die Blätter stehen etagenweise meist zu 6–9 in Quirlen um den Stängel. Sie sind elliptisch mit einer stacheligen Blattspitze. Von Juni bis September blüht das Labkraut. Die winzigen Blüten sind unscheinbar weiß und praktizieren in der Regel Selbstbestäubung. Nur selten werden sie von Insekten besucht.

Das Kletten-Labkraut gehört zur Familie der Rötegewächse. In Mitteleuropa gibt es 25 *Galium*-Arten, wobei vor allem das Wiesen-Labkraut (*Galium mollugo*) sehr verbreitet ist. Man findet es überwiegend auf Fettwiesen. Im Wald dagegen gedeiht der wohlduftende Waldmeister (*G. odoratum*) und auf Kalkmagerrasen das gelbblühende

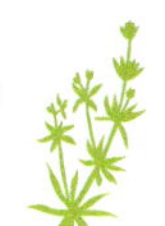

Echte Labkraut (*G. verum*). Keines dieser Labkräuter besitzt jedoch die typischen Klettenhaare des Kletten-Labkrauts.

Käse aus Labkraut?

Der Gattungsname *Galium* trägt das griechische *gala* = Milch in sich. Der deutsche Name Labkraut, der schon seit dem 16. Jahrhundert belegt ist, erklärt die Beziehung zur Milch: In den Blättern und Früchten verschiedener Labkräuter wird ein Stoff vermutet, der Milch zum Gerinnen bringt. Üblicherweise wird hierzu seit Jahrtausenden das aus dem Labmagen von Kälbern gewonnene Labferment genutzt. Möglicherweise hat früher auch das frische Labkraut bei der Käseherstellung eine Rolle gespielt. Zumindest wird dieses Thema in der gesamten antiken und mittelalterlichen Überlieferung immer wieder aufgegriffen. Die labfermentartige Wirkung wird aus heutiger Sicht allerdings sehr kontrovers beurteilt. Es gibt auf Seiten der „Käse-Praktiker“ ebenso viele Ergebnisse mit geringem Gerinnungserfolg wie zaghafte Erfolgsmeldungen. Die Wissenschaft konnte bisher in dem „Milchgerinnkraut“ noch kein Enzym analysieren, aber das hat letztendlich nichts zu sagen. Man vermutet, dass ein dem Labenzym ähnliches Protein eine Rolle spielen könnte. Der römische Arzt Dioskurides bringt das Kletten-Labkraut mit dem Namen Aparine in einen anderen Zusammenhang mit der Milch: *„Die Hirten gebrauchten es statt eines Seihtuches bei der Milch zum Herausnehmen der Tierhaare.“* Es wurde vermutlich zusammengeflochten zu einer Art Sieb, wobei die Kletthaare Verunreinigungen zurückhielten.

In den jungsteinzeitlichen Pfahlbautensiedlungen wurden große Mengen an Labkrautfrüchten verschiedener Arten gefunden, sodass man sicher davon ausgehen kann, dass sie damals sehr vielseitig zu Nahrungs-, Färbe- oder Heilzwecken genutzt wurden. Beispielsweise nahm man die rotfärbenden Wurzeln diverser Labkräuter, um Wolle und Stoffe zu färben. Das Labkraut hieß im Mittelalter aus diesem Grund auch „Wilde Röte“, im Gegensatz zur „Zahmen Röte“, womit der Färberkrapp (*Rubia tinctorum*) gemeint war, der für Färbezwecke extra auf den Feldern kultiviert wurde.

Im Kochtopf entschärft

Das Kletten-Labkraut gehörte zu den bedeutendsten Unkräutern auf den jungsteinzeitlichen Ackerflächen. Man kann davon ausgehen, dass es damals auch eine wichtige Rolle als ergänzendes Nahrungsmittel einnahm. Und das zu Recht, denn es eignet sich sehr gut für die Wildkräuterküche. Außerdem ist es durch den hohen Gehalt an Kalium (517 mg/100 g) und Eisen (3,2 mg/100 g) sehr gesund.

Die Blätter und Triebspitzen nutzt man wegen der störenden Klettenhaare am besten nur gedünstet für Suppen und als Gemüse. Denn durch das Dünsten werden die borstigen Haare weich. So können die „entschärften“ Stängel und Blätter auch sehr gut in Aufläufen, in Bratlingen oder als Füllung verarbeitet werden. Sie schmecken mild salatartig und erinnern etwas an Erbsen. Die rohe Pflanze eignet sich wunderbar zum Entsaften oder für die Herstellung von grünen Smoothies. Kletten-Labkraut kann auch als Tee zubereitet werden. Die kugeligen Früchte werden ab September gesammelt. Getrocknet verwendete man sie früher als Kaffeeersatz. Dazu wurden sie ohne Fett geröstet und kurz vor dem Aufbrühen gemahlen.

Liebeszauber und Heilzauber

Das Kletten-Labkraut fand auch als Liebeszauber Einsatz. Junge ledige Frauen flochten dazu an Johanni aus dem Kraut einen Kranz und liefen dreimal ums Haus mit dem Spruch: *„Klebkraut ich winde dich, Feinsliebchen finde dich, heut Nacht um 12 vor meinem Bett!“* Wer immer das gehört hatte, konnte sich vermutlich auf einen erfolgreichen nächtlichen Besuch vorbereiten. Ein ähnlicher Spruch, um einen Verehrer an sich zu binden, lautete: *„Klebekranz, ich winde dich, Schätzchen, ich empfinde dich. Wenn du willst der meine sein, komm vor meinen Augenschein.“* Durch das Klebenbleiben eignete sich das Kletten-Labkraut vorzüglich für solchen Bindungszauber, mit dem man Menschen an sich zu binden hoffte.

In England glaubte man, eine junge Frau, die ein Kletten-Labkraut am Rücken hängen hatte, habe einen heimlichen Liebhaber. Man vermutete wohl, dies müssten Spuren eines Rendezvous in der freien Natur sein.

Der Kranzzauber wurde auch für Heilzwecke eingesetzt. An Johanni (24. Juni) hielt man sich den aus Labkraut geflochtenen Kranz vor die Augen, blickte ins Sonnenwendfeuer und sprach dazu dreimal folgenden Zauberspruch: *„Johannisfeuer, guck, guck! Stärke mir die Augen, Stärk mir meine Augenlider, dass ich dich aufs Jahr seh' wieder"*.

Ein Unkraut als Heilpflanze

Das Kletten-Labkraut war schon im alten Rom als Heilpflanze bekannt. Man empfahl es damals gegen Spinnen- und Vipernbisse, aber auch gegen Ohrschmerzen und zur Blutstillung. Verwendet wurden dabei der frisch ausgepresste Saft oder die zerquetschte Pflanze. Diese Anwendungen haben sich bis ins Mittelalter gehalten, wie man im Kräuterbuch des Arztes Leonhart Fuchs (1501–1566) nachlesen kann: *„Der Saft vom Kraut / Stängel / und Samen ausgedrückt / und mit Wein getrunken / widersteht dem Gift der Nattern / und anderer giftigen Tieren. So man in die Ohren tut / vertreibt er den Schmerzen derselbigen. Das Kraut mit Schmalz gestoßen und vermengt / zerteilt und verzehret die Kröpfe. Die Blätter über die Wunden gelegt / stellen das Blut."*

KLETTEN-LABKRAUT-SALBE

- 15 g frisches Kletten-Labkraut
- 10 g Lanolin anhydrid
- 120 g Kokosöl
- 10 g Bienenwachs
- 10 ml Kletten-Labkraut-Saft

Klein geschnittenes Labkraut und Lanolin in Kokosöl geben und auf maximal 60 °C erhitzen. Dann 1 Stunde auf dieser Temperatur halten. Durch ein feines Sieb abfiltern. Das abgefilterte Öl auf maximal 65 °C erwärmen und darin das Bienenwachs schmelzen lassen. Rühren Sie weiter, bis es auf 50 °C abgekühlt ist. Nun Kletten-Labkraut-Saft einrühren und in kleine Döschen füllen. Labkraut-Saft wird entweder im Entsafter oder durch Zerquetschen der frischen Pflanze im Mörser gewonnen. Die Salbe eignet sich zur äußerlichen Anwendung bei gereizter und entzündeter Haut, aber auch zur Linderung bei Juckreiz und Schuppenflechte.

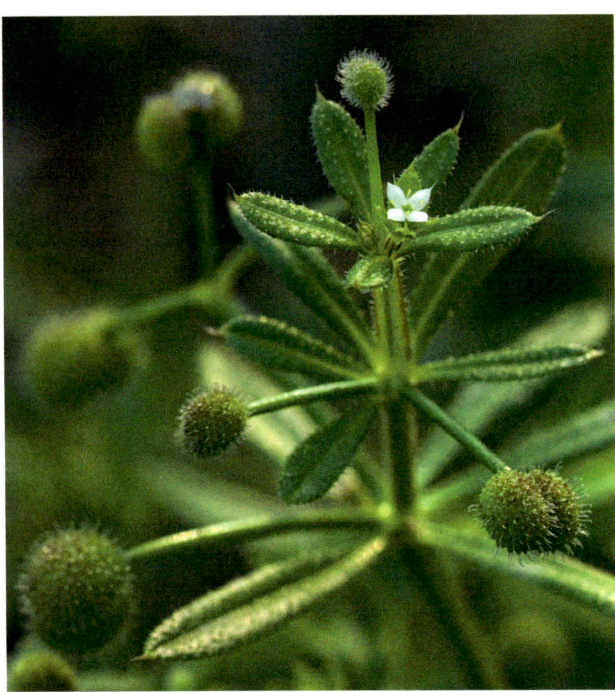

Die Samen sind sehr „anhänglich" und heften sich an Felle und Textilien.

In der neueren Volksheilkunde nutzte man das Kletten-Labkraut bei vielerlei Hautkrankheiten und Geschwüren. Außerdem galt es als entzündungshemmendes, blutreinigendes und harntreibendes Mittel. Der Kräuterpfarrer Künzle (1857–1945) war von dem klebrigen Kraut begeistert: *„Das Klebkraut ist in innerlicher und äußerer Anwendung gut bei allen Hautkrankheiten, Ausschlägen, Aißen, Rufen, Furunkeln und Mitessern. Der Tee von Klebkraut ist vorzüglich gegen Bleichsucht, Wassersucht und Seitenstechen."* Für die äußerliche Anwendung vermengte er den Saft mit frischer Butter. Ihm war aber auch bekannt, wozu Kinder das Kletten-Labkraut nutzten: *„Diese Pflanze ist allen Kindern wohlbekannt; denn die mit widerhakig gekrümmten Borstenhaaren versehenen kugeligen Früchte geben Anlass zu allerlei Schabernack."*

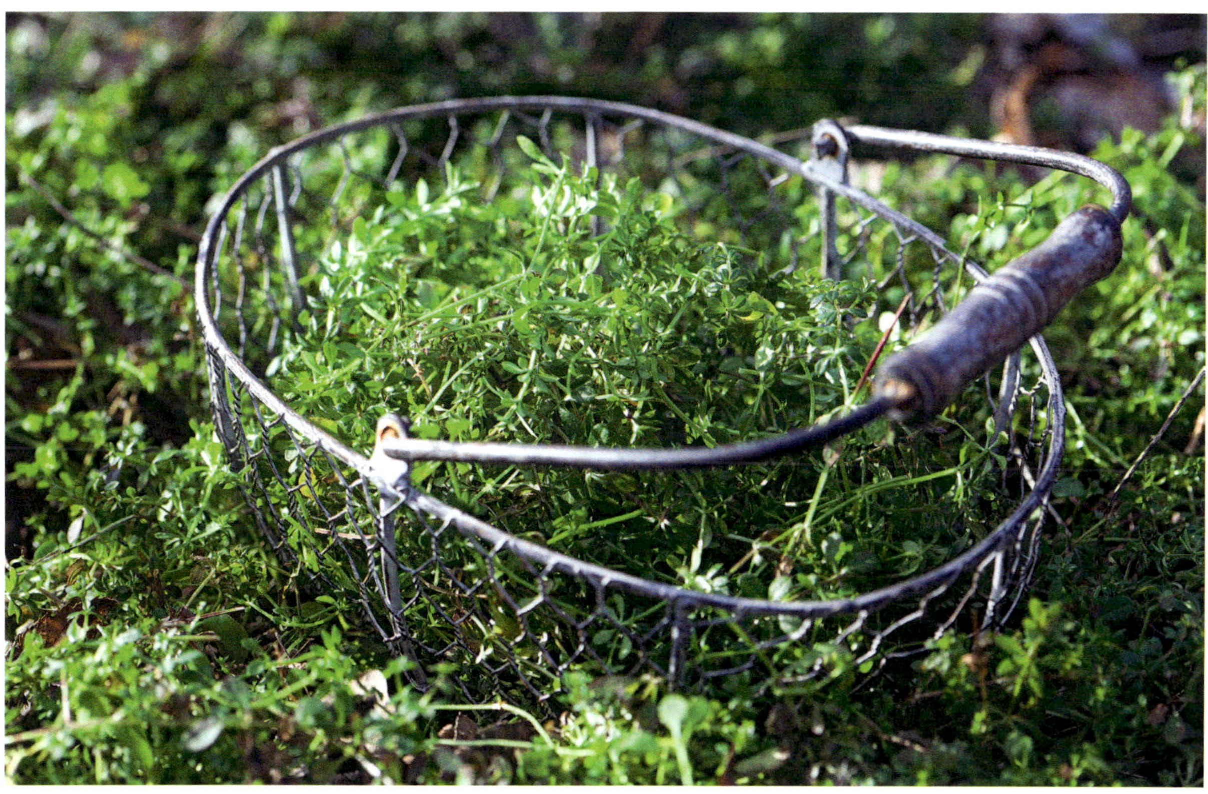

Ernte junger Triebe für das Kletten-Labkraut-Gemüse

Angefüllt mit Heilstoffen

In den vergangenen Jahren wurde das Kletten-Labkraut bei mehreren Studien unter die Lupe genommen. Man entdeckte vor allem die entzündungshemmenden Iridoidglykoside sowie Gerbstoffe, Flavonoide, Phenolsäuren, Saponine und Anthrachinonglykoside. Die gefundenen Inhaltsstoffe bestätigen die meisten volksmedizinischen Anwendungen, zum Beispiel bezüglich der vermehrten Harnausscheidung oder der heilsamen Wirkung bei Hauterkrankungen. Die Anthrachinone wirken beispielsweise mild abführend und gleichzeitig harntreibend. Des Weiteren konnten lymphflussanregende, antioxidative (also Schutz vor freien Radikalen bietende) und krebshemmende Effekte gegen verschiedene Krebszellen nachgewiesen werden. Auch eine leberschützende Wirkung wird vermutet.

KLETTEN-LABKRAUT-GEMÜSE

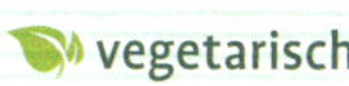

vegetarisch

- 1 Knoblauchzehe
- 2 EL Olivenöl
- 500 g Kletten-Labkraut (junge Triebe)
- 250 g junge Brennnesseln
- 2 TL Sojasoße
- 1 TL gekörnte Brühe / Gemüsebrühe
- Salz und Pfeffer
- 150 g Sauerrahm oder ein vergleichbares veganes Produkt

Fein gehackten Knoblauch mit Öl in einer Pfanne glasig dünsten. Wildkräuter grob zerkleinern, in die Pfanne geben und ca. 10 Minuten weich dünsten. Mit den Gewürzen und der Sojasoße abschmecken. Zum Schluss ziehen Sie den Sauerrahm darunter. Passt gut zu Reis oder Bratkartoffeln.

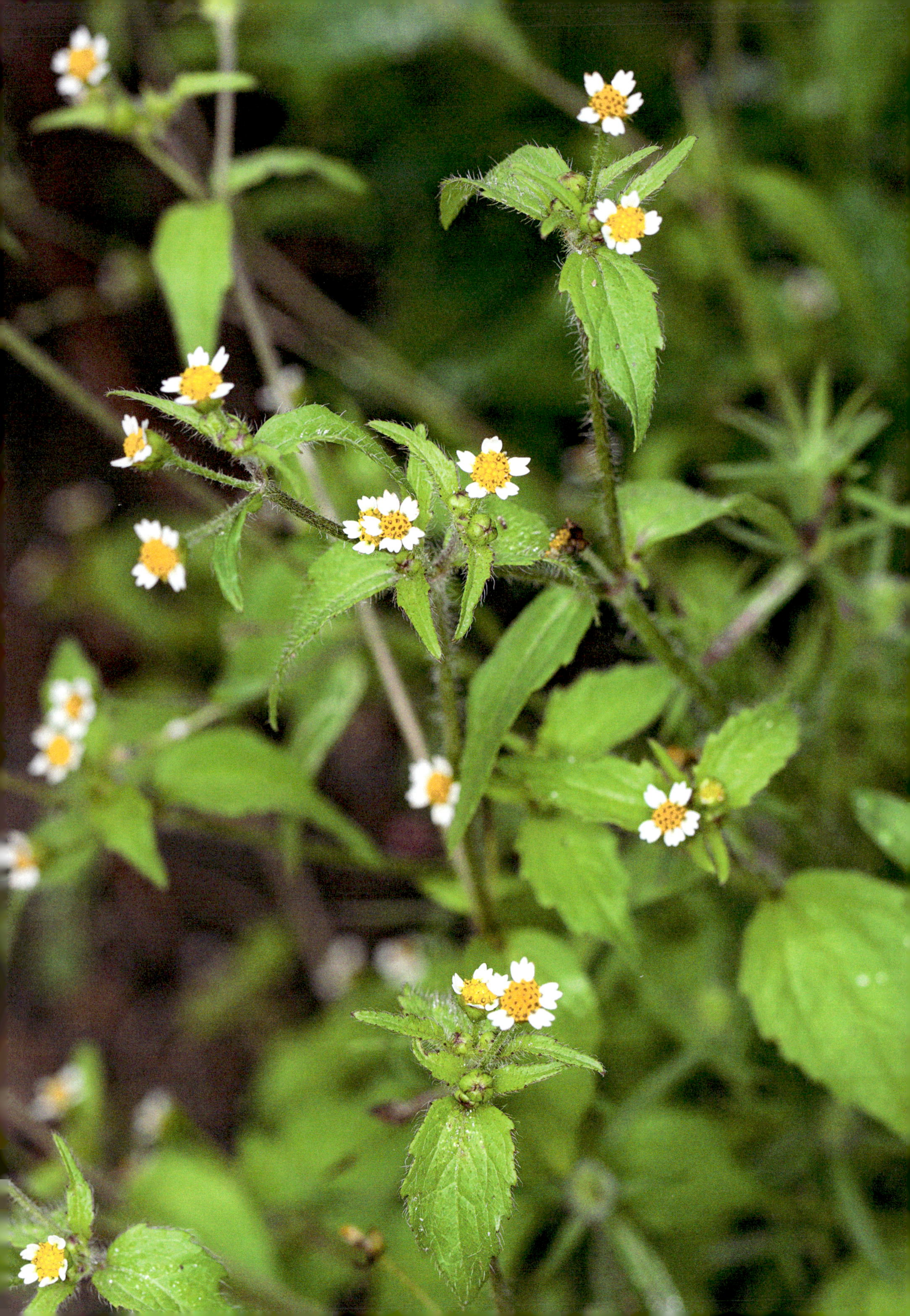

KNOPFKRAUT

Weltenbummler mit südamerikanischen Wurzeln

Das Knopfkraut, auch Franzosenkraut genannt, zählt auf den Äckern und in unseren Gärten zu den häufigsten Unkräutern. Die Pflanze mit den kleinen knopfartigen Blüten ist ein Neophyt aus Südamerika, der erst Ende des 18. Jahrhunderts nach Europa kam. Es sind eigentlich zwei Arten der Gattung *Galinsoga*, die sich auf den Weg machten, um die ganze Welt zu erobern: Das Behaarte Knopfkraut (*Galinsoga ciliata*, Foto links), auch Zottiges Franzosenkraut genannt, sowie das Kleinblütige Knopfkraut (*G. parviflora*, Foto unten). Ersteres kommt etwas häufiger vor.

Beide Knopfkräuter sind einjährig und sehr frostempfindlich, da es sich um subtropische Pflanzen handelt. Wo sie gedeihen, ist der Boden sehr nährstoffreich und besitzt eine gute Krümelstruktur, so wie es sich Gärtnerin und Gärtner wünschen. Die zwei Arten sehen sich auf den ersten Blick sehr ähnlich, aber bei genauem Hinsehen zeigt sich, dass die Blätter und Stängel des Kleinblütigen Knopfkrauts nur wenig behaart sind.

Das Kleinblütige Knopfkraut ist deutlich weniger behaart.

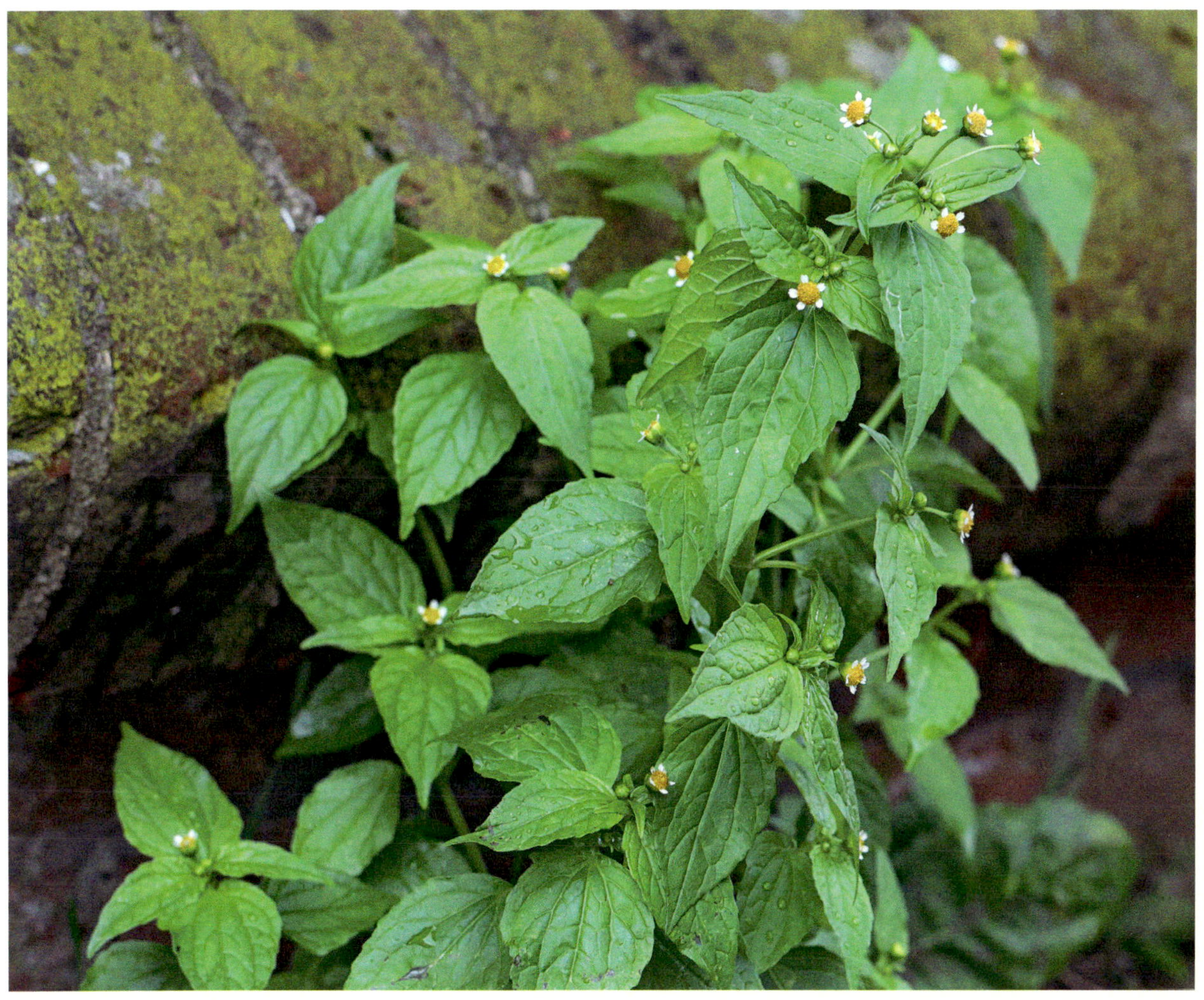

Im Gegensatz dazu besitzt das Behaarte Knopfkraut eine borstig abstehende Behaarung, vor allem am Stängel und am Blattrand. Zudem ist der Blattrand des Behaarten Knopfkrautes deutlich tiefer gesägt. Typisch für die beiden Korbblütengewächse sind die kleinen Blütenköpfchen mit den gelben Röhrenblüten und den 4–5 weißen, kurzen Zungenblüten. Zwischen den einzelnen Zungenblüten gibt es große Lücken. Vorne an der Spitze haben sie 2–3 kleine Zähnchen. Ein weiteres Unterscheidungsmerkmal beider Arten ist die Länge der Zungenblüten: Beim Kleinblütigen Knopfkraut sind sie kürzer als der halbe Durchmesser der Blütenscheibe und beim Behaarten etwas länger. Der botanische Name *parviflora* weist auf die kleinen Blüten hin (*parvus* = klein), der Name *ciliata* bezieht sich auf die Behaarung des Blattrandes (*cilium* = Wimper).

Vive la france

Das Kleinblütige Knopfkraut stammt ursprünglich aus Peru, Kolumbien und Bolivien, während das Behaarte Knopfkraut aus Mexiko kommt. Mit der Eroberung dieser Länder durch die Spanier begann die Karriere der beiden Knopfkräuter als Weltenbummler. Den wissenschaftlichen Gattungsnamen bekamen die Knopfkräuter zu Ehren des spanischen Arztes Martinez de Galinsoga (1766–1797). Er war der Gründer des Botanischen Gartens von Madrid, wo man die Pflanze 1794 erstmals auf dem europäischen Kontinent aussäte. Das Saatgut erreichte bald danach auch den Botanischen Garten von Paris und 1802 kam es in den botanischen Garten von Berlin. Es dauerte nicht lange und die neue Pflanze „flüchtete“ aus den Botanischen Gärten und machte sich auf den Weg, Europa, Asien und Afrika auf eigene Faust zu erobern. Während der Napoleonischen Kriege (1803–1815) verbreitete sich das Knopfkraut mit unglaublicher Geschwindigkeit als Unkraut auf Kartoffelfeldern und in Gärten. Das ging so schnell, dass beispielsweise 1890 in Braunschweig sogar eine Polizeiverordnung zur Bekämpfung erlassen wurde. Weil es zeitgleich mit den Soldaten Napoleons auf Wanderschaft ging, bekam es den Namen „Franzosenkraut“. Als Unkraut war es genauso wenig erwünscht wie die einmarschierenden Franzosen. Auch die Blütenköpfe erinnern angeblich an die goldfarbenen runden Uniformknöpfe der französischen Soldaten, woher der Name „Knopfkraut“ kommt. Die explosionsartige Verbreitung innerhalb weniger Jahrzehnte ist kein Wunder, denn jede Pflanze bildet bis

KNOPFKRAUT-PESTO

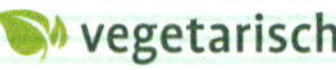

vegetarisch

- 120 g Knopfkrautblätter und -blüten
- 150 ml Olivenöl
- 40 g Parmesan
- 40 g Sonnenblumenkerne, ohne Fett geröstet
- 1 Knoblauchzehe
- ½ TL Salz

Alle Zutaten im Mixer oder mit dem Pürierstab zerkleinern. Pesto hält sich im Kühlschrank etwa 2 Wochen, bei Verdoppelung der Salzmenge 2–3 Monate.

KNOPFKRAUT-TINKTUR

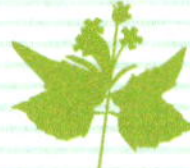

- 20 g frisches blühendes Knopfkraut
- 50 ml Ethanol 70 % vol.

Pflanzenteile und Alkohol im Mörser oder im Mixer zu einem dickflüssigen Brei verarbeiten. Dann in ein Schraubglas geben und 2 Wochen an einen lichtgeschützten, warmen Ort stellen. Ab und zu mit einem Löffel umrühren. Den Auszug durch ein feines Sieb abpressen. Anschließend klären Sie die Tinktur mithilfe eines Tee- oder Kaffeefilters. Füllen Sie die Tinktur in ein Tropffläschchen aus Braunglas. So hält sie sich 2–3 Jahre. Bei Bedarf nehmen Sie dann 3-mal täglich 15 Tropfen ein. Äußerlich zur Wunddesinfektion kleiner Verletzungen und innerlich zur Steigerung des Immunsystems bei Erkältungskrankheiten oder zur Prävention von Herz-Kreislauf-Erkrankungen.

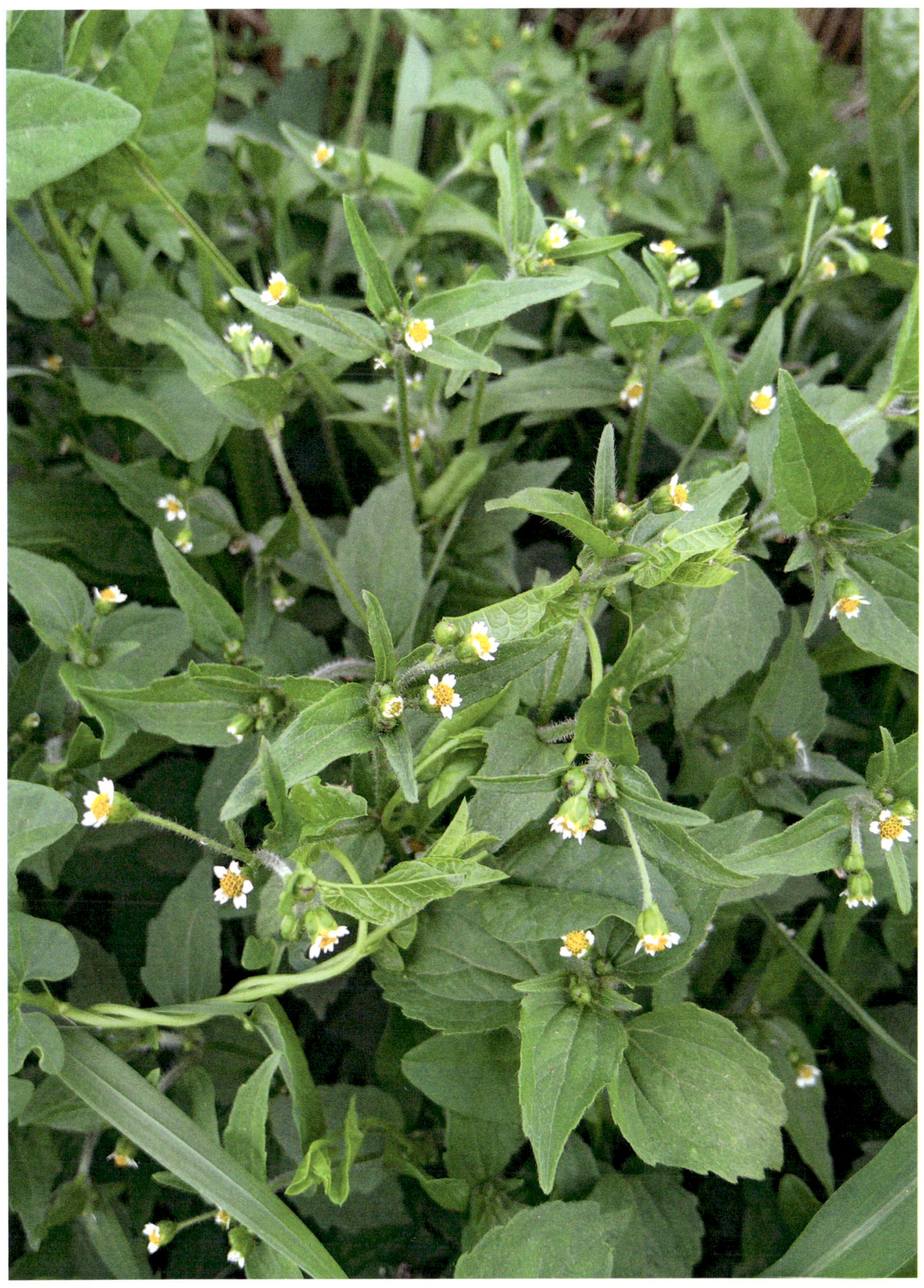

Junge Blätter und Blüten sind
ideal für die Wildkräuterküche.

zu 15 000 Samen, die im Boden über 10 Jahre keimfähig sind. Außerdem können sich durch die extrem kurze Entwicklungszeit jährlich mehrere Generationen ausbilden. Die Pflanze ist nicht auf die Bestäubung von Insekten angewiesen, denn es findet ausschließlich Selbstbestäubung statt. Will man das Knopfkraut im Garten loswerden, sollte es vor dem Samenansatz gejätet werden.

Wohlschmeckend und gesund

Während das Knopfkraut in Europa den Ruf eines lästigen Unkrauts bekam, nutzte man es in seiner südamerikanischen Heimat als Gemüse. In Kolumbien beispielsweise ist es noch heute das charakteristische Gewürz für die traditionelle Hühnersuppe Ajiaco, das man in jedem Supermarkt kaufen kann. In Tansania, wo die Pflanze im Überfluss gedeiht, isst man sie ebenfalls als Gemüse. Auch als gesundes, nahrhaftes Viehfutter wird das Knopfkraut empfohlen.

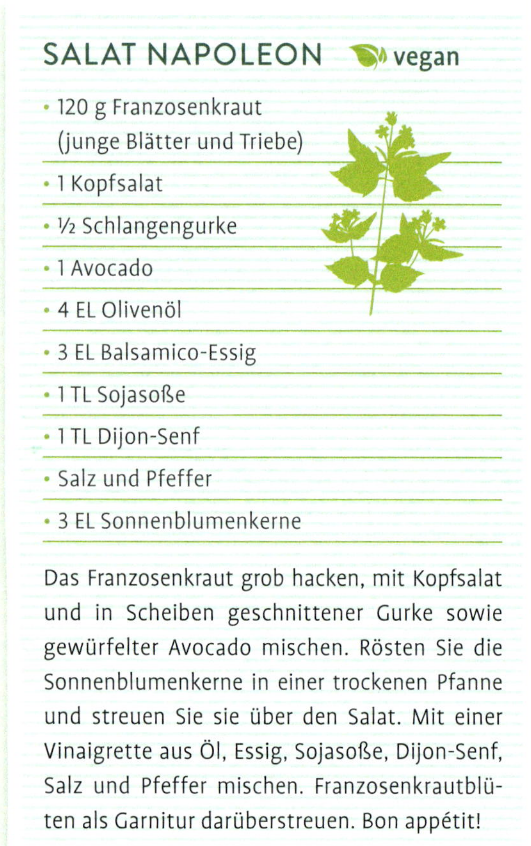

SALAT NAPOLEON vegan

- 120 g Franzosenkraut (junge Blätter und Triebe)
- 1 Kopfsalat
- ½ Schlangengurke
- 1 Avocado
- 4 EL Olivenöl
- 3 EL Balsamico-Essig
- 1 TL Sojasoße
- 1 TL Dijon-Senf
- Salz und Pfeffer
- 3 EL Sonnenblumenkerne

Das Franzosenkraut grob hacken, mit Kopfsalat und in Scheiben geschnittener Gurke sowie gewürfelter Avocado mischen. Rösten Sie die Sonnenblumenkerne in einer trockenen Pfanne und streuen Sie sie über den Salat. Mit einer Vinaigrette aus Öl, Essig, Sojasoße, Dijon-Senf, Salz und Pfeffer mischen. Franzosenkrautblüten als Garnitur darüberstreuen. Bon appétit!

In der Wildkräuterküche ist das leckere Kraut inzwischen ebenfalls angekommen. Die jungen Blätter, Knospen und Blütenstände schmecken als Salat, Spinat, Pesto und in Suppen. Das frische Kraut eignet sich auch wunderbar für Grüne Smoothies. Die kleinen Blütenköpfchen können Sie als Deko über Salate und auf belegte Brote streuen. Die ganze Pflanze schmeckt sehr mild, ein wenig wie Salat. Das beste Aroma entfaltet sie vor der Blüte. Knopfkraut kann von April bis September geerntet werden. Bei älteren Pflanzen sollten Sie den Stängel nicht mehr nehmen; er wird recht zäh. Auch ältere Blätter können Sie aussortieren, denn sie sind leicht bitter. Der Geruch beim Zerreiben der Blätter ist etwas kohlartig, was man beim Essen jedoch nicht wahrnimmt.

Das unscheinbare Unkraut schmeckt aber nicht nur gut, sondern ist auch äußerst gesund. Knopfkraut enthält mehr Eisen als die meisten Gemüse. Der Durchschnittswert mehrerer Untersuchungen liegt bei 7,8 mg/100 g. Außerdem liefert es reichlich Proteine, viel Kalium (405 mg/100 g) und Kalzium (330 mg/100 g) sowie Provitamin A und Vitamin C. Der Kalziumgehalt ist beispielsweise 6-mal so hoch wie beim Brokkoli und der Eisengehalt beträgt das 10-Fache. Auch wichtige Spurenelemente wie Zink und Mangan sind reichlich vorhanden. In der Wildkräuterküche werden beide Knopfkraut-Arten gleichermaßen genutzt.

Unbekannte Heilpflanze

Als essbares Wildkraut hat das Knopfkraut in Europa seinen Weg gefunden. Als Heilpflanze ist es bei uns jedoch eher unbekannt; in den Arzneibüchern sucht man es vergeblich. Ganz anders in den Herkunftsländern, wo es in der Volksmedizin beliebt ist. Dort setzt man die Pflanze traditionell zur Wundheilung, bei Sonnenbrand und bei Hauterkrankungen ein. Aber auch bei Erkältungen, Grippe, Lebererkrankungen, Magenbeschwerden und bei Skorbut (Vitamin-C-Mangelerscheinung) sind Heilmittel-Rezepturen mit dem Knopfkraut überliefert. In Afrika findet das frische Kraut äußerlich zur Linderung von Insektenstichen und zum Stillen von Blutungen Einsatz. Außerdem gilt es dort als hilfreich bei Bluthochdruck.

KNOPFKRAUT-PASTA

vegetarisch

- 400 g Hartweizennudeln
- 2 Zwiebeln
- 2 EL Olivenöl
- 500 g Knopfkraut (Franzosenkraut)
- 1 TL gekörnte Brühe / Gemüsebrühe
- Salz und Pfeffer
- 1 Knoblauchzehe
- 200 ml Sahne
- 70 g Parmesan

Nudeln in Salzwasser bissfest garen und abgießen. Kleingehackte Zwiebeln in Öl anbraten. Knopfkraut in Streifen schneiden und zugeben. 5 Minuten dünsten lassen. Würzen Sie das Ganze mit gekörnter Brühe, Salz, Pfeffer und gepresster Knoblauchzehe. Sahne zugeben und köcheln lassen, bis eine cremige Konsistenz entsteht. Nudeln darunterziehen, mit Parmesan bestreuen und servieren.

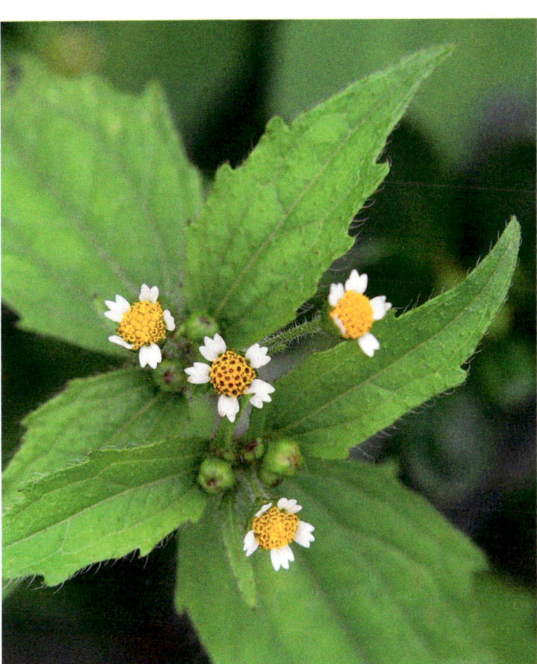

Die Blüten des Behaarten Knopfkrauts sind von weitem unscheinbar, doch sehr hübsch.

Glücklicherweise haben sich Wissenschaftler in Ägypten, Brasilien, Pakistan, Polen und in vielen Ländern Afrikas für die Heilkräfte des globalen Unkrautes interessiert. In zahlreichen Studien konnte das große medizinische Potenzial des Knopfkrauts belegt werden. Kein Wunder, denn die Pflanze ist gut ausgestattet mit bioaktiven sekundären Pflanzenstoffen: Flavonoide, Diterpene, Steroide, Phenolsäuren, ätherisches Öl und zahlreiche weitere wertvolle Inhaltsstoffe fanden sich bei den Analysen. Vor allem konnte eine starke entzündungshemmende Wirksamkeit nachgewiesen werden, was die traditionelle Anwendung bei Wundheilung und Hauterkrankungen bestätigt. Aber damit nicht genug: Ebenfalls signifikant belegt sind eine leberschützende, eine blutzucker- und blutdrucksenkende sowie eine antimikrobielle Aktivität. Die Untersuchungen wurden ausschließlich mit einem wässrig-alkoholischen Extrakt (Tinktur) aus dem Kleinblütigen Knopfkraut ausgeführt. Aufgrund der nahen Verwandtschaft ist aber davon auszugehen, dass das Behaarte Knopfkraut die gleichen Heilkräfte besitzt. Während der Blütezeit (Mai–September) sind die meisten Wirkstoffe zu erwarten, weshalb man für Heilzwecke das blühende Kraut sammelt.

Zu guter Letzt ist das Knopfkraut auch in der Homöopathie gebräuchlich, wo man es bei grippalen Infekten einsetzt.

GRÜNER SMOOTHIE MIT KNOPFKRAUT

vegan

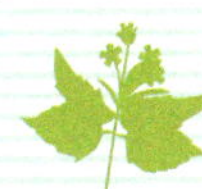

- 1 Handvoll Knopfkraut
- 1 Handvoll Brennnessel oder Vogelmiere
- 1 Banane
- 1 süßer Apfel
- 5 Datteln ohne Stein (eventuell über Nacht in Wasser eingeweicht)
- 100 ml Wasser oder Saft

Alle Zutaten in einen Mixer geben und so lange pürieren, bis ein cremiger Drink entstanden ist.

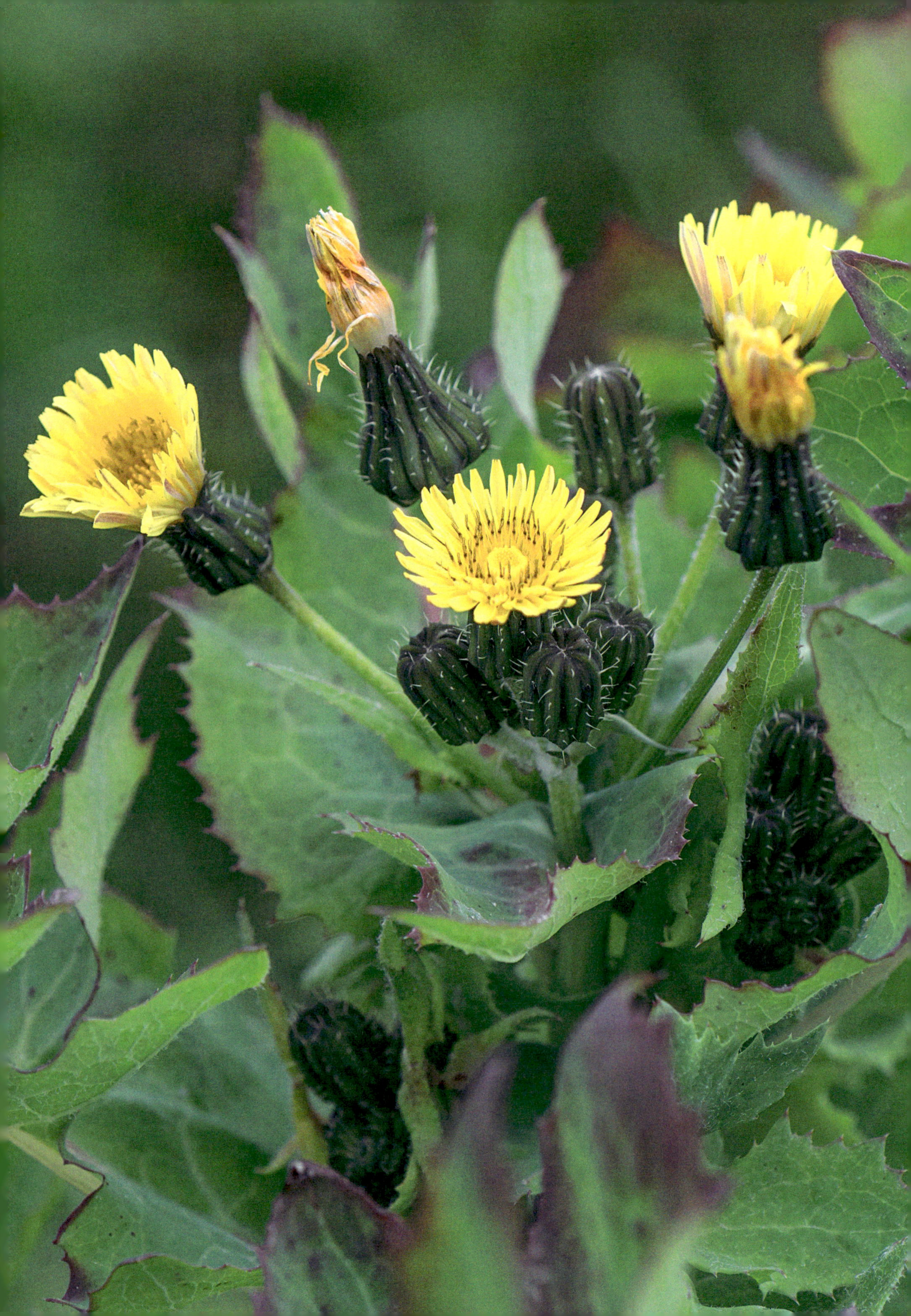

KOHL-GÄNSEDISTEL

Ein gelber Korbblütler erobert die Welt

Die Kohl-Gänsedistel (*Sonchus oleraceus*) ist vermutlich allen Gärtnern und Landwirten bekannt, denn das nährstoffliebende Unkraut fühlt sich dort am wohlsten, wo der Boden durch den Menschen gut gedüngt und bearbeitet wird. Dementsprechend findet man sie also in Gärten, Weinbergen und auf Ackerland, an Feldwegen, Straßenrändern sowie auf Brachland.

Die Pflanze aus der Familie der Korbblütengewächse war ursprünglich in Europa, Nordafrika und Teilen Asiens beheimatet. Wie viele Unkräuter aus der Alten Welt wurde es während der Kolonialzeit über alle Kontinente verbreitet. Die Einbürgerung erfolgte vor allem zu Beginn des 19. Jahrhunderts, wo sehr viele Europäer nach Amerika, Südafrika, Australien und Neuseeland auswanderten. In ihrem Reisegepäck war oft Saatgut von Getreide und Gemüse, das mit Unkrautsamen verunreinigt war. Da eine einzelne Gänsedistel 10 000–20 000 flugfähige Samen produzieren kann, war der neue Lebensraum bald erobert. Die leichten Schirmchenflieger werden mit dem Wind bis zu 10 km weit getragen. Die Samen der Kohl-Gänsedistel können im Boden über 100 Jahre lebensfähig bleiben, bei der Rauen Gänsedistel sind es etwa 10–20 Jahre.

Die einjährige Kohl-Gänsedistel enthält einen weißen Milchsaft. Die grünbläulich glänzenden Blätter fühlen sich weich und etwas gummiartig an. Im Frühjahr präsentiert sie sich mit einer grundständigen Blattrosette, die ein wenig an Löwenzahn erinnert. Dann erscheinen der hohle Stängel und die Stängelblätter, die den Stängel mit pfeilförmig zugespitzten Läppchen umfassen. Ab Juni öffnen sich die Blütenköpfchen mit ihren zahlreichen hellgelben Zungenblüten.

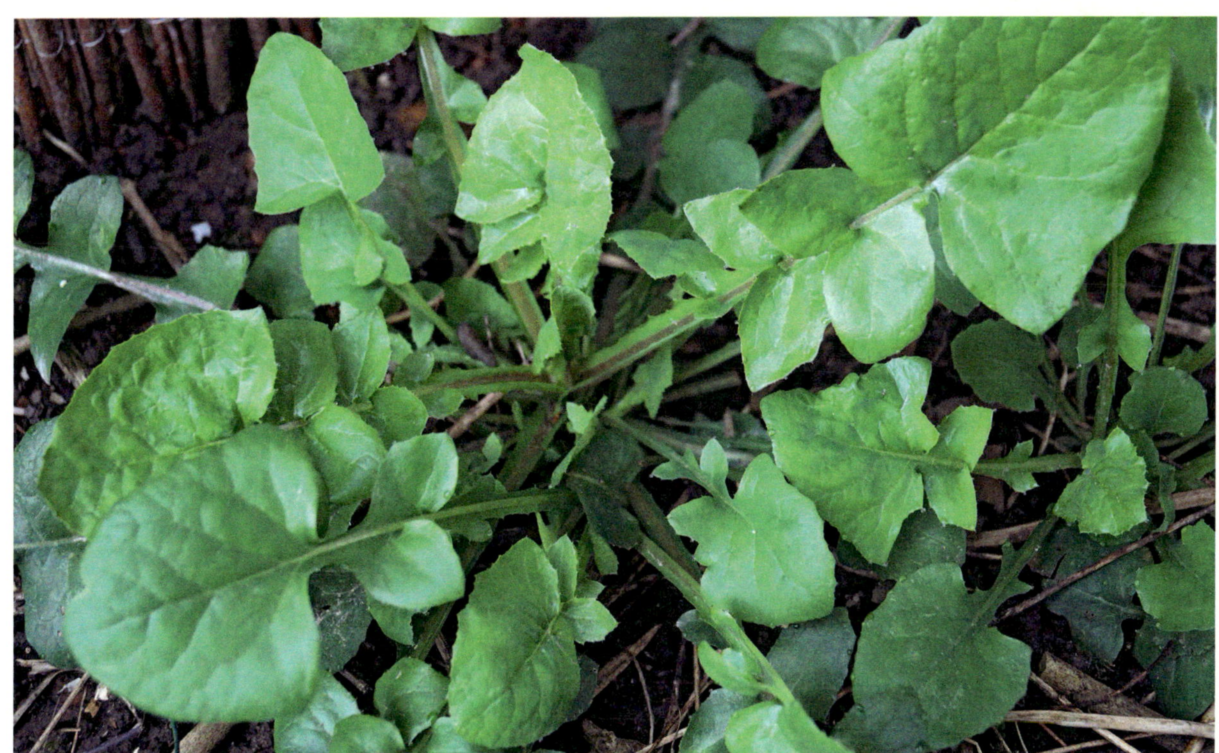

Junge Blätter eignen sich sehr gut für Salat.

Die Kohl-Gänsedistel hat zwei nah verwandte Arten, die auf den gleichen Standorten als Unkraut anzutreffen sind. Auf den ersten Blick sehen sie sehr ähnlich aus, doch beim genauen Hinsehen entdeckt man die Unterschiede: Die einjährige Raue Gänsedistel (*Sonchus asper*) besitzt glänzend grüne Blätter, die am Blattrand stechend spitz bedornt sind. Die mehrjährige Acker-Gänsedistel (*Sonchus arvensis*) ist auf dem Blütenkelch und auf den Knospen dicht behaart, und zwar mit auffallend gelbdrüsigen Härchen. Ihr Blattrand ist feinstachelig gezähnt. Alle drei Gänsedisteln sind gleichermaßen nutzbar, sowohl in der Küche als auch in der Medizin. Sie werden auch gerne von Wildbienen als Pollen- und Nektarlieferant angenommen.

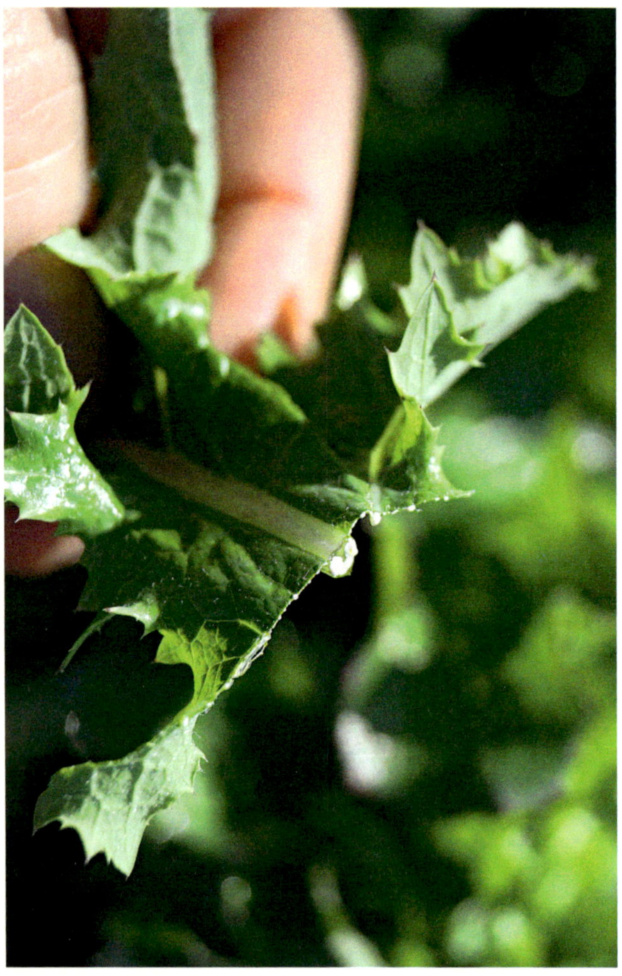

Blätter und Stängel enthalten einen weißen Milchsaft.

Eine Wildpflanze, die einst Gemüse war

Die Kohl-Gänsedistel wird mancherorts auch Gemüse-Gänsedistel genannt, was uns einen deutlichen Hinweis auf die einstige Nutzung gibt. Auch der botanische Artname *oleraceus* (= gemüseartig) bestätigt diese Annahme. Vermutlich wurde das Ackerbegleitkraut schon in der Jungsteinzeit als Gemüse genutzt und teilweise sogar angebaut. Nachweislich verarbeiteten die ärmeren Schichten sowohl in der Antike als auch im Mittelalter die Gänsedistel zu Blattgemüse oder verfütterten sie an ihre Tiere. In Teilen Afrikas und Neuseelands wird das Wildgemüse noch heute gerne gesammelt. Wie der Name andeutet, mochten vermutlich auch Gänse das Kraut. Aber auch Hasen, Meerschweinchen und Schildkröten begeistern sich für die saftige Pflanze.

Alle oberirdischen Pflanzenteile, also Blätter, Triebe, Stängel, Knospen und Blüten, eignen sich sehr gut für spinatähnliches Gemüse, Smoothies, Aufläufe, Quichebelag, Suppen und Salat. Ab April kann das feine Wildgemüse geerntet werden. Vor allem die jungen Blätter schmecken angenehm und zart und erinnern etwas an Kopfsalat. Ältere Blätter und Stängel können gedünstet werden. Alle Pflanzenteile enthalten einen leicht bitteren Milchsaft, der sich an der Luft braun verfärbt. Wollen Sie den bitteren Geschmack, den vor allem ältere Blätter besitzen, etwas mildern, dann schneiden Sie sie vor der Zubereitung klein und legen sie 15 Minuten in lauwarmes Wasser. Der kleine Blütenboden ist besonders wohlschmeckend und kann als Delikatesse verzehrt werden. Dazu entfernen Sie die Kelchblätter und die haarigen Blüten. Für eine ausgiebige Mahlzeit ist dieser Aufwand allerdings zu groß. Die gelben Blüten nimmt man am besten als essbare Dekoration.

Auch die Raue Gänsedistel ist delikat. Für den Rohgenuss sollten Sie die spitzen Randstacheln mit der Schere abschneiden. Beim Dünsten werden sie weich und stören nicht mehr.

Gänsedisteln überzeugen durch einen hohen Vitamin- und Mineralstoffgehalt. Vor allem enthalten sie sehr viel Provitamin A, Kalium (585 mg/100 g) und Eisen (3 mg/100 g). Der

Nährwert ist in allen Belangen wesentlich höher als bei Kulturgemüse.

Die Gänsedistel hat einen mittleren Oxalsäuregehalt. Er ist viermal niedriger als der von Spinat. Menschen mit Nierenerkrankungen sollten trotzdem auf den Verzehr verzichten.

Der Milchsaft überzeugt

Schon die griechischen Ärzte kannten die Gänsedistel als Heilpflanze. Dioskurides verordnete die Blätter als Umschlag bei Entzündungen und bei Skorpionstichen. Den Milchsaft der Pflanze nutzte er bei Magenbeschwerden und zur Förderung der Milchbildung. Im Mittelalter galt die Gänsedistel im Sinne der Vier-Säfte-Lehre als kühlende Pflanze. Deshalb legte man die zerstoßenen Blätter äußerlich auf den „hitzigen Magen und hitzige Geschwulste". Besondere Aufmerksamkeit schenkten die Heilkundigen dem Milchsaft, der als harntreibend galt, aber auch die Atemnot erleichtern und „stinkenden Atem" vertreiben sollte. Außerdem glaubte man, der Saft wirke geburtserleichternd und muttermilchbildend. Ins Ohr geträufelt sollte er hilfreich bei Ohrenschmerzen sein. Ähnlich wie Schöllkrautsaft empfahl man ihn auch zur Behandlung von Warzen. Er galt zudem als Schönheitsmittel gegen Unreinheiten und Flecken auf der Haut.

In China und Neuseeland gut bekannt

Die traditionelle europäische Volksheilkunde beschreibt die oberirdischen Teile der Gänsedisteln als entzündungshemmend, harntreibend, fiebersenkend, leberstärkend, blutungsstillend und nervenberuhigend. Die Wurzeln finden in manchen Gegenden als Wurmmittel und als Hustenmittel Verwendung. Die meisten Wirkungen dieser traditionellen Nutzungen konnten inzwischen durch Studien belegt werden

In der chinesischen Volksmedizin ist die Gänsedistel ebenfalls seit Jahrhunderten in Anwendung. Man nutzt sie bei Lungenerkrankungen, Bronchitis, Fieber, Durchfall, Verbrennungen, Entzündungen des Rachens, bei Schlangenbissen und zum Stillen von Blutungen. In Indien und Pakistan wird sie bei Leberbeschwerden, Bluthochdruck, Brandwunden und psychischen Belastungen eingesetzt.

Bei der indigenen Bevölkerung Neuseelands, den Maori, gehörte die Gänsedistel zu den wichtigsten Nahrungs- und Medizinpflanzen. Unter dem Namen „Puha" wird sie dort noch heute häufig verzehrt. Ursprünglich nutzten die Menschen nur die heimische Gänsedistel (*Sonchus kirkii*). Diese wurde aber ab 1830 von zwei invasiven Einwanderern aus Europa verdrängt: Die Raue Gänsedistel und die Kohl-Gänsedistel landeten nun als Puha im Kochtopf der Maori. Die Gänsedisteln wurden aber nicht nur gegessen, sie galten bei den Maori auch als gute Medizin bei Verdauungsstörungen, zur Wundversorgung und als Stärkungsmittel für Kranke.

Puha gilt als wesentlicher Faktor, weshalb die Maoris viel seltener an Darmkrebs erkranken als Nicht-Maori-Neuseeländer. Und dies, obwohl sie sich viel ungesünder ernähren und mehr Alkohol trinken. Der regelmäßige Verzehr von Puha scheint diese Nachteile mehr als wettzu-

GÄNSEDISTEL-TINKTUR

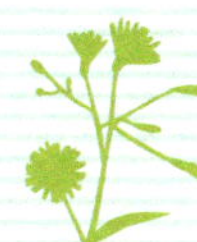

- 20 g frische Gänsedistel (Blätter, Stängel, Blüten)
- 50 ml Ethanol 70 % vol.

Pflanzenteile und Alkohol in einem Mörser oder Mixer zu einem dickflüssigen Brei verarbeiten. Dann in ein Schraubglas geben und 2 Wochen an einen lichtgeschützten, warmen Ort stellen. Den Auszug durch ein feines Sieb abpressen. Anschließend klären Sie die Tinktur mithilfe eines Tee- oder Kaffeefilters und füllen sie in ein Tropffläschchen aus Braunglas. So hält sie sich 2–3 Jahre. Bei Bedarf nehmen Sie dann 3-mal täglich 15 Tropfen ein. Innerlich zur Stärkung des Immunsystems in Erkältungszeiten, bei Husten, zur Anregung der Verdauungsorgane und zur Unterstützung der Leber. Die Tinktur kann auch zur Stimmungsaufhellung und zur Verbesserung der Gedächtnisleistung beitragen.

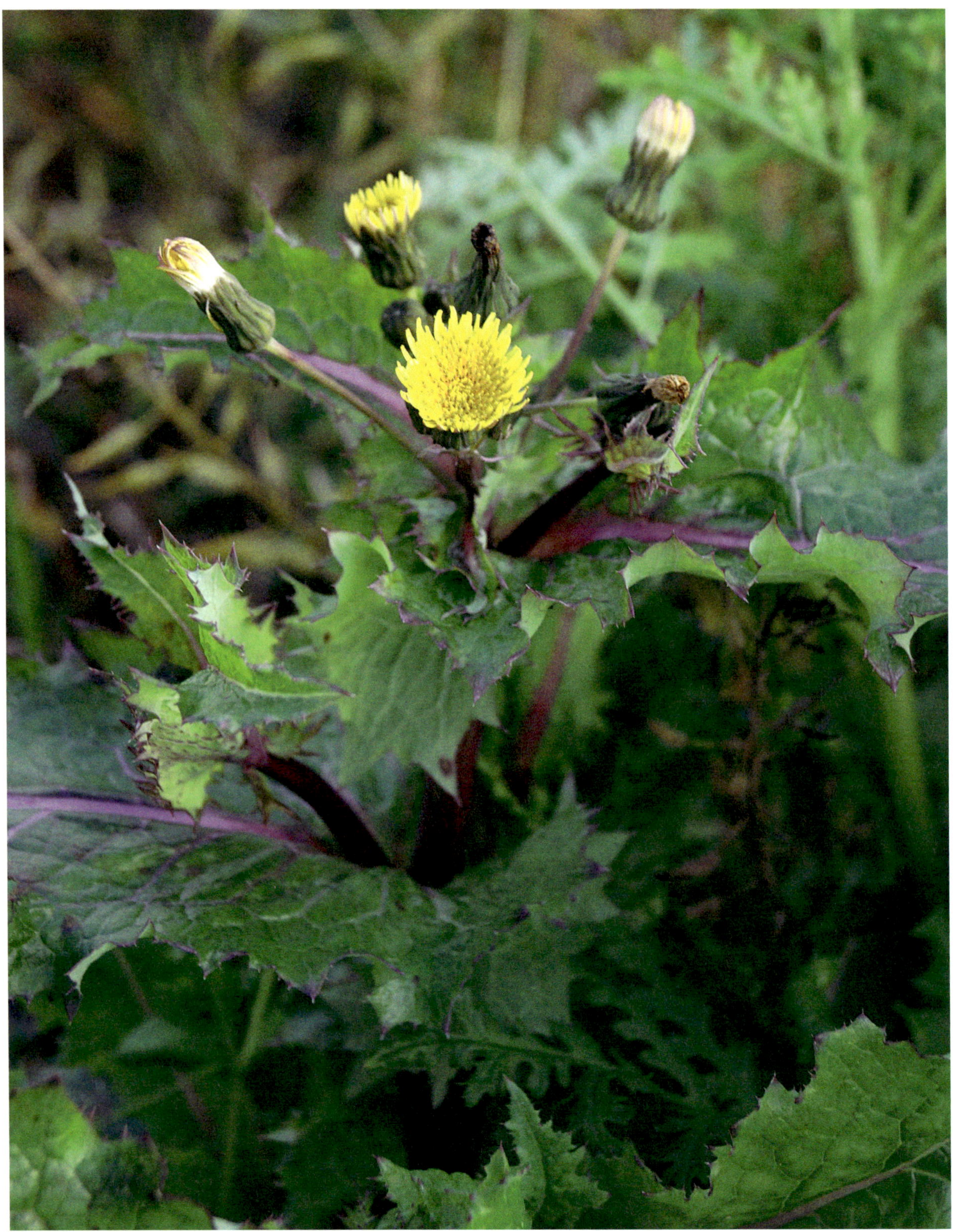

Für die Herstellung einer Tinktur erntet man blühende Gänsedisteln (hier die Raue Gänsedistel).

machen, denn Gänsedisteln enthalten zahlreiche zellschützende Substanzen zur Krebsprävention. Bei aktuellen Untersuchen an Ratten wurde eine starke Schutzwirkung gegen Magengeschwüre festgestellt, vor allem die Wurzelextrakte waren wirksam. Die Blätter zeigten eine starke Aktivität gegen Darmentzündungen (Colitis ulcerosa). Dieses Beispiel der Maoris zeigt die Wirksamkeit und Aktualität des alten Lehrspruchs: „*Eure Nahrungsmittel sollen eure Heilmittel sein und eure Heilmittel sollen eure Nahrungsmittel sein.*“

Unkraut mit großem Heilpotenzial

Das Unkraut hat wahrlich ein sehr breites pharmakologisches Wirkungsspektrum. Bei Untersuchungen von Wildgemüse an der Universität Istanbul stellte man bei Gänsedisteln und Wilden Möhren das höchste antioxidative, also zellschützende Potenzial fest. Man fand heraus, dass die Radikalfänger-Kapazität der Gänsedistel 4-mal höher ist als jene der Amerikanischen Heidelbeere (*Vaccinium corymbosum*). In weiteren Untersuchungen konnten zudem signifikante entzündungshemmende, antidiabetische, neuroprotektive, schmerzstillende und angstlösende (antidepressive) Wirkungen gefunden werden. Man stellte beispielsweise fest, dass die Aktivität von Acetylcholinesterase gesenkt wird, was eine Verbesserung der Gedächtnisleistung nach sich zieht. Außerdem wurde eine angstlösende Wirkung ähnlich wie bei dem Benzodiazepin Clonazepam sowie ein antidepressiver Effekt wie bei dem Antidepressivum Amitriptylin nachgewiesen.

Wie die volksheilkundlichen Anwendungen schon andeuten, hat die Gänsedistel das Potenzial eines „Universalheilmittels“. Aufgrund der enthaltenen Flavonoide, Carotinoide, Phenolsäuren, Proanthocyanidine, Sesquiterpenlactone, Alkaloide und Saponine sind die meisten traditionellen Einsatzgebiete, wie etwa die wundheilende oder die leberprotektive Wirkung erklärbar. Bezüglich der leberschützenden Wirkung schnitt die Gänsedistel in einem Vergleich nicht schlechter ab als das Silymarin der Mariendistel. Besonders hervorzuheben sind auch die hohen Gehalte an Caftarsäure und Chicorsäure, die unter anderem an der immunstimulierenden Wirkung des Purpur-Sonnenhuts (*Echinacea purpurea*) beteiligt sind. Deshalb lohnt es sich, aus der frischen blühenden Pflanze eine Erkältungstinktur herzustellen. Aufgrund der enthaltenen Saponine eignet sie sich bei einem festsitzenden Husten und die bitteren Sesquiterpenlactone sind hilfreich bei Verdauungsbeschwerden. In einer weiteren Studie wurde festgestellt, dass beim Trocknen der Pflanze viele Wirkstoffe verloren gehen, während sie sich bei einer Frischpflanzen-Tinktur gut konservieren lassen.

BRATKARTOFFELN MIT GÄNSEDISTELN vegan

- 600 g Gänsedistelblätter
- 3 EL Öl
- 1 Zwiebel
- 2 EL Olivenöl
- 1 EL Sojasoße
- 1 TL gekörnte Brühe / Gemüsebrühe
- Salz und Pfeffer
- 600 g Kartoffeln, festkochend
- Salz und Pfeffer
- 100 g Räuchertofu

Die Gänsedisteln klein schneiden und kurz in lauwarmem Wasser wässern. Inzwischen die gehackte Zwiebel im Öl glasig dünsten. Gänsedistel dazugeben, einige Minuten dünsten und mit Sojasoße ablöschen. Mit gekörnter Brühe, Pfeffer und Salz abschmecken und zur Seite stellen.

Geschälte Kartoffeln (roh oder gekocht) in dünne Scheiben schneiden und in einer großen Pfanne unter mehrfachem Wenden knusprig braten. Mit Salz und Pfeffer würzen. Rohe Kartoffeln benötigen 25 Minuten, vorgekochte 5–10 Minuten. Kurz bevor die Kartoffeln fertig sind, den gewürfelten Räuchertofu dazugeben. Zum Schluss die Gänsedisteln darunterziehen.

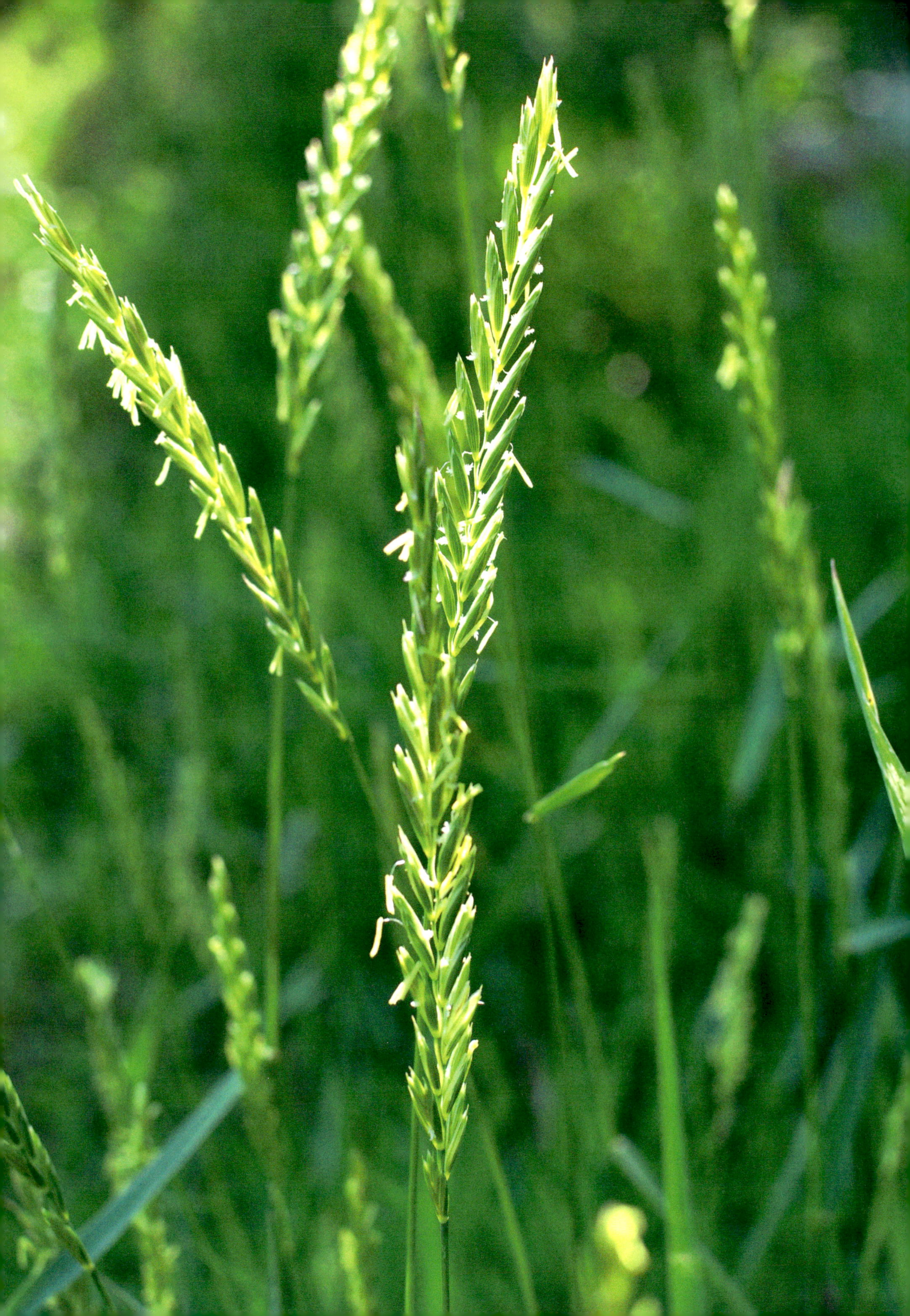

KRIECH-QUECKE

Vom Gärtner verflucht

Die Kriech-Quecke (*Elymus repens*, syn. *Agropyron repens*) gehört zur großen Pflanzenfamilie der Süßgräser. Im Garten und in der Landwirtschaft gilt sie als gefürchtetes Unkraut oder besser Ungras, das sich nur schwer bekämpfen lässt. Das vitale Gras verbreitet sich sowohl über Samen als auch über die unterirdischen Ausläufer (Rhizome). Die gelblichweißen Rhizome bilden ein dichtes, flachwurzelndes Geflecht. Unter günstigen Bedingungen ist innerhalb eines Jahres ein Längenwachstum von einem Meter möglich. Selbst abgebrochene kurze Rhizomstücke können wieder eine neue Pflanze hervorbringen. Bei der mechanischen Bodenbearbeitung kommt es oft zu solchen Wurzelteilungen, die dazu beitragen, dass sich die Pflanze vermehrt und auf der Ackerfläche verteilt wird. Der botanische Artname *repens* (= kriechend) kennzeichnet die Ausbreitung der unterirdisch kriechenden Wurzelausläufer. Der deutsche Name Quecke kommt vom mittelhochdeutschen queck = munter, lebendig. Das soll heißen, dass es sich um eine quicklebendige, kaum ausrottbare Pflanze handelt.

Bei der Verbreitung setzt die Kriech-Quecke aber nicht nur auf ihre hartnäckigen Rhizome, sondern auch auf den Samen. Die Quecke bildet jährlich pro Pflanze etwa 100–150 Samen, die im Boden 5–10 Jahren keimfähig bleiben. Aber damit nicht genug: Sie scheidet unterirdisch Toxine aus, die benachbarte Kulturpflanzen im Wachstum hemmen. Dadurch sind zum Beispiel bei Getreide Ertragseinbußen von bis zu 25 % möglich.

Die mehrjährige Kriech-Quecke, die oft einfach nur Quecke genannt wird, ist vor allem in Europa, Nordafrika und Vorderasien verbreitet. Inzwischen findet man sie aber in allen gemäßigten Klimazonen der Welt. Das stickstoffliebende Gras kommt überwiegend auf Ackerflächen, Fettwiesen, Ödland sowie in Gärten und an Wegrändern vor.

Die Quecke ist ein 30–150 cm hohes Gras. Die schmalen bläulich-grünen Blätter fühlen sich durch kleine Stachelborsten rau an. Sie umfassen den Stängel und haben an dieser Stelle schmale krallenartige Blattöhrchen. Die Blütezeit ist von Juni bis August. Die lange Blütenähre ist mit zwei Zeilen von mehrblütigen Ährchen besetzt, die Blüten werden durch lanzettlich zugespitzte Hüllspelzen geschützt. An den Blütenähren sieht man die Verwandtschaft des Süßgrases zum Getreide. Der botanische Gattungsname *Agropyron* besteht aus dem altgriechischen *agrios* = wild und *pyros* = Weizen, also wilder Weizen, womit die Ähnlichkeit der Ähren beschrieben wird. Auch der synonym genutzte Gattungsname *Elymus* kommt aus dem Griechischen und bedeutet Getreide. Der Samen der Quecke wird von einigen Vogelarten gerne gefressen.

Ein Unkraut für die Küche?

Die Quecke lässt sich in der Wildkräuterküche nutzen. Die jungen Frühlingsblätter sind reich an wertvollen Aminosäuren. Sie werden feingehackt unter Salat gemischt, für Frischpflanzensaft entsaftet oder in Smoothies verarbeitet. Etwas bekannter ist die Nutzung der stärke- und eiweißreichen Wurzelausläufer. Sie lassen sich beispielsweise zu einem angenehm mild schmeckenden Tee verarbeiten. In frischem Zustand können sie auch entsaftet werden. Aufgrund der enthaltenen Polysaccharide ist der Geschmack leicht süßlich. Das kann man beim nächsten Queckenjäten im Garten direkt ausprobieren, indem man einen

WURZELKAFFEE

Queckenwurzeln gründlich waschen. Die Wurzeln in 1 cm lange Stücke schneiden und im Backofen bei 200 °C mit leicht geöffneter Tür so lange rösten, bis sie dunkelbraun geworden sind. Das dauert etwa 15 Minuten. Gut verschlossen aufbewahren und vor dem Gebrauch als Filterkaffee in einer Kaffeemühle mahlen.

jungen Wurzelaustrieb auskaut. In verschiedenen Regionen Osteuropas (zum Beispiel der Ukraine) war die Verarbeitung von Queckenwurzeln in der Küche bis vor einigen Jahrzehnten noch sehr bekannt. Auch bei uns in Deutschland wurden in Notzeiten die kohlenhydrathaltigen Wurzeln getrocknet und zu Mehl gemahlen, um das Getreidemehl zu strecken. Queckenmehl hat einen leicht süßlichen Geschmack. Außerdem röstete man die Rhizome ähnlich wie Zichorienwurzeln und verwendete sie als Kaffeeersatz (siehe Rezept). Sogar Bier wurde mit den süßlichen Wurzeln gebraut. Die frischen Wurzelaustriebe eignen sich zudem für die Herstellung eines Sirups, auch Queckenhonig genannt (siehe Rezept). Die Verarbeitung der Rhizome in Suppen, Salaten oder gedünstet als Gemüse ist grundsätzlich möglich, aber nicht empfehlenswert, denn sie sind überwiegend zäh und faserig (mit Ausnahme der ganz jungen Rhizomspitzen). Ebenfalls nutzbar ist der sehr proteinreiche Samen, dessen Gewinnung aber recht aufwendig ist.

Wertvolle Arznei im Mittelalter

Die vitale Lebenskraft der Quecke ist den Pflanzenkundigen früherer Zeiten nicht entgangen. Schon in den antiken Schriften des Römers Plinius und des griechischen Arztes Dioskurides tauchen Gräser auf, die als Wundmittel und bei Harnwegserkrankungen verordnet wurden. Ob es sich dabei tatsächlich um die Quecke handelte, kann allerdings aufgrund der ungenauen Beschreibungen nicht mit Sicherheit gesagt werden. Erst Ende des 16. Jahrhunderts lässt sich die Quecke in der Literatur eindeutig zuordnen und zwar im Kräuterbuch des Arztes und Botanikers Tabernaemontanus (1522–1590): „*Rech- oder Queckengras frisch und grün mit den Wurzeln gesammelt / gesäubert / in einem Mörser gestoßen / und den Saft davon ausgedrückt / ist eine heilsame Arznei wider das Blutspeien. Der aus Rech- oder Queckengras gemachte köstliche Trank eröffnet die Verstopfung der Leber / treibt aus die Gelbsucht / dient wider den Schmerzen der Nieren und Lenden / treibt den Harn / Grieß und Stein / ist gut wider das Grimmen im Leibe / von Bauchflüssen herkommen / treibt die Spülwürm aus dem Leibe / und tötet sie / treibet die Kaltseich / Harnstreng / fördert die weiblichen Monatsblumen / heilt die Versehrung der Blasen / und ist ein fast nützlicher Trank in den pestilentzischen Fiebern.*“ Äußerlich empfahlen die mittelalterlichen Ärzte Breiumschläge mit zerstoßenen Queckenwurzeln. Das sollte hilfreich sein bei Wunden und Geschwülsten.

In der neueren Volksmedizin wird die harntreibende Quecke überwiegend bei Harnwegserkrankungen angewendet. Außerdem gilt sie als sogenanntes „Blutreinigungsmittel“, das bei Gicht, Rheuma und Hautunreinheiten eingesetzt wird. Besonders wirksam ist dabei der vitaminreiche, frische Presssaft aus der Wurzel, der bei keiner Frühjahrskur fehlen sollte. In der anthroposophischen Medizin spielt die Quecke als homöopathisches Arzneimittel eine Rolle bei Schnupfen und Entzündungen der Nasennebenhöhlen. Früher wurde die Queckenwurzel in der Tiermedizin präventiv gegen Wurmbefall verabreicht.

QUECKENWURZEL-TEE

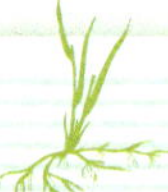

Die Queckenwurzeln werden in der Regel als Aufguss zubereitet, das heißt mit heißem Wasser übergossen und 10 Minuten ziehen gelassen. Nur wenn die Kieselsäure gewünscht wird, ergibt auch eine Abkochung Sinn (mindestens 30–60 Minuten). Man dosiert für den Aufguss 3 TL auf 250 ml Wasser. Der Tee ist hilfreich bei Blasen- und Harnwegsinfektionen, aber auch bei Prostataentzündung. Wer unter Ödemen aufgrund einer Einschränkung der Herz- und Nierenfunktion leidet, sollte auf Tees mit harntreibenden Pflanzen verzichten.

Neue Forschung, neue Erkenntnisse

Die Rhizome der Quecke enthalten vor allem sehr viele Schleimstoffe (10 %) und das Polysaccharid Triticin, aber auch Phenolsäuren, Zuckeralkohole, ätherisches Öl und Kieselsäure. In klinischen Studien konnte beobachtet werden, dass die Quecke bei Harnwegsinfektionen, Reizblase und Prostata-

QUECKENHONIG

- 250 g frische Quecken-Wurzeln
- 10 g Fenchelfrüchte (frisch gemörsert)
- 500 g Vollrohrzucker

Queckenwurzeln gut säubern und klein schneiden. In 1 Liter Wasser 30 Minuten bei niedriger Temperatur köcheln. Nach 15 Minuten Kochzeit den Fenchel zugeben. Pflanzenteile absieben, Vollrohrzucker dazugeben und zur Sirupdicke einkochen. In Gläser füllen und verschließen. Bei Husten nehmen Sie 3-mal täglich 1 EL ein. Der Queckenhonig ist ein traditioneller Sirup bei Brustverschleimung, also bei festsitzendem Husten.

entzündung hilfreich ist. Bislang wurden harntreibende, entzündungshemmende, reizlindernde, antimikrobielle, antidiabetische und cholesterinsenkende Wirkungen belegt.

Aufgrund dieser Wirkungen ist die Quecke eine ausgezeichnete Heilpflanze für Blasen- und Harnwegserkrankungen. Die Wasserausscheidung über die Nieren wird erhöht und Keime können aus den Harnwegen vermehrt ausgespült werden. Auch bei Nierengrieß und Blasensteinen kann eine kurmäßige Anwendung der Quecke (Durchspülungstherapie) zu einem günstigen Verlauf verhelfen.

Die volksmedizinische Verwendung der Quecke erstreckt sich aufgrund der reizlindernden Schleimstoffe auch auf die Atemwege. Hierbei wirkt vermutlich das schleimlösende ätherische Öl unterstützend, welches unter anderem Thymol und Carvacrol enthält, zwei Stoffe, die auch im ätherischen Thymianöl vorkommen.

Die Queckenwurzeln gräbt man im zeitigen Frühjahr (März/April) oder im Spätherbst (September/Oktober) aus. Sie werden gewaschen und gut getrocknet, sonst beginnen sie bald zu schimmeln. Eine künstliche Trocknung (Backofen, Dörrgerät) bei Temperaturen um 40 °C ist empfehlenswert. Die trockenen Wurzeln werden in 5 cm lange Stücke gebrochen und gut verschlossen gelagert, denn die kohlenhydratreichen Wurzeln ziehen gerne Lebensmittelmotten an.

Unkraut als Gartenhelfer

Die kieselsäurehaltige Queckenwurzel kann übrigens auch als biologisches Spritzmittel eingesetzt werden. Wie der ähnlich wirkende Schachtelhalm hilft sie vorbeugend gegen Pilzkrankheiten. 500 g frische oder 100 g getrocknete Wurzeln werden dazu in 5 Liter Wasser über Nacht eingeweicht und dann 30 Minuten geköchelt, damit die Kieselsäure herausgelöst wird. Die abgesiebte Flüssigkeit wird 1:5 mit Wasser verdünnt und regelmäßig über pilzgefährdete Kulturen gesprüht.

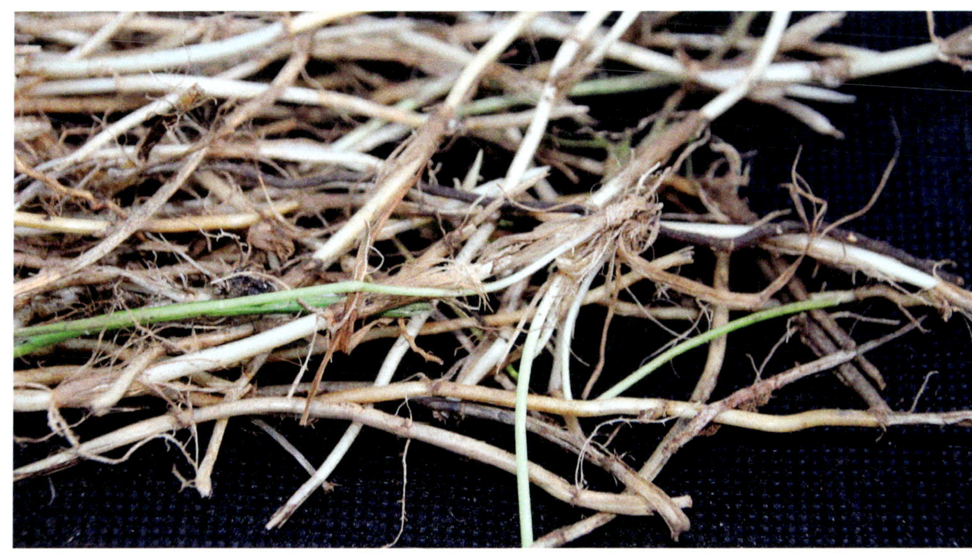

Queckenwurzeln werden seit Jahrhunderten medizinisch eingesetzt.

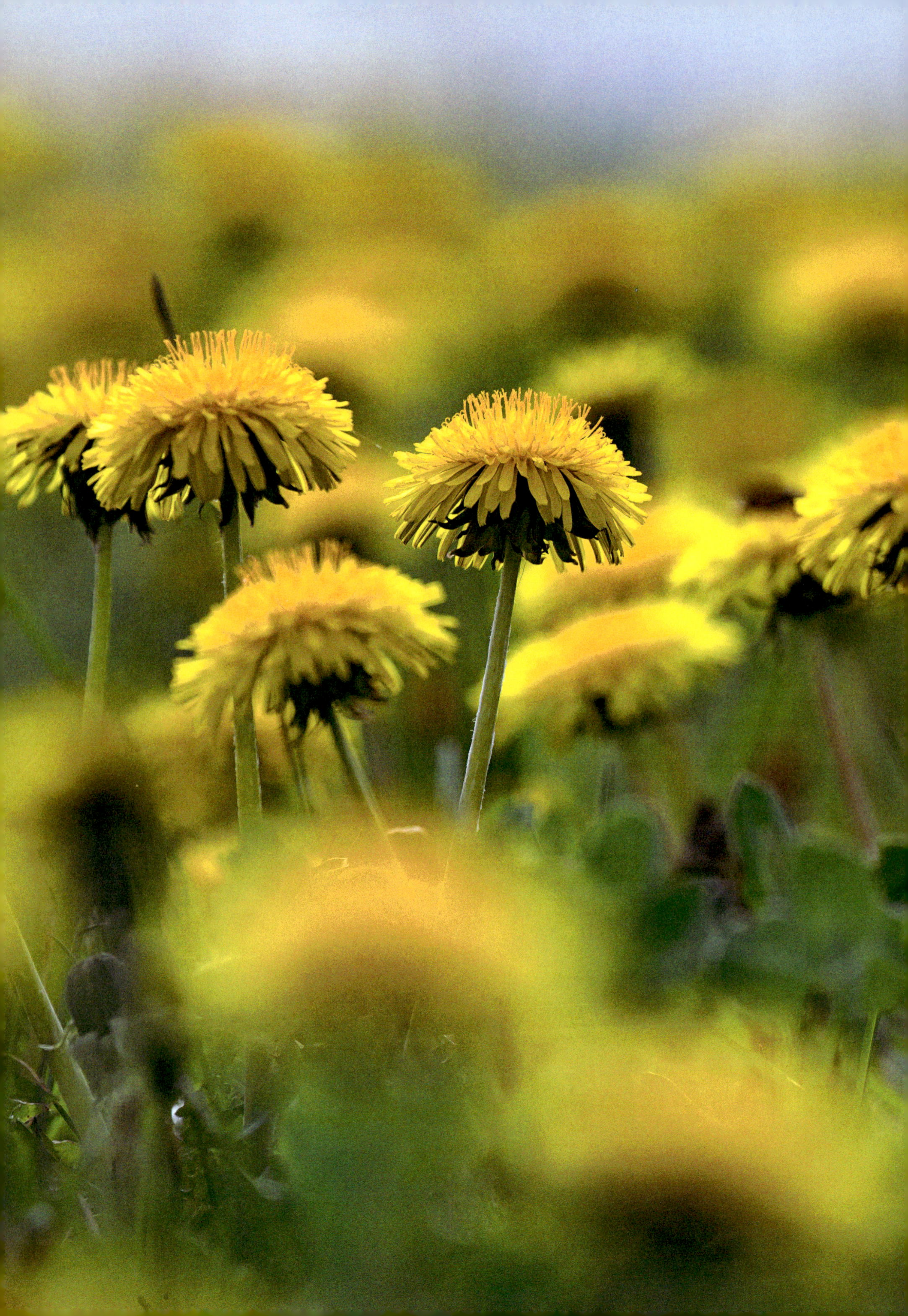

GEWÖHNLICHER LÖWENZAHN

Unkraut mit Fallschirmtruppe

Wer kennt ihn nicht, den Gewöhnlichen Löwenzahn (*Taraxacum officinale*)! Der strahlend gelbe Korbblütler ist fast überall zu finden, wo Menschen den Boden kultivieren. Er besiedelt vor allem stark gedüngte Wiesen, Weiden, Äcker, Brachflächen und Rasenflächen. So hübsch er während der Blüte auch aussieht, so gilt er doch in vielen Bereichen als Problemunkraut. Vor allem in Gärten und auf Zier- und Sportrasen wird er ungern gesehen. Im Getreide- und Sojaanbau Nordamerikas gilt der Löwenzahn sogar als sechsthäufigstes Unkraut. In Pakistan wird er im Weizenanbau als dominanteste Unkrautart gelistet. Auf Weiden und Wiesen stellt er seltener ein Problem dar, da er sehr nahrhaft ist und von Weidetieren gerne gefressen wird.

Der Löwenzahn kann sowohl den Samen- als auch den Wurzelunkräutern zugeordnet werden. Je Pflanze werden durchschnittlich 1 000–5 000 Samen gebildet, die mit ihrem „Fallschirm" viele hundert Meter weit fliegen können. Der Samen ist nämlich durch ein dünnes Stielchen mit einem haarigen Flugschirmchen (Pappus) verbunden. Im Boden bleiben sie dann viele Jahre lebensfähig (10–20 Jahre). Auch die bis zu 1 m langen Pfahlwurzeln tragen zur Verbreitung bei, da jedes im Boden verbleibende Wurzelstück neu austreiben kann. Wer den Löwenzahn loswerden will, muss die Pfahlwurzeln mit einem Unkrautstecher entfernen. Bleibt ein Stück stecken, treibt die Pflanze wieder aus.

Der Gewöhnliche Löwenzahn hat seinen genetischen Ursprung in Griechenland und verbreitete sich schon sehr früh in Europa und dem westlichen Asien. Durch seine Vermehrungsstrategien und mithilfe des Menschen ist er inzwischen in fast jedem anderen Land der Welt zu finden. In Nordamerika wurde er das erste Mal 1672 entdeckt.

Der Löwenzahn präsentiert sich außerhalb der Blütezeit als grundständige Rosette. Die am Boden aufliegenden Blätter sind unregelmäßig gelappt, teilweise tief eingeschnitten und gezahnt. Diese gezackten Blätter führten wohl wegen der Ähnlichkeit zu den Reißzähnen des Löwen zum deutschen Namen. Die Blätter präsentieren sich außergewöhnlich formenreich, sodass kaum ein Blatt dem anderen gleicht. Alle Pflanzenteile enthalten einen weißen Milchsaft. Von April bis Mai erheben sich die langen, hohlen Blütenstiele, an deren Spitze sich das Körbchen mit den zahlreichen gelben Zungenblüten befindet. Während der Blütezeit schließt sich der Blütenstand bei Nacht und bei Regenwetter. Nach der Befruchtung entlässt er die haarigen Flugschirmchen, die der Pflanze den Namen „Pusteblume" gaben. Die nektar- und pollenreichen Blüten sind eine wunderbare Bienenweide für Wildbienen und Honigbienen. Aber auch viele Schmetterlingsarten profitieren von dem hohen Nektarwert. Erstaunlich ist die Tatsache, dass ein großer Teil der Löwenzahnpflanzen (ca. 70 %) nicht auf Bestäuber angewiesen ist und trotzdem Nektar produziert. Diese triploiden Pflanzen produzieren Samen ohne vorherige Befruchtung. Es entstehen dann ausschließlich genetische Kopien der Mutterpflanze.

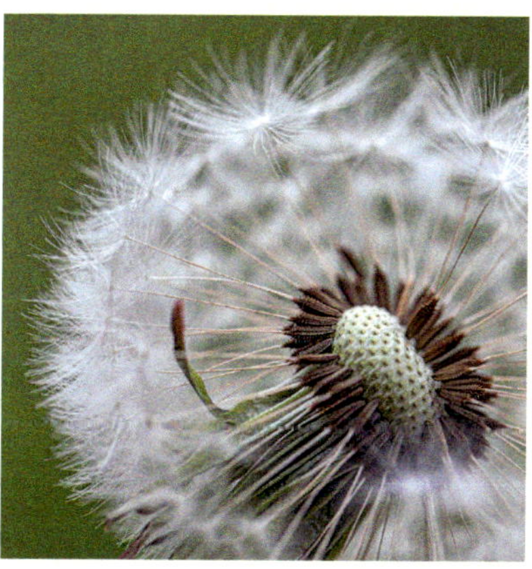

Kinder lieben es, die Flugschirmchen der Pusteblume auf die Reise zu schicken.

Alles Löwenzahn oder was?

Der Gewöhnliche Löwenzahn wird zwar immer noch häufig als *Taraxacum officinale* geführt, aber Botaniker haben längst festgestellt, dass er nicht in dieses Artenkonzept passt. Weil es vom Gewöhnlichen Löwenzahn zahlreiche Varietäten, Mikroarten und Übergangsformen gibt, die kaum zu unterscheiden sind, wurden sie zur Sammelart *Taraxacum* Sektion *Ruderalia* zusammengefasst. Außerdem gibt es noch weitere Sektionen der Gattung *Taraxacum*, die ebenfalls sehr ähnlich aussehen. Auch in der Gattung *Leontodon* gibt es „Löwenzähne", die allerdings keine Schirmflieger sind, das heißt, bei ihnen sitzt der Pappus nicht auf einem Stiel. Dazu gehört zum Beispiel der Herbst-Löwenzahn (*Leontodon autumnalis*) oder der Steifhaarige Löwenzahn (*L. hispidus*). Zudem gibt es noch weitere gelb blühende Korbblütler, die ebenfalls ähnliche Blattformen und Blüten haben, wie zum Beispiel das Gewöhnliche Ferkelkraut (*Hypochaeris radicata*) oder der Wiesen-Pippau (*Crepis biennis*).

Wenn der Löwenzahn blüht, ist eine Verwechslung mit anderen Pflanzen nahezu ausgeschlossen. Denn alle ähnlich blühenden gelben Korbblütler haben verzweigte Blütenstängel, während die Löwenzahnblüte auf einem unverzweigten, hohlen und blattlosen Stängel thront! Wenn wir aber im März zarte Blättchen sammeln wollen, dann sind noch keine Blüten zu sehen. Und die angesprochenen Verwechsler haben sehr ähnlich geformte Blätter, in denen sich ebenfalls ein weißer Milchsaft befindet. Aber keine Sorge: Diese Pflanzen sind ungiftig und es gibt zudem ein Unterscheidungsmerkmal: Alle haben deutlich behaarte Blätter! Das Löwenzahnblatt ist weder auf der Blattoberseite noch auf der Unterseite kaum behaart.

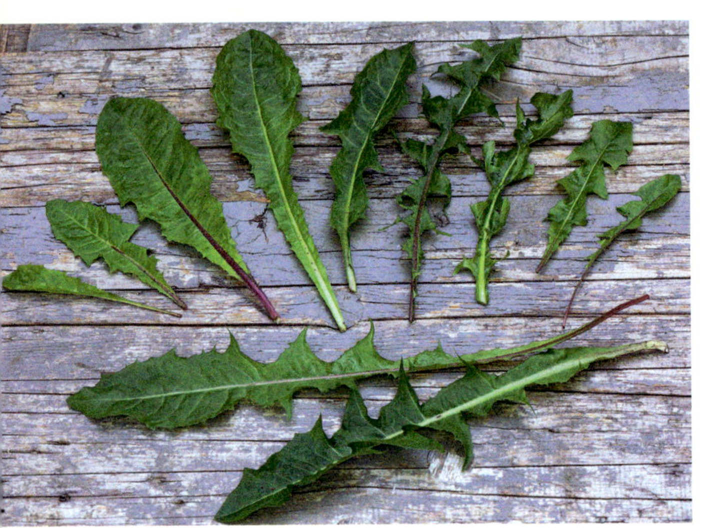

Die Blätter des Löwenzahns sind außergewöhnlich formenreich.

LEBER-GALLE-TEE

- 20 g Löwenzahnwurzeln
- 10 g Löwenzahnblätter
- 10 g Schafgarbenblüten
- 10 g Pfefferminzblätter
- 5 g Wermutkraut

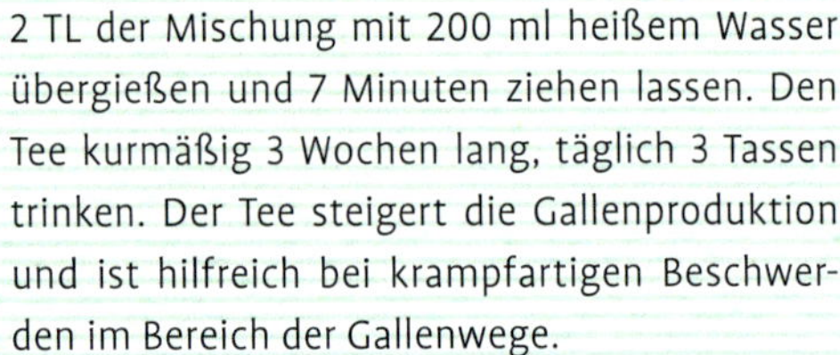

2 TL der Mischung mit 200 ml heißem Wasser übergießen und 7 Minuten ziehen lassen. Den Tee kurmäßig 3 Wochen lang, täglich 3 Tassen trinken. Der Tee steigert die Gallenproduktion und ist hilfreich bei krampfartigen Beschwerden im Bereich der Gallenwege.

Superstar der Wildgemüse

Der Löwenzahn ist nicht nur ein ausgezeichnetes Futtermittel für Weidevieh, sondern er wird seit Jahrhunderten auch von uns Menschen für Nahrungszwecke verwendet.

Von Anfang März bis Mitte Mai kann man die jungen Blätter ernten. Am besten schmecken die ganz zarten Blättchen aus der Rosettenmitte. Sie haben einen chicoreeartigen, feinbitteren Geschmack. Besonders lecker sind sie als Salat, verfeinert mit gebratenen Speckwürfeln oder gerösteten Brot-Croutons. Die Blätter passen aber auch hervorragend in Suppen, Eierspeisen, Pesto, Smoothies oder sie werden als spinatähnliches Gemüse gedünstet. Ältere Blätter sind hingegen nicht mehr so zart und werden zunehmend bitter. Hier lohnt es sich, sie vor der Verarbeitung 15 Minuten in lauwarmes Wasser zu legen. Die Blatternte ist im Mai nicht beendet, denn nach dem Abschneiden

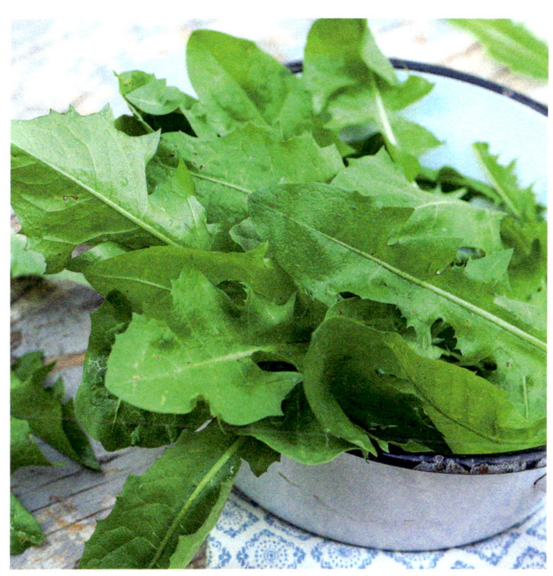

Junge Blätter sind besonders lecker als Salat.

der bodenständigen Rosette treiben wieder junge Blätter aus und können erneut gesammelt werden.

Bevor sich im April die Blüten öffnen, bietet uns der Löwenzahn eine besondere Delikatesse an: die noch fest geschlossenen Blütenknospen. Man kann sie roh in den Salat geben oder noch besser in Butter oder Öl andünsten.

Sobald sich die strahlenden Blüten öffnen, haben wir eine leckere Speisedekoration. Da sie leicht süßlich schmecken, eignen sie sich nicht nur für Salate und Kräuterbutter, sondern auch für süße Desserts. Die duftenden Blüten können auch als Grundlage von Sirup, Likör oder Blütengelee eingesetzt werden. Dazu nimmt man möglichst nur die gelben Zungenblüten und entfernt den bitteren, grünen Kelch.

Die Pfahlwurzeln werden erst von September bis Februar ausgegraben, denn dann sind sie weniger bitter und enthalten viel Inulin. In der Winterruhe beträgt der Inulingehalt 40 %. Im Frühjahr werden die Speicherreserven abgebaut (nur ca. 2 % Inulin) und der Gehalt an Bitterstoffen nimmt zu. Man kann aus ihnen einen Kaffeeersatz herstellen: Dazu schneiden Sie die gesäuberten Wurzeln in kaffeebohnengroße Stücke und rösten sie auf einem Backblech bei 200 Grad. Nach etwa 12–15 Minuten sind sie braungeröstet. Dazwischen die Wurzelstücke einmal kurz wenden und die Feuchtigkeit aus dem Ofen lassen. Nach dem Abkühlen kann Löwenzahnwurzel-Kaffee gemahlen und frisch aufgebrüht werden. Die Wurzeln schmecken auch als Gemüse gedünstet oder verarbeitet in Suppen und Kräutersalz.

Stark wie ein Löwe und furchtbar *gesund*

Der Löwenzahn ist nicht nur lecker, sondern auch sehr gesund! Zum Beispiel enthalten die Blätter deutlich mehr Provitamin A als die dafür bekannte Karotte. Schon eine Handvoll Löwenzahn deckt den Tagesbedarf. Dieses Vitamin spielt eine große Rolle in unserem Immunsystem und ist wichtig für Augen und Haut. Außerdem enthält Löwenzahn sehr viel Kalium (510 mg/100 g), das bei der Blutdruckregulierung eine bedeutende Rolle spielt. Auch Kalzium (125 mg/100 g), Eisen (2,6 mg/100 g) und B-Vitamine sind reichlich vorhanden. Der Vitamin-C-Gehalt liegt mit durchschnittlich 78 mg/100 g etwas über dem Wert der Zitrone (50 mg/100 g).

LÖWENZAHNKNOSPEN-GEMÜSE vegan

- 1 Zwiebel
- 1 rote Paprikaschote
- 3 EL Olivenöl
- 500 g fest geschlossene Löwenzahnknospen
- 6 getrocknete Tomaten in Öl
- 2 EL Tomatenmark
- 1 TL Oregano
- Salz und Pfeffer
- gekörnte Brühe / Gemüsebrühe

Klein gehackte Zwiebel und in Würfel geschnittene Paprika 3 Minuten in Öl andünsten. Dann Löwenzahnknospen, fein gehackte Tomaten, Tomatenmark und Oregano dazugeben und unter Rühren weitere 4–5 Minuten garen. Mit Salz, Pfeffer und Brühe abschmecken. Sie können dieses Gericht pur genießen, unter Nudeln ziehen, auf Baguette überbacken oder als Pizzabelag verwenden.

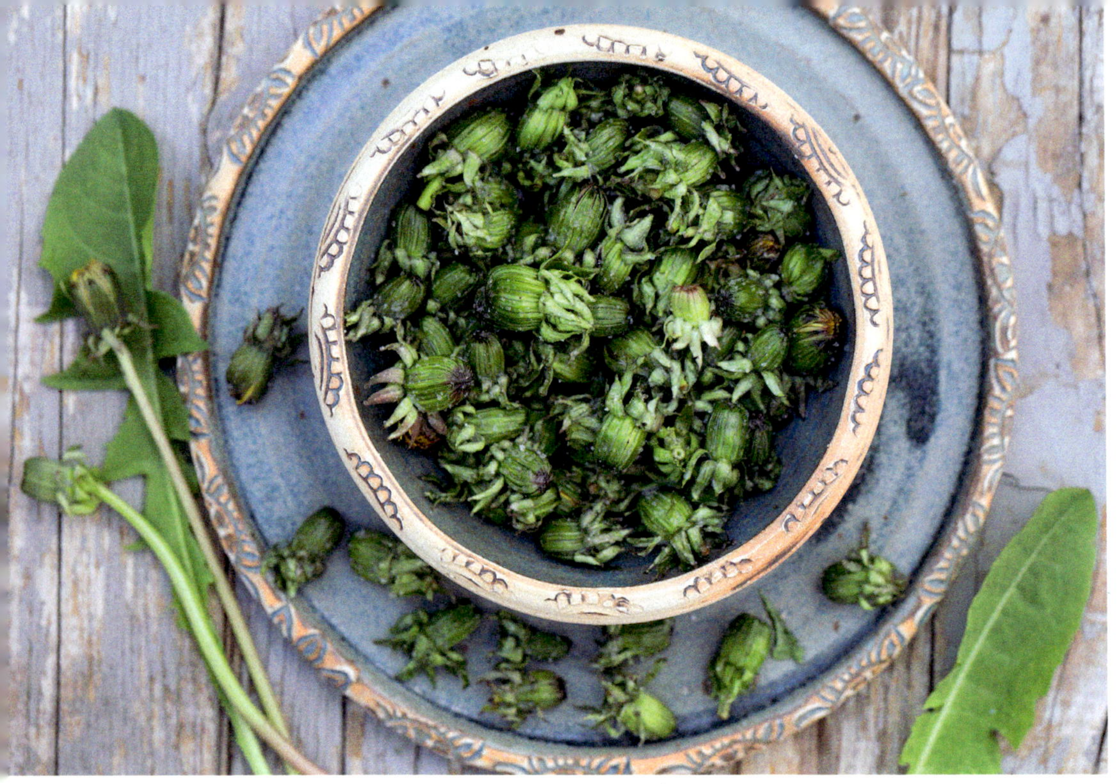

Die knackigen Knospen können auch als „falsche Kapern“ eingelegt werden.

Seit dem 16. Jahrhundert als Heilmittel beliebt

In den Heilpflanzenbüchern der Antike und des frühen Mittelalters findet man erstaunlicherweise keine Hinweise auf den Löwenzahn. Vermutlich war er damals noch recht selten. Sein Siegeszug begann nämlich erst mit der Jauchedüngung der Wiesen. Dann taucht er ab dem 16. Jahrhundert in allen wichtigen Kräuterbüchern auf und wird zu einer beliebten Pflanze der Volksmedizin. Der Botaniker Hieronymus Bock beschreibt ihn 1546 sehr ausführlich und erwähnt seine Nutzung bei Augenkrankheiten und als Schönheitsmittel gegen Sommersprossen. Der Mediziner Leonhart Fuchs erwähnt etwa zur gleichen Zeit die gute Wirkung bei Magenbeschwerden und Lebererkrankungen. Der Arzt Tabernaemontanus (1525–1590) verordnete die Pflanze „*wider die Brunst des Magens und der Leber, sie eröffnet die Verstopfung derselben, vertreibt die Harnwinde und treibt den Harn gewaltig*“.

Die wichtigste Heilwirkung des Löwenzahns wird auch in den unzähligen Volksnamen aufgegriffen. Er heißt beispielsweise Bettseicher, Bettpisser oder französisch *pisenlit*, was auf die harntreibende Wirkung der Pflanze hinweist. Auch der botanische Name gibt Hinweise auf die Nutzung als Heilpflanze. *Officinale* bedeutet „in der Apotheke gebräuchlich“. *Taraxacum* ist aus dem Arabischen abgeleitet und umschreibt einen heilsamen Wirkstoff in der Pflanze: *tharachschakuh* heißt „bitteres Kraut“. Die Bitterstoffe des Löwenzahns aus der Gruppe der Sesquiterpenlactone sind vor allem für die verdauungsfördernde und gallenflussanregende Wirkung verantwortlich. Besonders viel davon findet man im Milchsaft.

Wirksame Arznei

Heute ist der Löwenzahn als anerkanntes Heilmittel Bestandteil der Arzneibücher geworden. Man verordnet ihn vor allem bei Appetitlosigkeit und Verdauungsbeschwerden (Blähungen, Völlegefühl) sowie zur Anregung der Gallenfunktion. Außerdem nutzt man die harntreibende Wirkung zur Durchspülung der Harnwege bei Harnwegsbeschwerden. Dabei kommen die zahlreichen Inhaltsstoffe zur Wirkung, vor allem Bitterstoffe, Triterpene, Flavonoide und Kalium. Verwendet werden die Wurzel und das Kraut. Die Wurzeln enthalten etwas mehr Bitterstoffe, während die Blätter mehr Kalium und Flavonoide besitzen. Deshalb sind die Blätter besonders harntreibend, während die Wurzel stärker auf den Verdauungstrakt wirkt. Die Wurzeln enthalten vor allem im Frühjahr (März) besonderes viele Bitterstoffe, sie werden also im Gegensatz zur Nutzung als Gemüse nicht in der Winterruhe geerntet.

Wegen der stoffwechselanregenden Wirkung setzt man Löwenzahn auch gerne in Form von Frischpflanzensäften bei Frühjahrskuren und zur Entgiftung und Ausleitung ein. Die Volksmedizin kennt auch die Nutzung bei rheumatischen Beschwerden und Hauterkrankungen. In der türkischen Volksmedizin und der Traditionellen Chinesischen Medizin dient der Löwenzahn auch als Antidiabetikum. Die in den Blättern und Blüten zahlreich enthaltenen Flavonoide und Carotinoide sind hochwirksame Antioxidantien, die unseren Körper vor den schädlichen freien Radikalen schützen und zudem den Cholesterinspiegel senken. Neuere Forschungsarbeiten bestätigen für den Löwenzahn leberschützende und krebshemmende Wirkungen.

Kinderpflanze und Kautschukersatz

Das Unkraut war einst eine beliebte Spielpflanze: Die hohlen Blütenstiele wurden zu Ketten, Flöten und Blasrohren verarbeitet. Ins Wasser eingelegt fertigte man aus den eingeschnittenen Röhren Spiralen und Ringellöckchen. Die gelben Blütenköpfe nahm man als Puderquaste und färbte sich die Wangen gelb. Beliebt war auch ein Orakelspiel mit den haarigen Fruchtständen der Pusteblume: So viele Fallschirme, wie stehen blieben, so viele Kinder konnte man bekommen oder so viele Jahre hatte man noch zu leben.

Manchmal hört man die Aussage, der Milchsaft in Blättern und Stängeln sei giftig. Das ist nicht richtig, allerdings verursacht er braune Flecken auf Haut und Kleidung. Vielleicht wollte man mit der „Giftwarnung" verhindern, dass Kinder sich damit die Kleidung verschmutzen. Früher glaubte man allerdings auch, wenn man sich mit dem Milchsaft bestreiche, dann könne man sich bei „großen Herrn und Fürsten" gut einschmeicheln und bekäme von ihnen, was immer man begehre. Außerdem wurde der Milchsaft als Heilmittel gegen Warzen und Hühneraugen empfohlen.

Die milchige, bittere Flüssigkeit im Löwenzahn ist auch für die Wissenschaft hochinteressant. In verschiedenen Forschungseinrichtungen gibt es vielversprechende Ansätze, um daraus Kautschuk für die Reifenproduktion zu gewinnen. Schon während des Zweiten Weltkrieges arbeiteten Wissenschaftler in Russland und in Deutschland an dem Kautschukersatz. Ergiebiger als unser heimischer Löwenzahn ist dabei der Russische Löwenzahn (*Taraxacum kok-saghyz*), dessen Wurzel erheblich mehr Kautschuk liefert. Inzwischen wurden zusammen mit der Firma Continental die ersten Prototypen von Reifen für Autos und LKWs hergestellt.

LÖWENZAHNBLÜTEN-GELEE

vegan

- 250 g Löwenzahnblüten
- 2 Bio-Zitronen
- 1 Bio-Orange
- 1 Messerspitze Vanillepulver
- 250 ml Apfelsaft
- 1 kg Gelierzucker

Die grünen Hüllblätter (Kelche) der Blüten entfernen. Die gelben Blüten mit in Stücke geschnittenen Zitrusfrüchten und Vanille in 550 ml Wasser aufkochen und 1 Stunde auf sehr kleiner Flamme ziehen lassen. Den Topfinhalt durch ein Sieb filtern, Apfelsaft hinzugeben und mit dem Gelierzucker mischen. Nochmals 5 Minuten kochen und heiß in vorbereitete Schraubgläser füllen. Das goldgelbe Gelee eignet sich als Brotaufstrich.

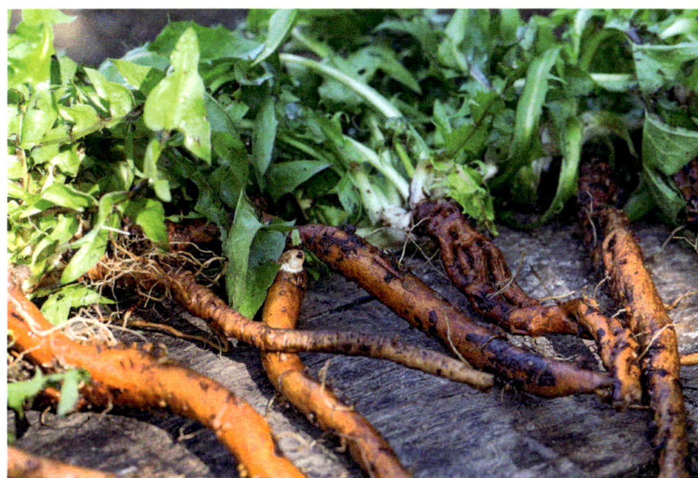

Für Heilzwecke werden die Wurzeln im Frühjahr ausgegraben.

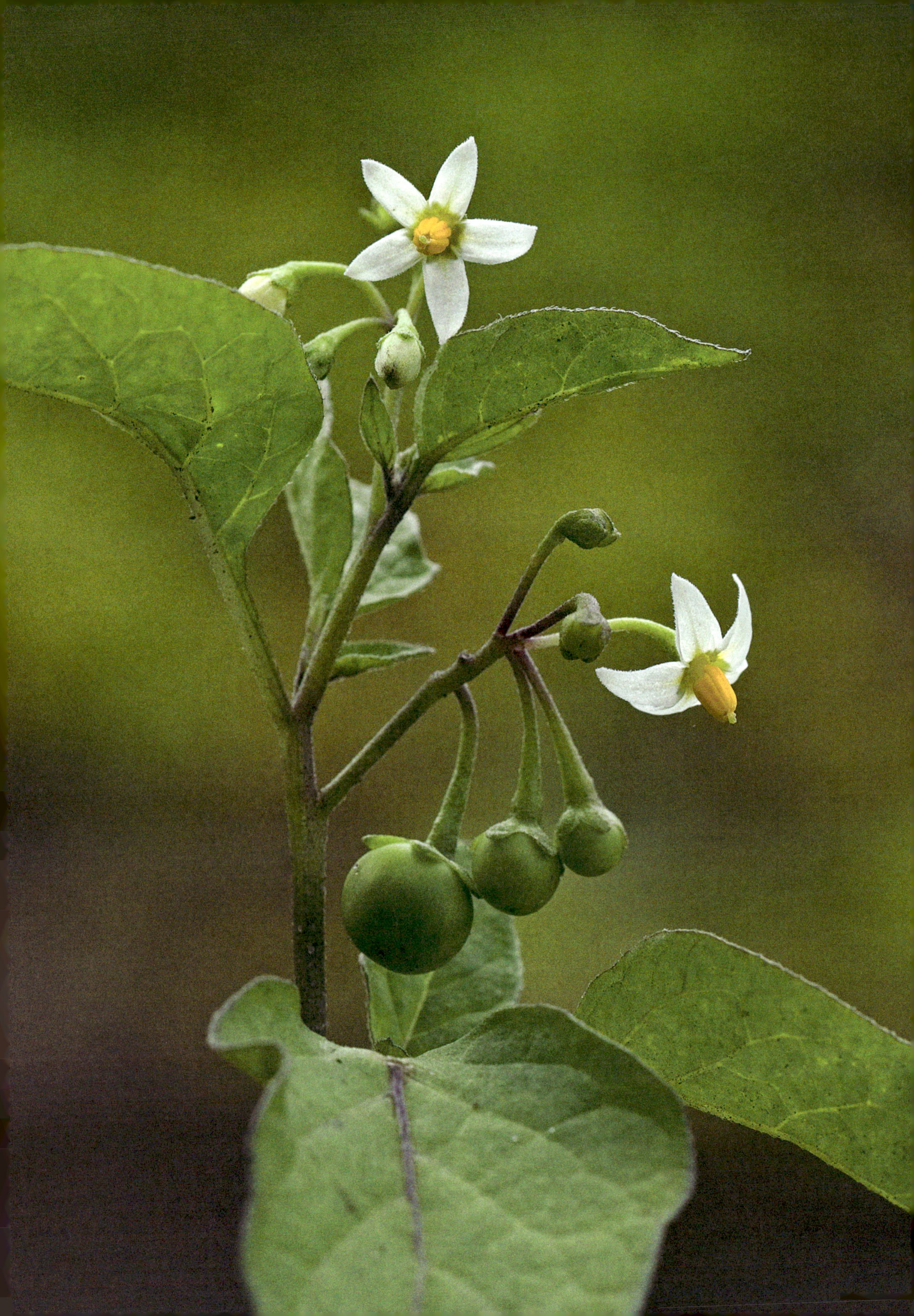

SCHWARZER NACHTSCHATTEN

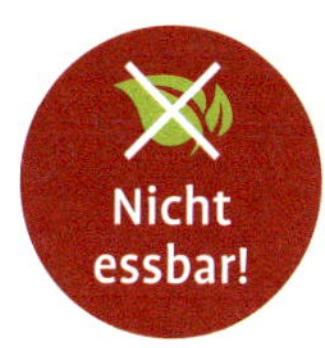

Nährstoffreiche Standorte bevorzugt

Der Schwarze Nachtschatten (*Solanum nigrum*) ist ein Unkraut, das Landwirte vor allem wegen seiner Giftigkeit nicht gerne in den Kulturen sehen. Denn bei der Maschinenernte können Pflanzenteile beispielsweise in das Futter von Tieren gelangen. Die grünen Früchte und Blätter der Pflanze sind insbesondere für Pferde, Kühe und Schweine giftig. Auf die Giftigkeit für uns Menschen wird nachfolgend noch ausführlicher eingegangen.

Der einjährige Schwarze Nachtschatten hat seine geografischen Ursprünge vermutlich in Europa, Nordafrika und Vorderasien. In Amerika, Australien und Neuseeland zählt er zu den durch Menschen eingeschleppten invasiven Arten. Inzwischen gibt es nur wenige Länder, wo er nicht vorkommt.

Die besten Bedingungen findet der Schwarze Nachtschatten auf bearbeiteten Flächen, insbesondere wenn die Böden eine hohe Stickstoffversorgung besitzen. Deshalb gehören Agrarflächen, Weiden, Gärten sowie Feld- und Wegränder zu den bevorzugten Standorten. Außerdem liebt die Pflanze sonnige und warme Standorte. Die Samen keimen am besten bei Temperaturen zwischen 20 und 30 °C. Eine kräftige Pflanze kann pro Jahr bis zu 100 000 Samen produzieren, die über 40 Jahre keimfähig bleiben können. In der Regel sind es aber pro Pflanze etwa 1 000 Samen. Der robuste Nachtschatten hat teilweise schon herbizidresistente Formen entwickelt. Die Pflanze lässt sich leicht durch Hacken und Jäten entfernen, am besten vor der Samenreife.

Der Schwarze Nachtschatten ist sozusagen der Namensgeber für die Familie der Nachtschattengewächse, welcher er angehört. In dieser großen Familie finden sich bekannte Gemüsepflanzen wie Kartoffel und Tomate, aber auch Giftpflanzen wie Stechapfel und Tollkirsche.

Die Art ist sehr variabel, sodass man viele Formen findet, die sich morphogenetisch unterscheiden. Die Unterart *Solanum nigrum* subsp. *nigrum* hat beispielsweise eine lockere Stängelbehaarung, während die Unterart *Solanum nigrum* subsp. *schultesii* dichtfilzig behaarte Stängel besitzt. Die auffallend dunkelgrünen, eiförmigen Blätter des Nachtschattens sind ebenfalls sehr formenreich. Die Blütezeit reicht von Juni bis Oktober. Die sternförmigen Blüten bestehen aus fünf weißen Kronblättern, die miteinander verwachsen sind. In der Mitte sitzen die weit herausragenden gelben Staubblätter. Typische Befruchter sind Schwebfliegen und Wildbienen. Die eiförmigen, erbsengroßen Früchte sind zunächst grün und werden dann mit der Reife violett-schwarz. An feuchten Plätzen und Waldrändern findet man häufig eine nah verwandte Art, den Bittersüßen Nachtschatten (*Solanum dulcamara*). Er hat violette Kronblüten, gelbe Staubblätter und rote Beeren.

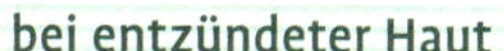

NACHTSCHATTEN-UMSCHLAG
bei entzündeter Haut

Nur für die äußerliche Anwendung auf der Haut: 2 g des getrockneten Krauts (während der Blüte) des Schwarzen Nachtschatten mit Stängel werden mit 250 ml kochendem Wasser übergossen. 10 Minuten ziehen lassen und abseihen. Den abgekühlten Auszug (lauwarm anwenden!) in Form eines feuchten Umschlags mehrmals täglich auf die betroffenen Hautstellen geben, aber nur auf intakter Haut anwenden. Er bleibt 30 Minuten auf der betroffenen Stelle. Die entzündungshemmenden Umschläge können hilfreich sein bei chronischen Hautentzündungen wie Neurodermitis oder Schuppenflechte.

Widersprüchliche Angaben zur Giftigkeit

Bis vor einigen Jahrzehnten wurde der Schwarze Nachtschatten bei uns als sehr giftig eingestuft. Kein Wunder, denn die ganze Pflanze enthält neben anderen Wirkstoffen ein Gemisch aus mehreren Steroid-Alkaloiden, wie zum Beispiel Solanin und Solasonin. Inzwischen wird die Giftigkeit etwas differenzierter betrachtet. Vielleicht lag dies auch daran, dass Mitte der 1980er-Jahre die große Zuwanderungswelle der sogenannten Russlanddeutschen einsetzte. So mancher Bauer war überrascht, dass die Aussiedlerfamilien eimerweise die schwarzen Beeren des giftigen Unkrautes sammelten und daraus Marmelade herstellten oder Teigtaschen füllten.

Aber nicht nur in Russland und der Ukraine werden die anthocyanreichen Beeren als ungiftig angesehen, sondern auch in Afrika und Indien isst man sie. Aber auch in Mitteleuropa wurden die Früchte anscheinend gesammelt, denn in den Abfallschichten jungsteinzeitlicher Siedlungen fanden sich auffallend viele Samen. In einigen Regionen Deutschlands gibt es aus dem 16. und 17. Jahrhundert Überlieferungen, dass man die Pflanze zu Nahrungszwecken nutzte. Wie lässt sich das erklären?

Zum einen hängt der Alkaloidgehalt der Pflanze von Klima und Bodenzusammensetzung ab. Je wärmer die Temperatur und je stickstoffhaltiger der Boden, desto stärker steigt die Alkaloidproduktion. Auf überdüngten Böden und an sonnigen Standorten ist also mit einem höheren Giftgehalt zu rechnen. Außerdem verändert sich die Menge der Alkaloide auch innerhalb eines Tages, wobei vor allem früh morgens eine hohe Konzentration zu erwarten ist. Gegen Nachmittag sinkt der Alkaloidgehalt. Hinzu kommt, dass er sehr stark mit der pflanzlichen Entwicklung zusammenhängt:

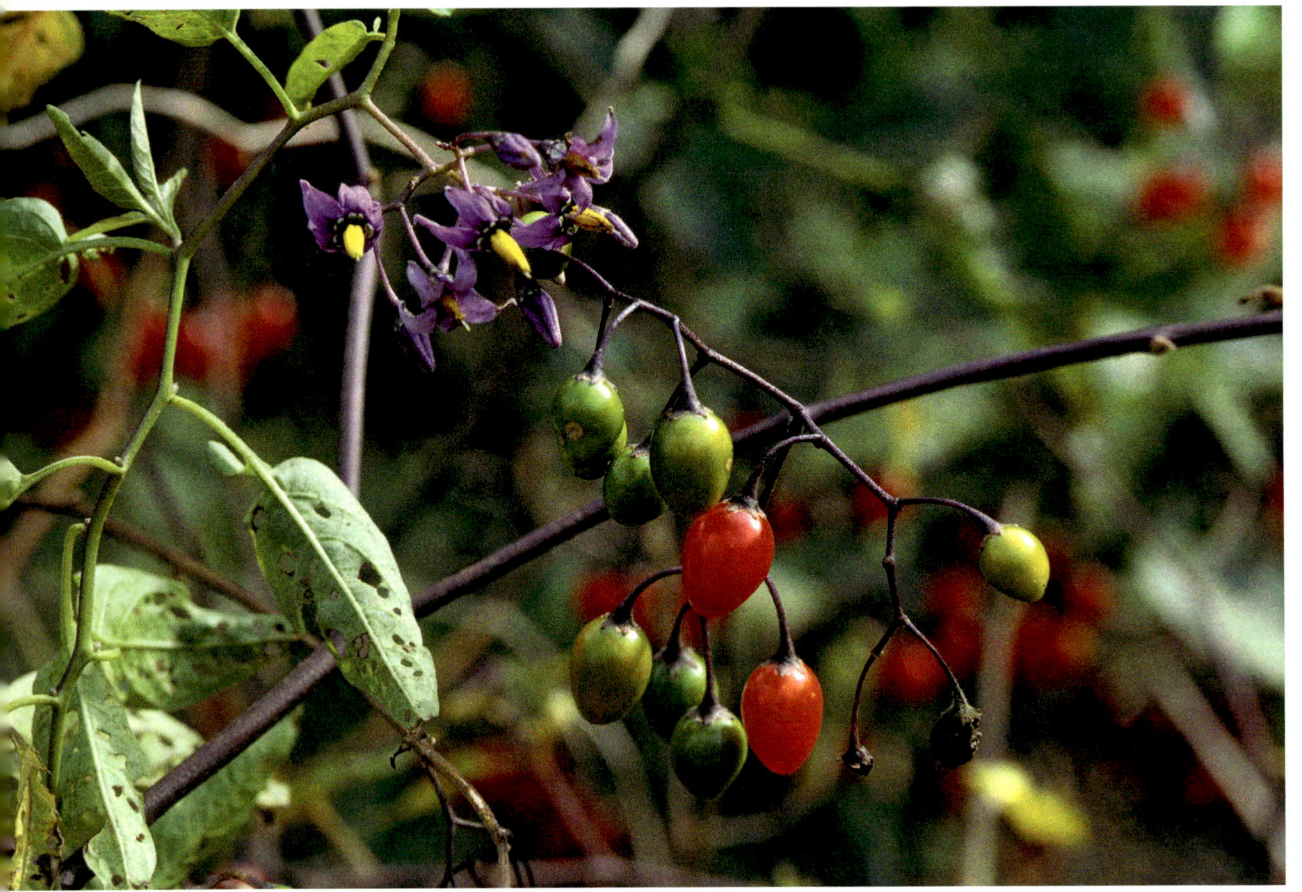

Bittersüßer Nachtschatten

Unreife grüne Beeren sind sehr toxisch, sodass schon 8–10 Stück Vergiftungserscheinungen auslösen können. Die Vergiftungserscheinungen sind unter anderem Übelkeit, Erbrechen, erweiterte Pupillen und Atemnot. Bei zunehmender Reife sinkt der Alkaloidgehalt jedoch, sodass vollreife, schwarze Früchte fast frei von toxischen Stoffen sind. Vollreif bedeutet, dass sie fast von allein abfallen. Mit den Blättern verhält es sich umgekehrt, hier nimmt der Giftgehalt zu, wenn die Pflanze reift. Ihr ungefährlichster Teil sind also die vollreifen Beeren, die aus diesem Grund in einigen Regionen verarbeitet und gegessen werden.

Obwohl die Blätter wesentlich mehr Alkaloide enthalten, nutzt man sie in Teilen Afrikas als spinatähnliches Gemüse. Allerdings nimmt man dort nur die jungen Triebe und es werden bestimmte Zubereitungsarten gewählt, die vermutlich den Giftgehalt zusätzlich reduzieren. So wird zum Beispiel das Kochwasser mehrmals gewechselt oder es wird Pottasche (Kaliumkarbonat) zugefügt. Die Nachtschatten-Alkaloide sind sehr gut wasserlöslich, aber auch äußerst hitzebeständig. Bei Analysen der Blätter stellte man einen außergewöhnlich hohen Eisengehalt (13 mg/100 g) und Magnesiumgehalt (240 mg/100 g) fest.

Es gibt auch Nachtschatten-Arten, die als Obst kultiviert werden: Dazu gehört *Solanum burbankii*, auch als Schwarzenbeere bekannt. Die einjährige Art kommt aus Amerika und heißt dort „Wonderberry". Der Geschmack der Beeren ist eine Mischung aus Holunder- und Heidelbeere. Da es bezüglich der Giftigkeit des Schwarzen Nachtschattens widersprüchliche Meinungen gibt, werden in den nachfolgenden Rezepten ausschließlich die Früchte der Schwarzenbeere verwendet.

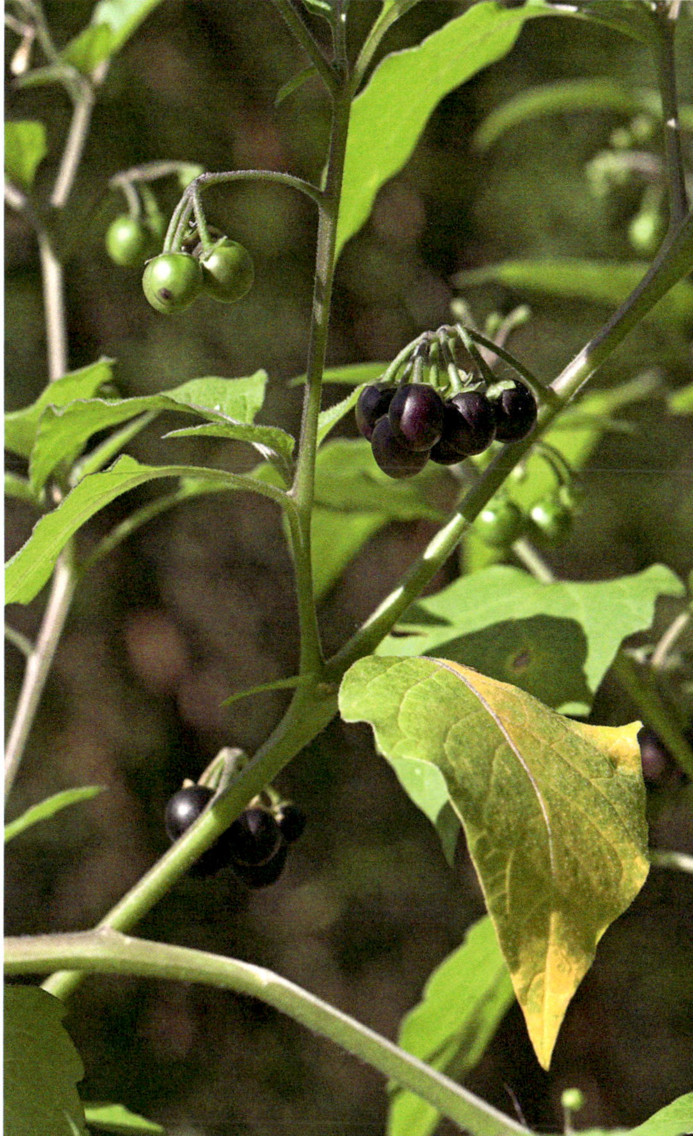

Der Schwarze Nachtschatten entwickelt violett-schwarze Früchte.

Heilpflanze schon seit Jahrhunderten

Der Schwarze Nachtschatten war schon zur Zeit der Römer als Heilpflanze bekannt. Der Militärarzt Dioskurides beschreibt ihn als hilfreich gegen Geschwüre. Auch im Mittelalter wurde der Nachtschatten verwendet, unter anderem als Narkosemittel. Aus dem 13. Jahrhundert ist ein Rezept zum Einschläfern von Patienten vor Operationen überliefert, in dem unter anderem Nachtschatten enthalten war. Die heilkundige Äbtissin Hildegard von Bingen (1098–1179) nutze ihn äußerlich als Auflage bei Zahnschmerzen, Herzweh und geschwollenen Füßen. Auch der Arzt und Botaniker Leonhart Fuchs (1501–1566) nahm die Blätter äußerlich als entzündungswidriges Mittel, zum Beispiel bei Haut-, Ohren- oder Augenentzündungen, aber auch bei Kopfschmerzen sowie bei Magen- und Leberbeschwerden.

In der magischen Medizin hatte der Nachtschatten ebenfalls seinen Platz, denn man glaubte,

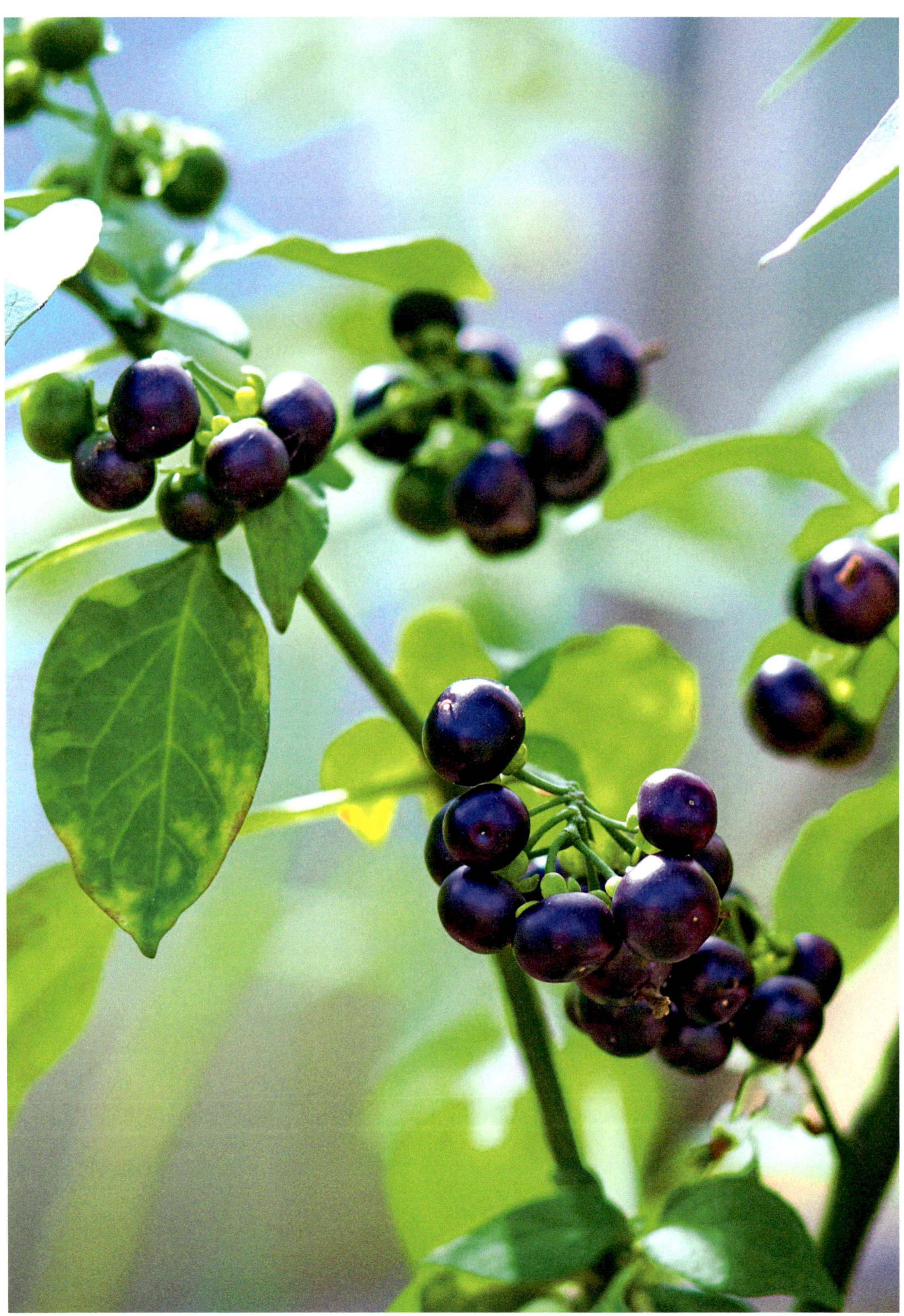

Die aus Amerika stammende Schwarzenbeere
wird in Gärten als Obst kultiviert.

NACHTSCHATTEN-MARMELADE vegan

- 300 g reife Früchte der Schwarzenbeere (*Solanum burbankii*)
- 200 g rote oder schwarze Johannisbeeren
- 100 ml Apfelsaft
- 300 g Gelierzucker 2:1
- 2 Messerspitzen Bourbon-Vanille
- Saft einer halben Zitrone

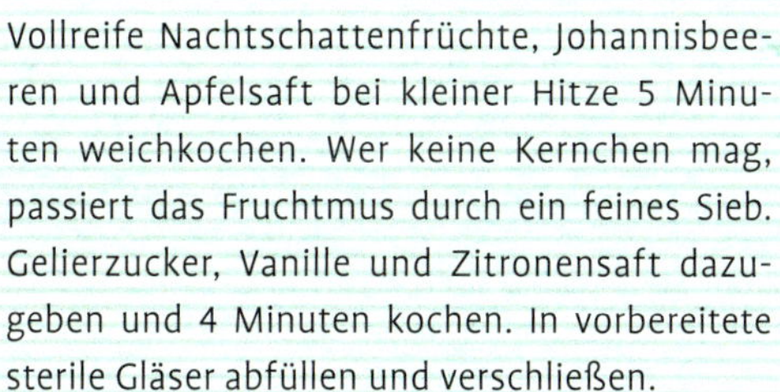

Vollreife Nachtschattenfrüchte, Johannisbeeren und Apfelsaft bei kleiner Hitze 5 Minuten weichkochen. Wer keine Kernchen mag, passiert das Fruchtmus durch ein feines Sieb. Gelierzucker, Vanille und Zitronensaft dazugeben und 4 Minuten kochen. In vorbereitete sterile Gläser abfüllen und verschließen.

er würde gegen eine als „Nachtschaden" bezeichnete Krankheit hilfreich sein, daher rührt auch der Pflanzenname. Gemeint sind damit durch Hexen und Geister verursachte Alpträume. Deshalb legte man nachts häufig weinenden Kindern Nachtschatten in die Wiege, um die bösen Träume fernzuhalten.

In der neueren Volksheilkunde wird der Nachtschatten vor allem äußerlich bei Juckreiz, Ekzemen, Abszessen und schrundiger Haut genutzt. Dabei nimmt man eine Abkochung der Droge in Form von Umschlägen, Kompressen oder Waschungen. Auch die innerliche Anwendung bei Husten und Tuberkulose ist überliefert. Aus anderen Kulturen sind ebenfalls zahlreiche medizinische Anwendungen des Schwarzen Nachtschattens bekannt. Wie in der europäischen Volksmedizin wird dort vor allem das während der Blütezeit gesammelte Kraut verwendet. In Indien nutzt man es beispielsweise bei Fieber, Magengeschwüren sowie als leberprotektive und wie auch schmerzlindernde Medizin. In der Volksmedizin Afrikas werden gekochte Nachtschattenblätter an Kinder verabreicht, weil dadurch ernährungsbedingte Mangelerkrankungen (Marasmus, Kwashiorkor) verhindert werden sollen.

In neueren Untersuchungen konnte die leberschützende Wirkung, die in der indischen und chinesischen Volksmedizin bekannt ist, bestätigt werden. Zudem wurde eine signifikante antikarzinogene Wirkung bei Hautkrebs festgestellt sowie eine antiulzerogene Wirksamkeit bei Magengeschwüren. In einer weiteren Studie konnten antibakterielle Effekte der Tinktur bei verschiedenen Bakterienstämmen belegt werden.

Ganz überraschend kommt die Bestätigung der pharmakologischen Wirksamkeit des Schwarzen Nachtschattens nicht, denn der Bittersüße Nachtschatten (*Solanum dulcamara*) ist als traditionelles Arzneimittel anerkannt und zwar zur äußerlichen Anwendung bei chronischen Hautekzemen. Beide Pflanzen besitzen eine sehr ähnliche Zusammensetzung der Inhaltsstoffe. Sie enthalten vor allem Steroid-Alkaloide, Steroid-Saponine, Flavonoide, Anthocyane und Gerbstoffe. Homöopathische Zubereitungen aus dem Schwarzen Nachtschatten verabreicht man bei Epilepsie, Schwindel und Hirnhautentzündung. Trotz umfangreicher Erfahrungsmedizin und vielversprechender Studien gilt, dass Sie mit Ausnahme der äußerlichen Anwendung bitte keine Selbstmedikation mit dem Kraut des Nachtschattens vornehmen sollten!

WARENIKI MIT NACHTSCHATTEN

- 400 g Mehl
- 1 Ei
- 150 ml Wasser oder Milch
- ½ TL Salz
- Nachtschatten-Marmelade

Zutaten bis auf die Marmelade zu einem festen Teig kneten, 30 Minuten ruhen lassen. Teig 2 mm dick ausrollen und mit einem Glas runde Stücke ausstechen. Auf jedes Teil 1 EL Nachtschatten-Marmelade geben (Rezept siehe oben), zusammenklappen und den Rand mit einer Gabel zusammendrücken. In leise siedendes Salzwasser legen und 4 Minuten ziehen lassen. Warm oder kalt servieren.

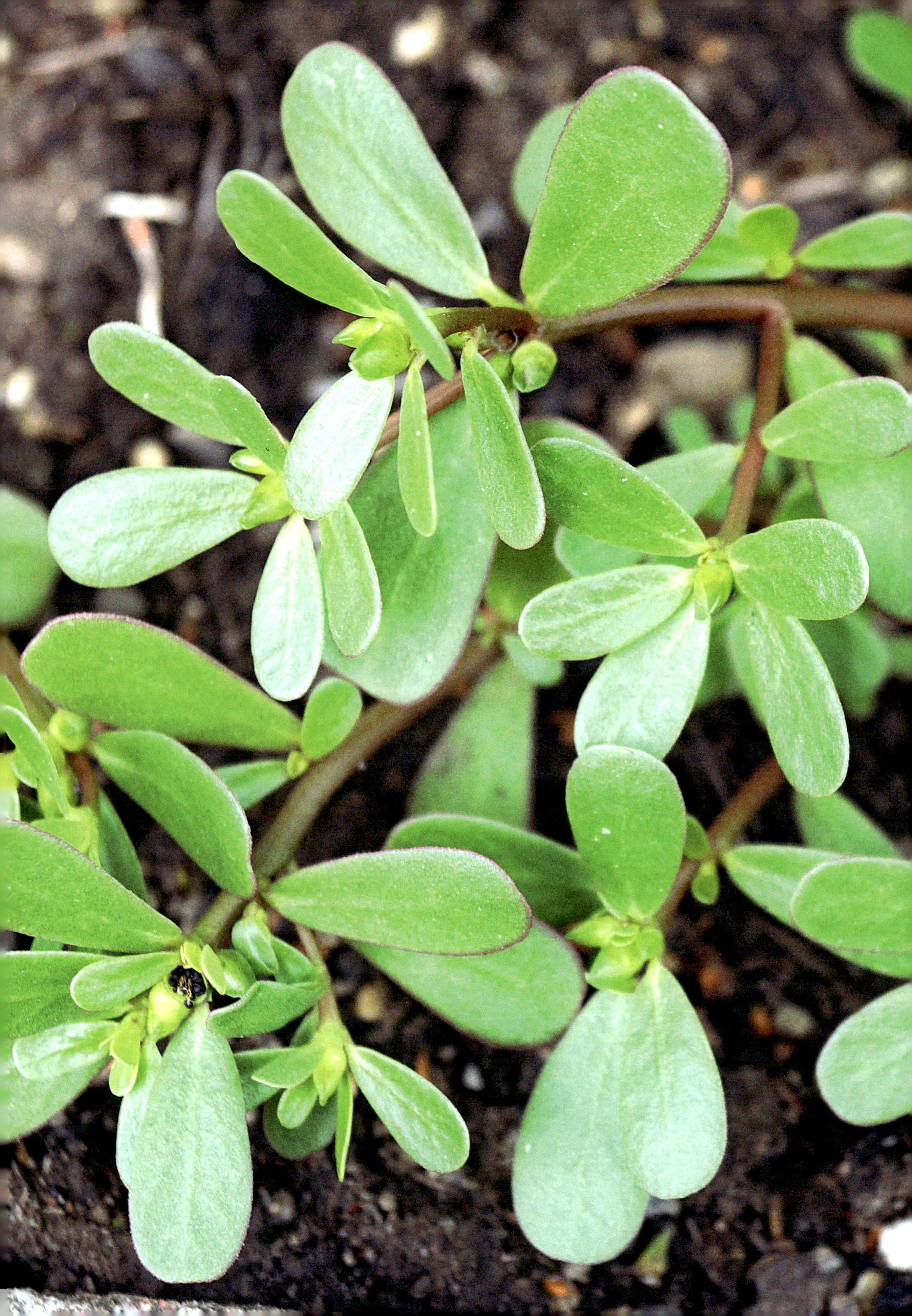

PORTULAK

Große Vermehrungsfreude

Der Portulak (*Portulaca oleracea*) stammt ursprünglich aus Südeuropa oder Nordafrika, ist aber inzwischen in den gemäßigten und subtropischen Zonen weltweit verbreitet. Er wird zu den 10 weltweit am häufigsten vorkommenden Pflanzenarten gezählt und ist zudem in den Top Ten der lästigsten Unkräuter. Die starke Verbreitung ist auf die kurze Generationsdauer der Pflanzen und auf die Langlebigkeit der Samen zurückzuführen. Sämlinge können in einem Zeitraum von nur 6 Wochen aufwachsen, blühen und aussamen. Deshalb sind vor allem in warmen Regionen mehrere Generationen möglich. Eine Pflanze kann in einer Saison bis zu 100 000 Samen produzieren. Ein Teil der Samen bleibt im Boden bis zu 40 Jahre keimfähig; bei Keimungsstudien gingen nach 14 Jahren noch 59 % der Samen auf.

Die einjährige wärmeliebende Pflanze, die in den Tropen auch mehrjährig ist, besiedelt vorzugsweise nährstoffreiche Lehmböden. Sie ist also vor allem in Gewächshäusern, Gärten, Weinbergen und auf Ackerflächen zu finden. Infolge des Klimawandels hat sich die Pflanze bei uns in den letzten Jahren stark ausgebreitet.

Die Pionierpflanze aus der Familie der Portulakgewächse wächst niederliegend. Der reich verzweigte Stängel ist kahl und rötlich überlaufen. Die spatelförmigen Blätter sind glattrandig, glänzend und auffallend fleischig verdickt. Die unscheinbaren gelben Blüten erscheinen von Juni bis September und sitzen in den Stängelverzweigungen. Sie haben 5 Blütenblätter und zahlreiche Staubbeutel. Die Blüten bestäuben sich meist selbst. Der Name Portulak setzt sich aus dem lateinischen *porto* (= bei sich führen) und *lac* (= milchiger Saft) zusammen, was andeutet, dass die Pflanze einen milchigen Saft enthalten müsse. So ganz stimmt das aber nicht, denn der Portulak ist zwar sehr saftig, aber Milchsaft ist es nicht. Der Artname *oleracea* beschreibt die Nutzung als Gemüsepflanze.

Eingewanderte Delikatesse

Das im Mittelmeerraum häufige Ackerunkraut wurde durch die Römer nach Mitteleuropa verschleppt und verbreitete sich dort vor allem an warmen Standorten. Im Mittelalter war Portulak ein allseits bekanntes Wildgemüse, das sogar in den Gärten kultiviert wurde. Im 19. Jahrhundert geriet es leider weitgehend in Vergessenheit. In Indien und China ist die Pflanze aber noch heute als Gemüse beliebt. Der Portulak, der manchmal auch Sommerportulak genannt wird, ist allerdings nicht mit dem Winterportulak (*Claytonia perfoliata*) verwandt, der als Salat angebaut und gehandelt wird. Man nennt den Winterportulak wegen der Blattform auch Tellerkraut.

Es gibt keinen Grund, warum das „Acker-Burzelkraut“, wie Portulak im Mittelalter auch hieß, nicht wieder in unsere Küche Einzug halten sollte. Die Blätter, Blüten und Triebspitzen eignen sich als Salat und spinatähnliches Gemüse sowie in Smoothies, Kräuterquark, Eiergerichten und Suppen. Der leicht salzig und erfrischend säuerliche Portulak schmeckt am besten roh gegessen. Sie können ihn direkt am Fundort knabbern. Beste Sammelzeit ist vor der Blüte, dann sind die Blätter schön bissfest und saftig. Danach werden sie etwas bitter. Die Blütenknospen können wie Kapern zubereitet werden. Die kleinen schwarzen Samen wurden früher genutzt, um Mehl zu strecken. Die australischen Aborigines nahmen ihn für Breie. Das Wildgemüse enthält außergewöhnlich viel Kalium (585 mg/100 g), Magnesium (245 mg/100 g), Mangan und Eisen (3,1 mg/100 g). Im Vergleich zum Kopfsalat weist es die 2,5-fache Menge Kalium und die 22-fache Menge an Magnesium auf. Außerdem enthält Portulak viel Provitamin A und mehr Omega-3-Fettsäuren als jedes andere Blattgemüse. Dabei handelt es sich vor allem um die in Landpflanzen kaum zu findende Eicosapentaensäure (EPA). Die wertvollen Omega-3-Fettsäuren spielen eine wichtige Rolle bei der Prävention von Herz-Kreislauf-Erkrankungen und fördern die Hirnleistung.

PORTULAK-TINKTUR

- 20 g frischer blühender Portulak
- 50 ml Ethanol 70 % vol.

Pflanzenteile und Alkohol in einem Mörser oder Mixer zu einem dickflüssigen Brei verarbeiten. Dann in ein Schraubglas geben und 2 Wochen an einen lichtgeschützten, warmen Ort stellen. Ab und zu mit einem Löffel umrühren. Den Auszug durch ein feines Sieb abpressen. Anschließend klären Sie die Tinktur mithilfe eines Tee- oder Kaffeefilters. Füllen Sie die Tinktur in ein Tropffläschchen aus Braunglas. So hält sie sich 2–3 Jahre. Bei Bedarf, zum Beispiel zur Prävention von Herz-Kreislauf-Erkrankungen, nehmen Sie dann 3-mal täglich 20 Tropfen ein. Nicht einnehmen bei Nierenerkrankungen.

Sehr viel Oxalsäure

Bei all den vielen positiven Inhaltsstoffen muss aber auch die enthaltene Oxalsäure erwähnt werden, die eine regelmäßige Verwendung etwas einschränkt. Portulak gehört wie auch Spinat zu den Pflanzen mit einem sehr hohen Oxalsäuregehalt (1300 mg/100 g).

Bei hoher Dosierung kann Oxalsäure die Nieren belasten, weshalb Menschen mit Nierenerkrankungen auf den Verzehr verzichten sollten. Bei gesunden Menschen ist gegen den gelegentlichen Genuss nichts einzuwenden, allerdings sollten oxalsäurehaltige Lebensmittel nicht jeden Tag auf dem Speiseplan stehen. Wenn die aufgenommene Nahrung einen hohen Kalziumgehalt besitzt, bindet das Kalzium noch im Verdauungstrakt das Oxalat, sodass es ausgeschieden wird, ohne die Nieren zu belasten. Dementsprechend hat es Sinn, den

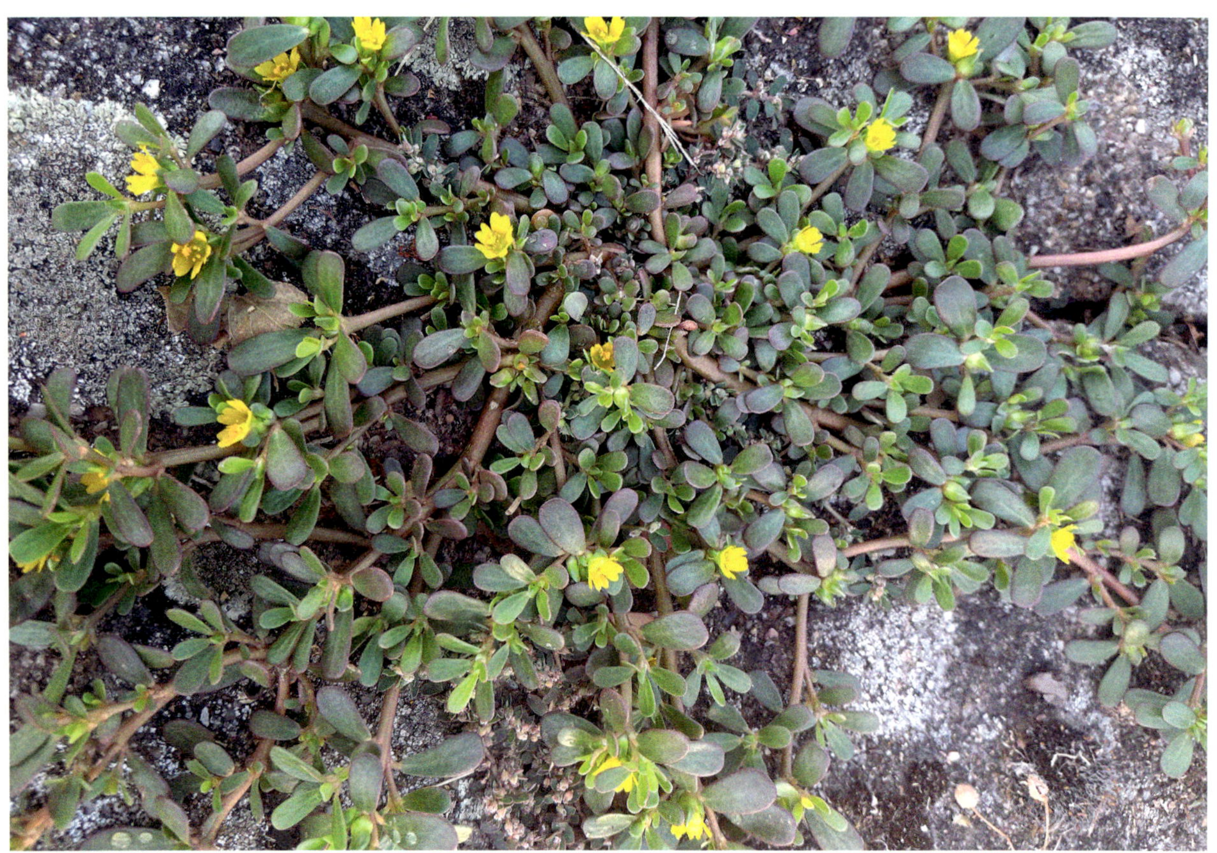

Blühender Portulak. Geerntet werden sollte jedoch vor der Blütezeit, außer für die Tinktur.

Portulak zusammen mit kalziumreichen Lebensmitteln, wie etwa Sojaprodukte, Hartkäse oder Milchprodukte, zu verarbeiten.

Heilpflanze mit Geschichte

Portulak galt bereits im alten Babylon und in Ägypten als Gemüse- und Heilpflanze. Er taucht in einer Keilschrift aus dem 8. vorchristlichen Jahrhundert auf, wo die Heilpflanzen des königlichen Gartens aufgelistet wurden. Aus Sicht der Viersäftelehre, die sowohl in der Antike als auch im Mittelalter gelehrt wurde, galt die Pflanze als kalt und feucht. Deshalb dienten die frischen zerquetschten Blätter als Heilmittel bei Brandwunden. Außerdem legte man sie auf entzündete Augen und auch Kopfschmerzen sollten durch Auflagen vertrieben werden. Zudem nutzte man Portulak bei Fieber, Ruhr, zum Blutstillen, zur Kräftigung des verdorbenen Magens und zum Gurgeln bei Halsschmerzen. Frisch gekaut galt er als hilfreich bei lockeren Zähnen, was der Arzt Tabernaemontanus 1588 niederschrieb: *„Er machet die wackelhaftigen Zähne wiederum fest stehen."* Es war damals bekannt, dass die Vitamin-C-haltige Pflanze Skorbut verhindern kann. Diese Vitamin-C-Mangelerkrankung war vor allem bei Seefahrern verbreitet. Ehrlicherweise muss man sagen, dass der Vitamin-C-Gehalt von Portulak weniger hoch ist, als lange Zeit vermutet: Der durchschnittliche Wert von 45 mg/100 g ist für eine Wildpflanze eher wenig, die Brennnessel beispielsweise enthält durchschnittlich den 5-fachen Wert.

Auch im magischen Abwehrzauber spielte der Portulak einst eine Rolle. Man streute die Pflanze um das Bett, um während des Schlafs dämonische Einflüsse fernzuhalten. Als Amulett getragen nutzte man ihn als Glücksbringer.

Medizin der Zukunft

Das Unkraut Portulak ist in vielen Ländern Bestandteil der Volksmedizin. In einigen hat er es sogar in die offiziellen Arzneibücher geschafft. Die Weltgesundheitsorganisation (WHO) bezeichnet die Pflanze deshalb als „globales Allheilmittel". Die zahlreichen Indikationen, bei denen Portulak weltweit seit Jahrhunderten Einsatz

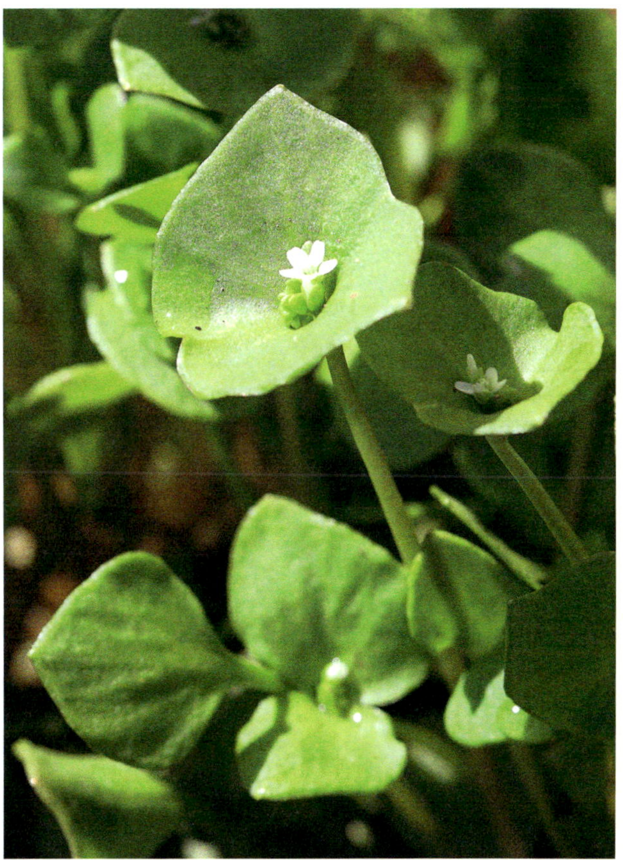

Der Winterportulak ist nicht mit dem Portulak verwandt, wird aber ebenfalls als Salat gegessen.

PORTULAK-KRÄUTERBUTTER

vegetarisch

- 50 g Sonnenblumenkerne
- 80 g Portulak
- 250 g weiche Butter
- etwas abgeriebene Zitronenschale
- ½ TL Kräutersalz
- Pfeffer

Sonnenblumenkerne in einer Pfanne ohne Fett rösten. Abkühlen lassen, dann mit einem Wiegemesser oder im Mixer grob hacken. Portulak in feine Streifen schneiden. Alle Zutaten kneten Sie nun unter die Butter und lassen sie im Kühlschrank fest werden.

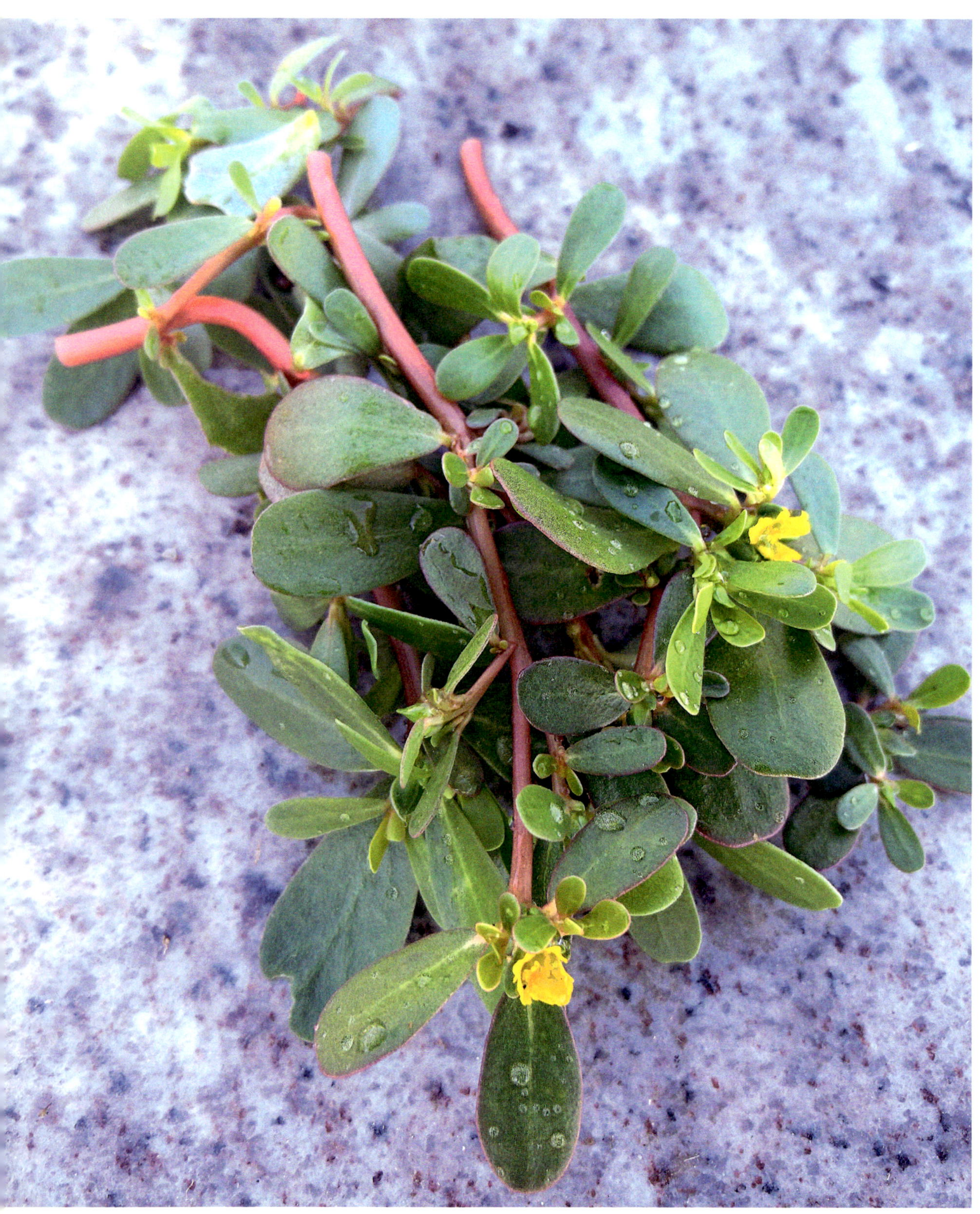

Die knackig-saftigen Blätter des Portulak sind vollgepackt mit wertvollen Inhaltsstoffen.

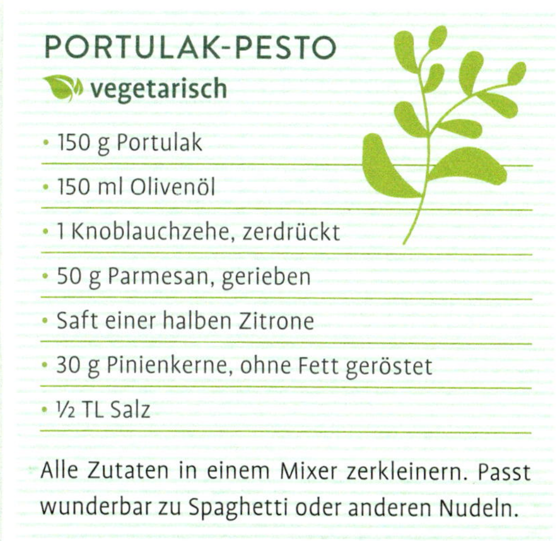

PORTULAK-PESTO

vegetarisch

- 150 g Portulak
- 150 ml Olivenöl
- 1 Knoblauchzehe, zerdrückt
- 50 g Parmesan, gerieben
- Saft einer halben Zitrone
- 30 g Pinienkerne, ohne Fett geröstet
- ½ TL Salz

Alle Zutaten in einem Mixer zerkleinern. Passt wunderbar zu Spaghetti oder anderen Nudeln.

findet, bestätigen diese Einschätzung. In China beschreibt man Portulak als „Gemüse für ein langes Leben“ und in der Traditionellen Chinesischen Medizin ist er seit Jahrtausenden eine bedeutende Heilpflanze (Ma-Chi-Xian). Man verordnet ihn zum Entgiften und Blutstillen sowie bei Fieber, Durchfall, Hauterkrankung und Ekzemen.

In den letzten 10 Jahren wurden zahlreiche Studien über die Phytochemie und die pharmakologischen Wirkungen von Portulak veröffentlicht. Die Untersuchungen haben gezeigt, dass sowohl Wurzeln, Stängel, Blätter und Samen zahlreiche bioaktive Stoffe enthalten. Dazu gehören beispielsweise Flavonoide, Schleimstoffe, Alkaloide, Sterole, Saponine und Triterpene.

Die aktuellen Studien belegen, dass der Portulak deshalb ein außergewöhnlich breites Spektrum an pharmakologischen Wirkungen besitzt. Das unscheinbare Unkraut wirkt zum Beispiel nachweislich antidiabetisch, antikanzerogen, antimikrobiell, entzündungshemmend, leberprotektiv, neuroprotektiv, blutdrucksenkend, cholesterinsenkend, wundheilungsfördernd und es schützt vor Magengeschwüren. Viele dieser Wirkungen bestätigen die volksmedizinischen Nutzungen.
Hervorzuheben ist die neuroprotektive Wirkung, wobei man sich bei Parkinson und der Alzheimer Erkrankung neue Behandlungsstrategien verspricht. Die Pflanze enthält einerseits Gehirnbotenstoffe wie Dopamin und verlängert anderseits die Wirkungsdauer des wichtigen Botenstoffs Acetylcholin. Sehr interessant ist die im Portulak vorliegende Mischung von Polysacchariden, Homo-Isoflavonen und Alkaloiden, die gemeinsam eine starke zytotoxische Aktivität gegen verschiedene Krebszellen besitzen. Auch eine antivirale Wirksamkeit konnte belegt werden, vor allem gegen das Herpes-simplex-Virus. Die zahlreichen Omega-3-Fettsäuren haben nachweißlich einen positiven Effekt auf das Herz-Kreislauf-System. So werden Arteriosklerose und Bluthochdruck vorgebeugt.

Es ist kaum zu glauben, aber trotz alledem hat der Portulak nicht den Sprung in die moderne Phytomedizin geschafft. Ein Grund mehr, selbst tätig zu werden und das alte Heilkraut zu sammeln oder im Garten anzubauen. Für die Krankheitsprävention gehört das schmackhafte Wildgemüse unbedingt auf unseren Speiseplan. Ganz nach dem Motto „Die Nahrung soll unsere Medizin sein“. Für die Hausapotheke stellt man sich im Sommer aus der frischen Pflanze eine Tinktur her.

SOMMERLICHES PORTULAK-GEMÜSE

vegetarisch

- 650 g junge Portulaktriebe
- 250 g Tomaten
- 2 Knoblauchzehen
- 2 EL Olivenöl
- Pfeffer und Salz
- 2 TL Sojasoße
- 100 g Crème fraîche oder vegane Alternative

Portulak grob hacken, Tomaten würfeln und Knoblauch in dünne Scheiben schneiden. Alles zusammen in Öl 2–3 Minuten anbraten. Würzen Sie das Gemüse mit Salz, Pfeffer und Sojasoße. Crème fraîche unterziehen und einige Minuten ziehen lassen. Sie können das Gemüse unter Spaghetti ziehen oder einfach nur mit geröstetem Weißbrot servieren.

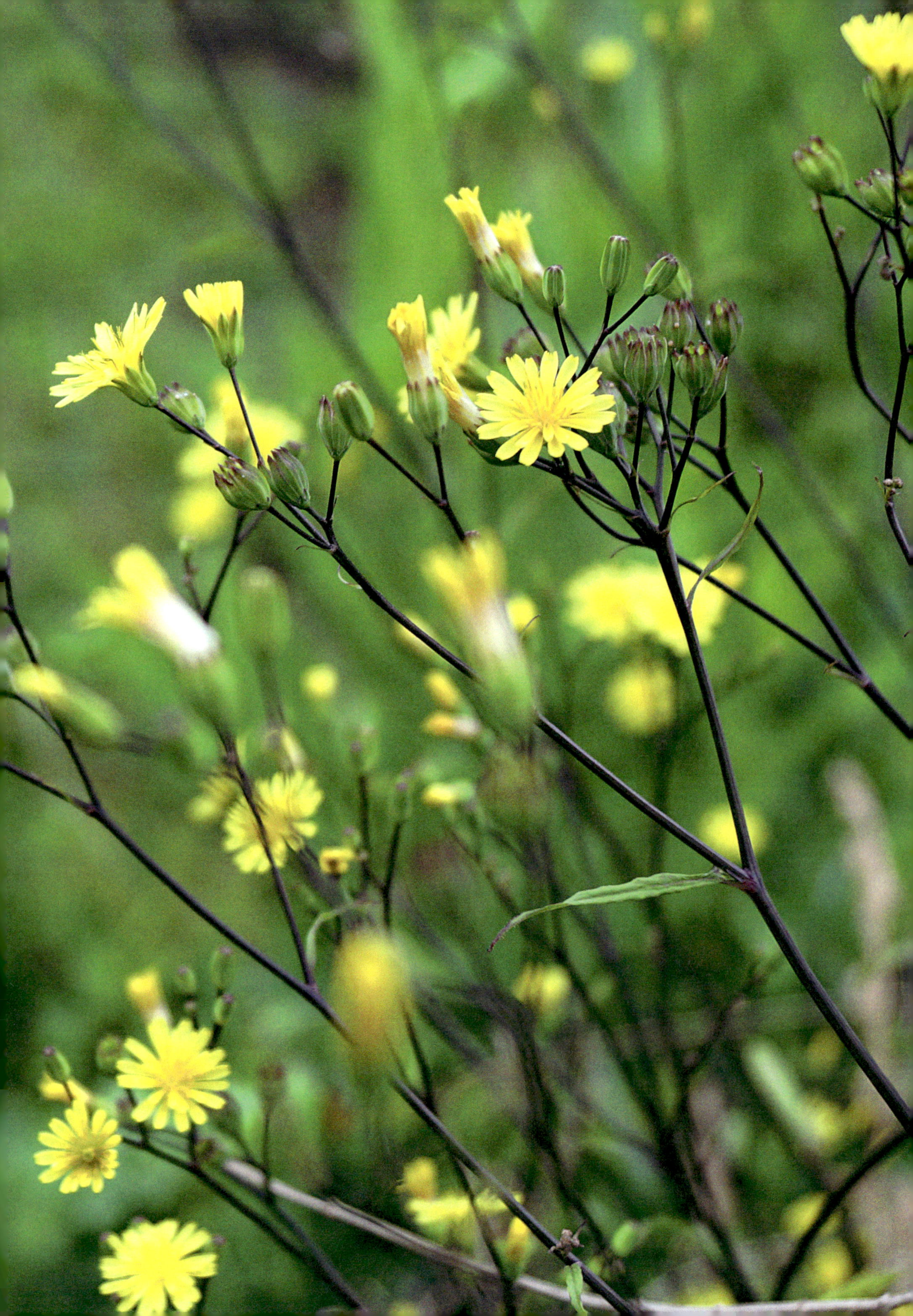

GEWÖHNLICHER RAINKOHL

Ein ungeliebter Korbblütler

Der Gewöhnliche Rainkohl (*Lapsana communis*) ist seit der Jungsteinzeit ein Kulturbegleiter. Er verbreitet sich deshalb vor allem auf offengehaltenen nährstoffreichen Flächen, wie Äckern, Gärten, Brachland, Weg- und Waldränder. Der Rainkohl ist in den gemäßigten Zonen Europas und Asiens heimisch. Auch in Indien, Pakistan und Nordafrika kommt er oft als Unkraut vor. Inzwischen ist er aber in viele Teile der Welt als Neophyt eingewandert, sodass man ihn auch in Amerika, Neuseeland und Australien gehäuft antrifft.

Der einjährige Rainkohl gehört zu den Korbblütengewächsen. Im Frühling findet man die bodenständigen Blattrosetten mit den leierförmig gefiederten Blättern. Später erscheint der Stängel, der Wuchshöhen von über 1 m erreicht. Mit zunehmendem Alter verfärbt er sich rötlich. Die ganze Pflanze enthält Milchsaft. Die Stängelblätter sind im Gegensatz zu den Rosettenblättern ovallanzettlich. Vor allem an der Unterseite sind die Blätter stark behaart, der Blattrand ist buchtig gezähnt. Die Blüten sitzen in kleinen rispig angeordneten Körbchen mit 8–16 gelben Zungenblüten. Sie öffnen sich nur vormittags von 6 bis 12 Uhr. Die Blütezeit reicht von Juni bis September. Die kleinen Blüten werden meist von Schwebfliegen besucht. Nach der Bestäubung reifen die Samen, wobei eine einzelne Pflanze 600–1 000 Samen produzieren kann. Sie können im Boden viele Jahre keimfähig bleiben. Im Gegensatz zum Löwenzahn sind die Samen nicht mit einem flugfähigen Pappus ausgestattet. Rainkohl lässt sich leicht jäten oder weghacken, am besten vor der Samenreife.

Der Rainkohl kann mit einigen anderen gelbblühenden Korbblütlern verwechselt werden, die jedoch alle ebenfalls essbar sind, etwa der Wiesenpippau (*Crepis biennis*) oder das Ferkelkraut (*Hypochaeris radicata*). Trotzdem kann man während der Blüte eine Verwechslung ausschließen: Nehmen Sie ein Blütenköpfchen am Kelch zwischen Zeigefinger und Daumen und rollen Sie es hin und her. Wenn Sie die kantigen Rippen der Hüllblätter spüren, dann kann es nur der Rainkohl sein. Im Blütenkörbchen sitzen im Gegensatz zu den „Verwechslern" nur sehr wenige Zungenblüten.

Arme-Leute-Essen oder Delikatesse?

Der Rainkohl war schon in der Jungsteinzeit ein sehr häufiges Unkraut auf den landwirtschaftlichen Flächen. Verkohlte Rainkohlreste in neolithischen Siedlungen belegen, dass er damals gerne gesammelt und gegessen wurde. Vor allem im Frühling waren die Ackerunkräuter eine wichtige Nahrungsergänzung. Auch aus der Zeit der Römer existieren Hinweise für seine Nutzung als Nahrungspflanze. Im alten Rom gab es den Ausspruch *„Lapsana vivere"*, was so viel heißt wie „vom Rainkohl leben". Allerdings hatte das Sprichwort eine negative Bedeutung und wurde auf jene Menschen bezogen, die nicht viel zu essen hatten. Es scheint damals also eine Speise der Armen oder eine Notnahrung in Hungerszeiten gewesen zu sein.

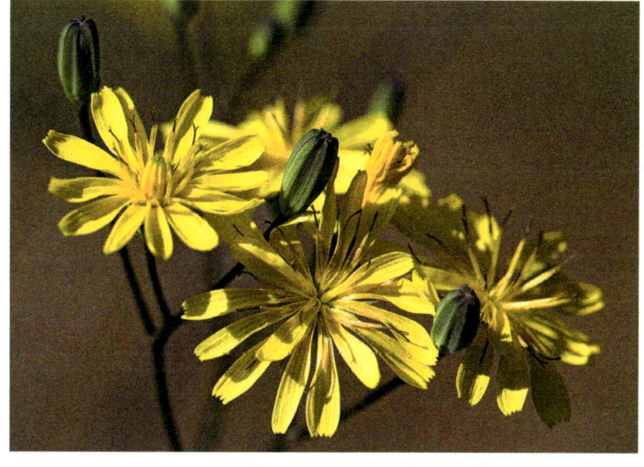

An den Knospen des Rainkohls erkennt man die typischen Rippen der Hüllblätter.

RAINKOHL-SALBE

- 15 g frische Rainkohlblätter
- 10 g Lanolin anhydrid
- 100 ml Mandelöl
- 10 g Bienenwachs
- 20 g Sheabutter

Klein geschnittener Rainkohl und Lanolin in Mandelöl geben und auf maximal 60 °C erhitzen. Halten Sie den Ölauszug 1 Stunde auf dieser Temperatur. Durch ein feines Sieb abfiltern. Das abgefilterte Öl auf maximal 65 °C erwärmen und darin das Bienenwachs schmelzen lassen. Weiterrühren, bis es auf 40 °C abgekühlt ist. Nun rühren Sie die Sheabutter ein und füllen die Salbe in kleine Döschen. Zur äußerlichen Anwendung bei gereizter und entzündeter Haut sowie bei leichten Verbrennungen, Schürfwunden und Insektenstichen. Die Salbe eignet sich auch als Handcreme bei trockener, rissiger Haut.

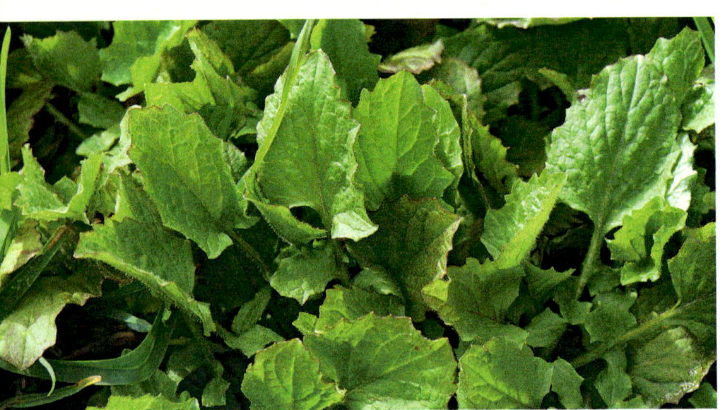

Am besten schmecken die jungen Frühlingsblätter.

Auch der Name Kohl ist ein Hinweis auf den gemüseähnlichen Gebrauch. Die Silbe Rain- gibt einen eindeutigen Fingerzeig auf den Verbreitungsort, denn es bezeichnet den unbebauten Streifen zwischen zwei Äckern.

Die alte Nutzung als Wildgemüse ist heute weitgehend in Vergessenheit geraten, der gelbe Korbblütler ist den meisten Menschen nur noch als lästiges Unkraut bekannt. Dabei lohnt es sich, das schmackhafte und gesunde Wildgemüse in den Speiseplan aufzunehmen.

Man erntet dazu nur die ganz jungen Blätter der bodenständigen Rosette, bevor sich der Blütenspross entwickelt. Die zarten Blätter und jungen Triebe eignen sich für Salat, spinatähnliches Gemüse, Eierspeisen, Aufläufe, Quiches und Suppen. Sie schmecken mild salatartig mit einer angenehmen Bitternote und erinnern etwas an Chicorée. Wer die feine Bitterkeit nicht mag, legt die Blätter vor der Nutzung 15 Minuten in warmes Wasser. Ältere Blätter werden zunehmend herb, bitter und faserig. Die Bitterkeit der Blätter nimmt immer mehr zu, je näher die Blüte rückt. Vor allem die Stängelblätter sind sehr herb, weshalb beim Rainkohl nur die Frühlingsblätter der Rosette gesammelt werden. Die ab Juni erscheinenden kleinen Knospen kann man in Butter andünsten oder als falsche Kapern einlegen. Die geöffneten gelben Blüten eignen sich als essbare Dekoration. Dazu entfernt man den etwas bitteren Kelch und streut die gelben Zungenblüten über den

RAINKOHL-SALAT vegan

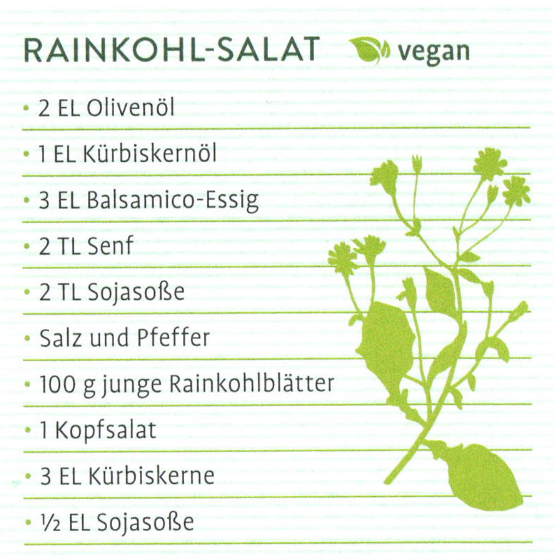

- 2 EL Olivenöl
- 1 EL Kürbiskernöl
- 3 EL Balsamico-Essig
- 2 TL Senf
- 2 TL Sojasoße
- Salz und Pfeffer
- 100 g junge Rainkohlblätter
- 1 Kopfsalat
- 3 EL Kürbiskerne
- ½ EL Sojasoße

Aus Öl, Essig, Senf und Sojasoße eine Salatsoße rühren. Mit Salz und Pfeffer abschmecken. Rainkohlblätter in Streifen schneiden und zusammen mit dem zerkleinerten Kopfsalat unter die Soße mischen. Kürbiskerne ohne Fett anrösten und mit Sojasoße ablöschen. Rühren Sie, bis die Sojasoße verdampft ist und die Kerne trocken sind. Über den Salat streuen und servieren.

RAINKOHL-SPINAT

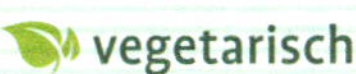
vegetarisch

- 1 Zwiebel
- 1 Knoblauchzehe
- 2 EL Butter
- 500 g junge Rainkohlblätter
- 200 g junge Brennnesseln
- 50 ml Gemüsebrühe
- 150 g Frischkäse oder Crème fraîche
- 1 TL gekörnte Brühe / Gemüsebrühe
- Pfeffer und Salz
- 60 g Bergkäse

Klein gehackte Zwiebel und Knoblauch in Butter andünsten. Geben Sie den in Streifen geschnittenen Rainkohl und die Brennnesseln dazu und lassen es zusammenfallen. Mit Gemüsebrühe ablöschen, Frischkäse zugeben und einige Minuten ziehen lassen. Mit gekörnter Brühe, Pfeffer und Salz würzen. Vor dem Servieren den geriebenen Bergkäse unterziehen. Der Rainkohlspinat eignet sich als Beilage oder als herzhafte Füllung für Pfannkuchen und Quiche.

Salat oder auf das Butterbrot. Auch die Frühjahrswurzeln sind als Gemüse gedünstet verwendbar.

Rainkohl ist reich an Mineralien und Vitaminen. Auch wenn er in der Hitliste der Wildkräuter nicht ganz vorne steht, kann er es mit seinem Nährstoffangebot mit manchem Kulturgemüse und -salat gut aufnehmen. Er wird übrigens auch gerne von Hasen und Kaninchen gefressen.

Als *Heilpflanze* kaum bekannt

Im Gegensatz zu vielen anderen Unkräutern spielte der Rainkohl in der Medizin unserer Vorfahren keine große Rolle. Sowohl in der Antike als auch im Mittelalter findet man nur sehr wenige Überlieferungen. Zumindest war der Rainkohl eine Pflanze, deren zerquetschte Blätter man äußerlich auf entzündete Hautpartien und Geschwüre legte. Es wurde ihm eine besondere Wirkung bei entzündeten Brustwaren während der Stillzeit nachgesagt, worauf sich auch der englische Name „*nipplewort*" bezieht. Diese Anwendung wird schon von dem Nürnberger Arzt Joachim Camerarius (1534–1598) erwähnt. Dazu wurden die Blätter in Schmalz ausgekocht und als Salbe verwendet. Nicht nur entzündete Brustwarzen, sondern auch rissige Hände und kleine Wunden konnte man mit der Salbe behandeln. Der Milchsaft des Rainkohls soll außerdem die Heilung von Schnittwunden und Verbrennungen beschleunigen. In der Volksmedizin nutzte man die harntreibende Pflanze auch für die Durchspülungstherapie bei Harnwegsinfektionen sowie bei Lymphknotenschwellungen. Innerlich fand Rainkohl Einsatz bei Verstopfung, denn er wirkt mild abführend.

Die bisher in seinen Blättern entdeckten sekundären Pflanzenstoffe, wie zum Beispiel Flavonoide, Chlorogensäure, Chicorsäure und Kaffeesäurederivate, versprechen eine starke antioxidative Wirkung (Radikalfänger!) sowie immunsystemstärkende Effekte. Außerdem findet man im Rainkohl reichlich Sesquiterpen-Bitterstoffe, die den Appetit anregen, den Gallenfluss fördern und unseren Organismus kräftigen. Genügend Gründe um das Unkraut als essbare Medizin regelmäßig auf den Speiseplan zu setzen.

GRÜNE PFANNKUCHEN

vegetarisch

- 60 g junge Rainkohlblätter
- 120 ml Milch
- 2 Eier
- 100 g Dinkelmehl
- Salz
- Öl zum Ausbacken

Rainkohl im Mixer mit der Milch pürieren. Dann Eier, Mehl und restliche Zutaten zugeben. Gut verrühren und 30 Minuten quellen lassen. In einer Pfanne Öl erhitzen und Pfannkuchen beidseitig ausbacken. Dazu passen herzhafte Füllungen wie beispielsweise Spargel, Spinat und geriebener Käse.

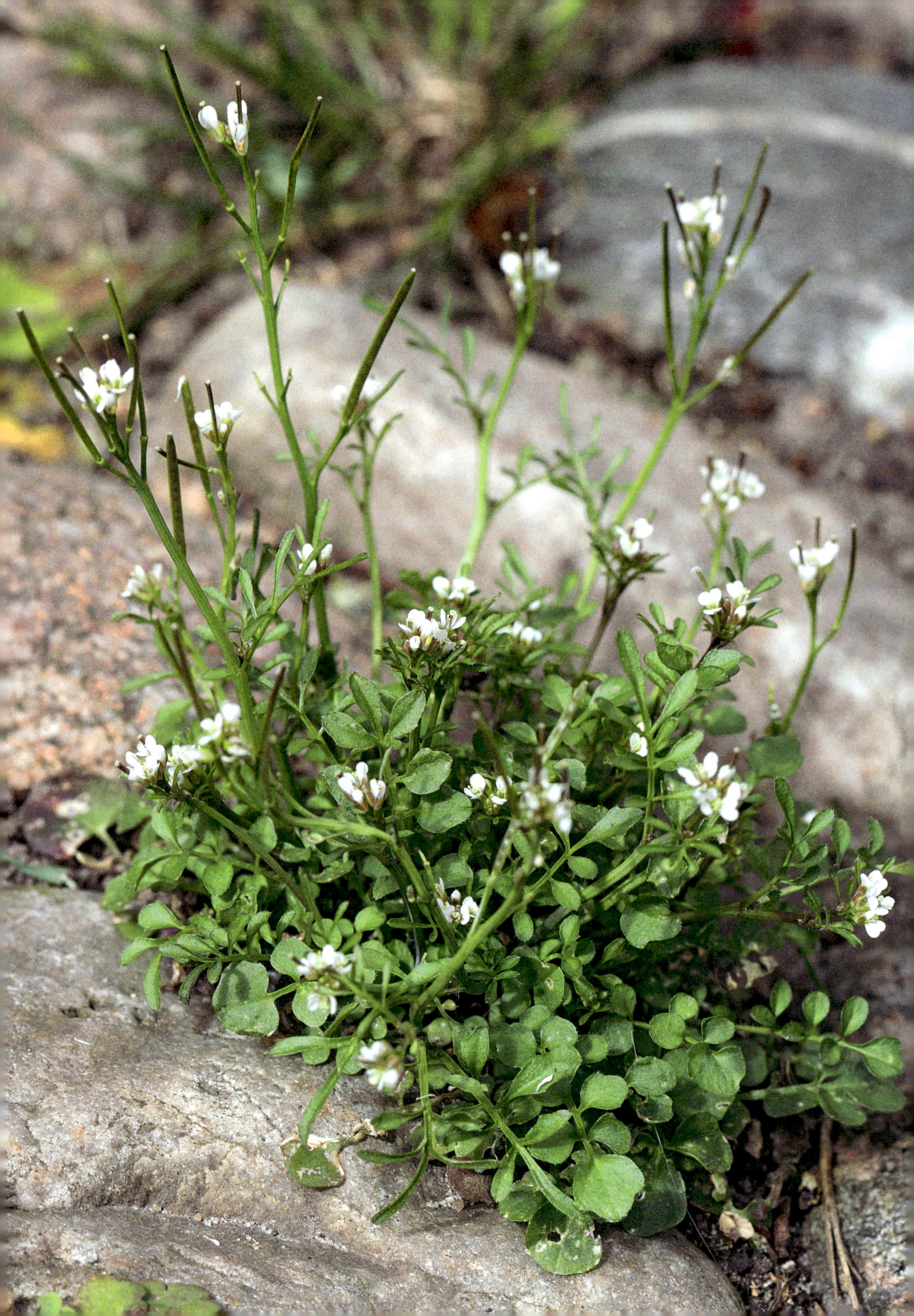

BEHAARTES SCHAUMKRAUT

Eine kleine Samenschleuder

Das Behaarte Schaumkraut (*Cardamine hirsuta*) entwickelte sich in den letzten Jahrzehnten zu einem der häufigsten Gartenunkräuter. Das einjährige Kraut dürfte deshalb jedem Gärtner und jeder Gärtnerin bekannt sein, wenn auch nicht unbedingt namentlich. Da die kleine Pflanze von Keimung zu Fruchtreife nur wenige Wochen benötigt, sind mehrere Generationen im Jahr möglich. Hinzu kommt, dass das Behaarte Schaumkraut auf gut gedüngten Flächen bis zu 50 000 Samen produzieren kann, in der Regel sind es aber etwa 5 000 Samen pro Pflanze. Diese werden dann mit einer besonderen Technik verbreitet: Die Wände der Samenschoten stehen nämlich kurz vor der Samenreife unter einem starken Druck, der durch den Zellsaft aufgebaut wird. Die Schotenwände schwellen an und bei der kleinsten Berührung entlädt sich der Druck explosionsartig. Die Samen werden bis zu 1,40 m weit fortgeschleudert. Mit diesem Verfahren zählt die kleine Samenschleuder zu den sogenannten „Saftdruckstreuern“. Auf diese Weise verbreitet sich das Schaumkraut vor allem auf offenen Flächen, wo der Konkurrenzdruck nicht so groß ist. Dementsprechend finden wir es häufig in Gärten, Baumschulen, Weinbergen, Gewächshäusern und Parkanlagen, auf Friedhöfen und in Pflasterritzen.

Es zählt zu den harmloseren Unkräutern, die leicht auszureißen sind und gut im Zaum gehalten werden können. Dies gelingt vor allem, wenn vor der Samenreife gejätet wird.

Der Name Behaartes Schaumkraut ist eigentlich schlecht gewählt, denn die Pflanze ist fast völlig kahl! Und auch Schaum ist im Gegensatz zum verwandten Wiesen-Schaumkraut (*Cardamine pratensis*) nicht zu finden. Dort ist nämlich recht häufig am Stängel ein Schaumhäufchen zu sehen, in dem die Larve der Schaumzikade lebt. Besser passen würden die ebenfalls genutzten Trivialnamen Vielstängeliges Schaumkraut, Garten-Schaumkraut oder sogar Garten-Springkraut. Der botanische Name *Cardamine* leitet sich vom griechischen *kardamom* ab, was Kresse bedeutet. Kein Wunder, denn das Kraut schmeckt wie Kresse und gehört wie diese zur großen Familie der Kreuzblütengewächse.

Das Behaarte Schaumkraut besitzt eine grundständige Blattrosette. Die Grundblätter sind gefiedert, das heißt, sie setzen sich aus mehreren kleinen rundlichen Blattpaaren zusammen, mit einem größeren Endblättchen. Aus der Blattrosette verzweigen sich mehrere Blütenstängel, die meist nur 10–20 cm hoch werden.

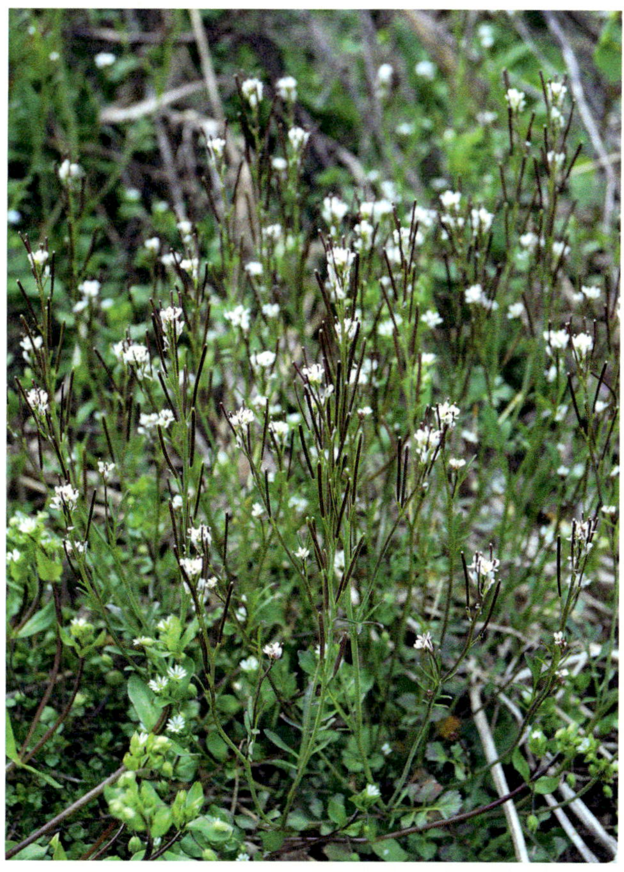

Die Samenschoten stehen unter Druck und schleudern bei Berührung den Samen explosionsartig davon.

Die Blütentraube besteht aus kleinen weißen Blütchen. Die Blüte beginnt schon sehr früh im Jahr (Februar/März) und dauert bis Ende April. Man findet aber auch im Herbst blühende Exemplare. Aus den Blüten entwickeln sich aufrechtstehende Schoten, in denen die Samen reifen. Verwechselt werden könnte das Behaarte Schaumkraut eventuell mit dem Wald-Schaumkraut (*Cardamine flexuosa*), das aber eher an feuchten Wald- und Gebüschrändern vorkommt. Es ist deutlich größer und die Blüten besitzen 6 Staubblätter, während beim Behaarten Schaumkraut meist nur 4 Staubblätter zu finden sind. Außerdem ist es am Grund der Stängel wesentlich stärker behaart als das Behaarte Schaumkraut. Eine Verwechslung ist aber nicht schlimm, da beide gleichermaßen verwendet werden können.

Auf einmal war es überall

Unsere Großeltern kannten das Behaarte Schaumkraut noch nicht. Es handelt sich zwar um eine einheimische Pflanze, aber sie war damals sehr selten und kam in vielen Regionen gar nicht vor. Zwischen 1850 und 1900 werden seltene Funde der Pflanze mehrfach in der botanischen Fachliteratur erwähnt. Die ursprüngliche Dünenpflanze der Küsten blieb aber weiterhin unbedeutend bis etwa

ERKÄLTUNGSTROPFEN

- 20 g frisches Behaartes Schaumkraut
- 20 g frische Meerrettichwurzel
- 120 ml Ethanol 70 % vol.

Alle Zutaten im Mixer zu einem dickflüssigen Brei verarbeiten. Dann in ein Schraubglas geben und 2 Wochen an einen lichtgeschützten, warmen Ort stellen. Ab und zu mit einem Löffel umrühren. Den Auszug durch ein feines Sieb abpressen. Anschließend klären Sie die Tinktur mithilfe eines Tee- oder Kaffeefilters. Füllen Sie die fertige Tinktur in ein Tropffläschchen aus Braunglas. So hält sie sich 2–3 Jahre lang. Nehmen Sie bei Anzeichen einer Erkältung 3-mal täglich 20 Tropfen.

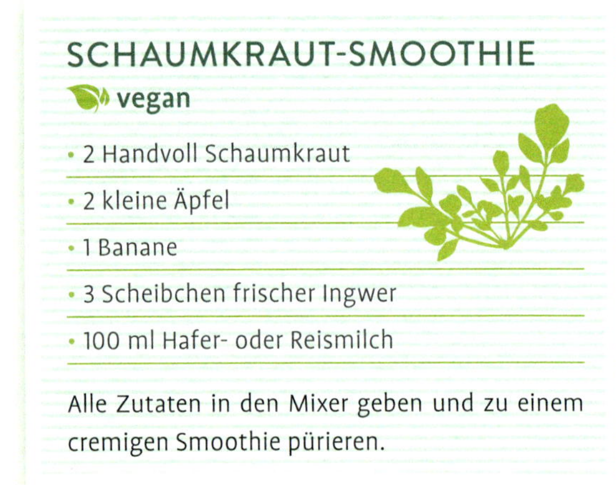

SCHAUMKRAUT-SMOOTHIE

vegan

- 2 Handvoll Schaumkraut
- 2 kleine Äpfel
- 1 Banane
- 3 Scheibchen frischer Ingwer
- 100 ml Hafer- oder Reismilch

Alle Zutaten in den Mixer geben und zu einem cremigen Smoothie pürieren.

1975. Dann verbreitete sie sich plötzlich innerhalb von 10 Jahren explosionsartig in ganz Deutschland und Europa. Verantwortlich für die Verbreitung waren vor allem Baumschulen und Gärtnereien. Der damals entstehende überregionale Handel sorgte dafür, dass sich der Samen mit Topfpflanzen, Gehölzballen und Substraten flächendeckend verbreitete. Einmal in einem Garten angekommen konnte sich die produktive Pflanze sehr schnell auf den Flächen festsetzen.

Scharf wie Kresse

Über das für manche lästige Gartenunkraut kann man sich durchaus freuen, denn es ist eine geschmackliche Überraschung. Die jungen zarten Blätter der Grundrosette haben einen pfeffrig-scharfen Geschmack, der deutlich an die bekannte Kresse erinnert. Das Unkraut-Gewürz eignet sich ideal, um damit Kräuterbutter, Kräuterquark, Salatsoßen, Smoothies und Pesto aufzupeppen. Oder man genießt es fein geschnitten wie Schnittlauch auf dem Butterbrot. Am besten kommt es roh zur Geltung, aber es würzt auch vorzüglich Suppen, Soßen, Aufläufe und Eierspeisen. In diesem Fall wird es erst zum Schluss an warme Speisen gegeben, denn zu viel Hitze lässt das feine Aroma verschwinden.

Die Blätter des Behaarten Schaumkrauts schmecken allerdings nur vor der Blüte und zu Blühbeginn. Wenn die Pflanze voll erblüht ist oder schon Samenschoten angesetzt hat, dann verlieren die Blätter allmählich ihre angenehme Schärfe und werden immer bitterer und herber. Deshalb ist die Hauptsammelzeit schon sehr früh im Jahr im März, in milden Gegenden beginnt sie auch schon im Winter. Solange die Schötchen, die nach der Blüte erscheinen, noch grün sind, können sie als pfeffriges Gewürz verwendet werden – einfach klein schneiden und unter die Speisen mischen. Aus den kleinen reifen Samen könnte theoretisch Senf hergestellt werden, allerdings ist die Ernte sehr aufwendig und wenig ergiebig. Die kleinen Blütchen können Sie als essbare Dekoration einsetzen, zum Beispiel über Frischkäse gestreut. Das Schöne am Behaarten Schaumkraut ist, dass die Saison nicht gleich im Frühling vorbei ist, denn überall im Garten geht ganzjährig Samen auf und man findet somit immer wieder junge zarte Pflänzchen.

Das kalorienarme Kraut ist auch ernährungsphysiologisch interessant. Die Blätter sind sehr proteinreich und sie enthalten außergewöhnlich viel Kalium sowie das lebenswichtige Spurenelement Selen. Der durchschnittliche Vitamin-C-Gehalt ist mit 36 mg/100 g im Vergleich zu anderen Wildkräutern nicht erwähnenswert. So enthält der Giersch zum Beispiel 4-mal und das Hirtentäschel 3-mal so viel Vitamin C.

In der Heilkunde kaum bekannt

Da das Behaarte Schaumkraut im Mittelalter kaum bekannt war, wird es in den alten Kräuterbüchern nicht beschrieben. Lediglich das verwandte Wiesen-Schaumkraut fand damals gelegentlich Verwendung. Man nutzte es in der Volksmedizin zur „Reinigung von Magen und Lunge“. Wegen seiner leicht harntreibenden, verdauungsfördernden und stoffwechselanregenden Wirkung wurde es auch bei rheumatischen Erkrankungen und bei Frühjahrskuren eingesetzt.

Mehrere aktuelle Studien beschäftigen sich mit den pharmakologisch wirksamen Inhaltsstoffen des Behaarten Schaumkrauts. Wie alle Kreuzblütengewächse enthält es vor allem die scharf schmeckenden Senfölglykoside (Glucosinolate). Diese Stoffe wirken stark antioxidativ und antibakteriell. Sie werden über Nieren und Lungen ausgeschieden, wo sie ihre antibiotische Wirksamkeit entfalten. Dementsprechend kann man sie bei Atemwegs- und Harnwegsinfekten nutzen. Außerdem hemmen die antikarzinogen wirksamen Senföle die Entstehung von Krebs. In einer indischen Studie wurde das Behaarte Schaumkraut mit dem in der indischen Volksmedizin beliebten Braunen Senf (*Brassica juncea*) verglichen. Dabei stellte man erstaunt fest, dass das kleine Unkraut in Blättern und Samen mehr als das Doppelte an Glucosinolaten enthielt. Neben Glucosinolaten konnten als Inhaltsstoffe auch Flavonoide, Gerbstoffe, Steroide, Alkaloide und Saponine identifiziert werden.

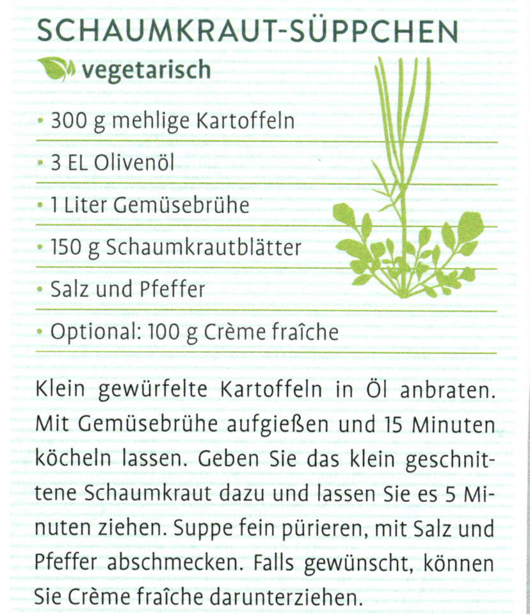

SCHAUMKRAUT-SÜPPCHEN

vegetarisch

- 300 g mehlige Kartoffeln
- 3 EL Olivenöl
- 1 Liter Gemüsebrühe
- 150 g Schaumkrautblätter
- Salz und Pfeffer
- Optional: 100 g Crème fraîche

Klein gewürfelte Kartoffeln in Öl anbraten. Mit Gemüsebrühe aufgießen und 15 Minuten köcheln lassen. Geben Sie das klein geschnittene Schaumkraut dazu und lassen Sie es 5 Minuten ziehen. Suppe fein pürieren, mit Salz und Pfeffer abschmecken. Falls gewünscht, können Sie Crème fraîche darunterziehen.

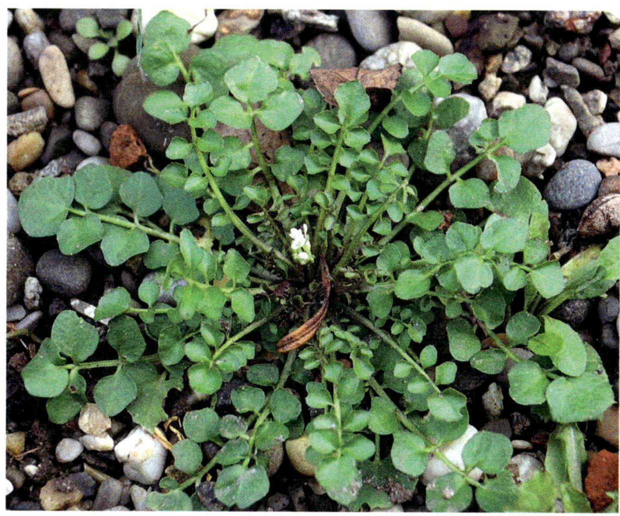

Die zarten Blätter der Grundrosette schmecken nach Kresse.

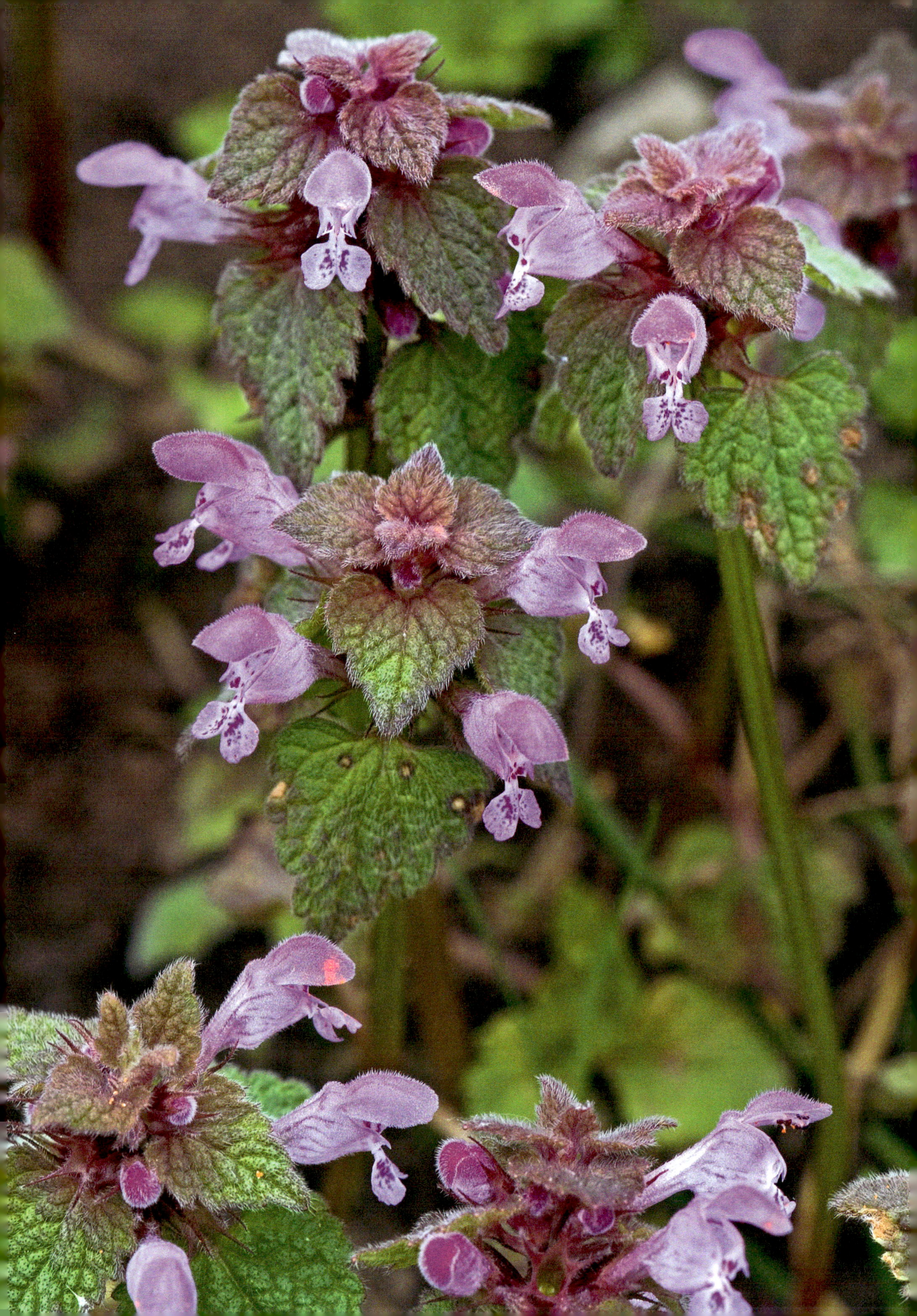

PURPURROTE TAUBNESSEL

Von Hummeln gern besucht

Die Purpurrote Taubnessel (*Lamium purpureum*), manchmal auch Rote Taubnessel oder Acker-Taubnessel genannt, zählt zu den häufigsten Ackerunkräutern. Sie liebt bearbeitete, lockere und nährstoffreiche Böden. Deshalb findet man sie überwiegend auf Äckern, in Gärten und in Weinbergen. Sie verbreitet sich vor allem deshalb so erfolgreich, weil sie nur wenige Wochen zur Samenreife benötigt und somit in einem Jahr 3–4 Generationen hervorbringt. Eine einzelne Pflanze kann 100–300 Samen produzieren, die dann im Boden 5–10 Jahre lebensfähig bleiben. Andere Unkräuter schaffen da wesentlich mehr, aber die Rote Taubnessel gleicht dies durch die schnelle Abfolge der Generationen aus.

Die einjährige Pflanze aus der Familie der Lippenblütengewächse blüht fast ganzjährig in großer Zahl, oft findet man auch im Winter blühende Exemplare. Da in der kalten Jahreszeit keine Insekten mehr unterwegs sind, nimmt sie die Befruchtung in dieser Zeit selbst in die Hand. Bei noch geschlossener Knospe vollzieht sie eine Selbstbefruchtung, was man in der Fachsprache Kleistogamie (= „Ehe im Verborgenen") nennt.

Der 20–40 cm hohe vierkantige Stängel ist bei der Purpurroten Taubnessel meist rot überlaufen. Auch die jungen Blätter an der Spitze sind purpurfarben überhaucht. Mit zunehmendem Alter werden sie dann grün. Die herzförmigen, behaarten Blätter mit dem gekerbten Rand ähneln jenen der Brennnessel. So entstand auch der Name: Der Zusatz „Taub" soll besagen, dass die brennnesselblättrige Pflanze nicht brennt. Der wissenschaftliche Gattungsname *Lamium* kommt vom griechischen *lamos* = Schlund und bezieht sich auf die Form der Lippenblüten. Die purpurfarbenen Lippenblüten sitzen in dichten Scheinquirlen. Sie besitzen eine lange Röhre, weshalb sie vor allem von den langrüsseligen Hummeln besucht und befruchtet werden. Insbesondere im blütenarmen Frühling sind sie ein sehr wichtiger Nektarlieferant. Die Samen sind mit einem Ölkörper ausgestattet, ein Leckerbissen für Ameisen. Diese verschleppen den Samen, bevor sie das nahrhafte Anhängsel abtrennen, und tragen so ebenfalls zur Ausbreitung bei.

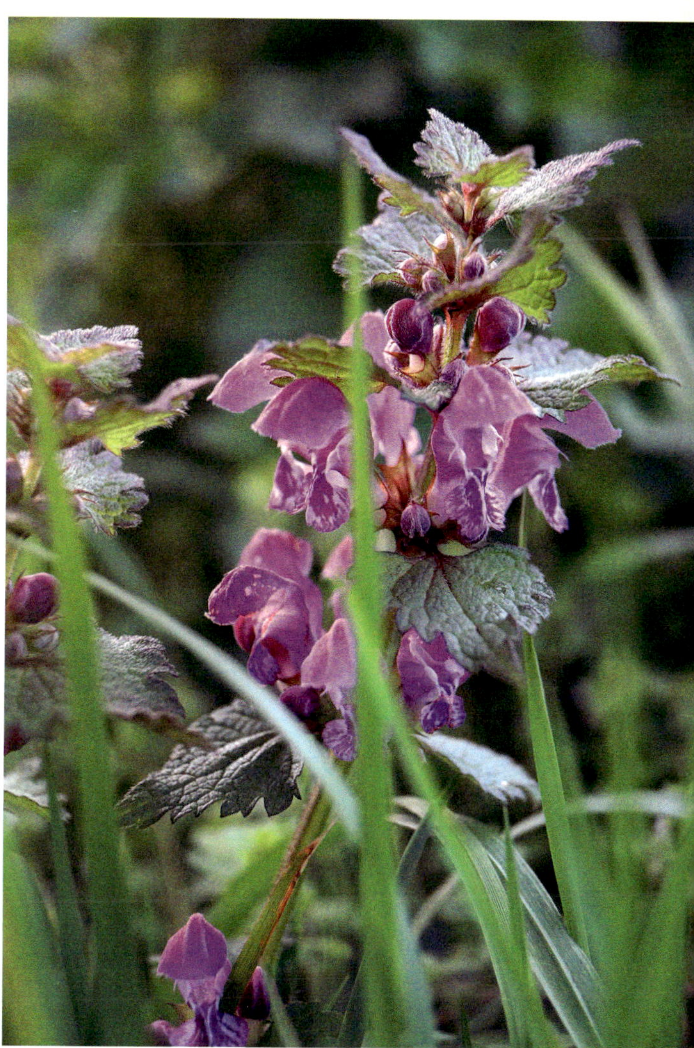

Ähnliche Art: die Gefleckte Taubnessel

TAUBNESSEL-TEE

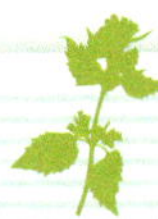

Übergießen Sie 2 leicht gehäufte TL zerkleinerte Rote Taubnessel mit 250 ml heißem Wasser und lassen 5–7 Minuten ziehen. Falls Sie den Tee als Husten- oder Schlaftee einsetzen, ist das Süßen mit Honig wirkungsverstärkend. Auch die Mischung mit anderen Heilpflanzen kann wirkungsverstärkend sein. Beim Einsatz als Rheumatee lohnt sich eine Mischung mit dem Kriechenden Günsel. Bei schmerzhafter Periode hat sich die Mischung mit Gänse-Fingerkraut bewährt. Zum Gurgeln bei Halsentzündungen fügen Sie die Kleine Braunelle hinzu.

Große Verwandtschaft

Von der Purpurroten Taubnessel gibt es mehrere Varietäten, die sich nur geringfügig unterscheiden. Deutlicher sind die Unterschiede zu den anderen Taubnessel-Arten, von denen in Mitteleuropa etwa zwölf heimisch sind. Die bekannteste ist vermutlich die Weiße Taubnessel (*Lamium album*), mit ihren weißen Lippenblüten. Die Gefleckte Taubnessel (*L. maculatum*) hat purpurfarbene Blüten, wobei die Unterlippe deutlich weiß-rot gefleckt ist. Außerdem hat sie im Gegensatz zur Purpurroten Taubnessel eine abstehende Stängelbehaarung. Die Goldene Taubnessel oder Goldnessel (*L. galeobdolon*) besitzt gelbe Blüten und liebt schattige Plätze, weshalb sie vor allem in Laubwäldern zu finden ist. Die sehr kleine Stängelumfassende Taubnessel (*L. amplexicaule*) ist wie die Rote Taubnessel ein Ackerunkraut und unterscheidet sich durch die rundlichen, stängelumfassenden Blätter.

Schmackhaftes Unkraut

Die meisten Taubnessel-Arten sind ein gutes Wildgemüse, vor allem Purpurrote, Gefleckte und Weiße Taubnessel. Die vor der Blüte gesammelten jungen Blätter und Sprossspitzen sind gut für Salat, Suppen, Smoothies, Spinat und Aufläufe. Die Blätter riechen zwar frisch etwas muffig, schmecken gedünstet aber angenehm mild, mit einem leicht bitteren, pilzartigen Aroma. Eine besondere Delikatesse sind Taubnesseln im Teigmantel: Sammeln Sie die blühenden Triebspitzen (6–8 cm) und tauchen Sie in Pfannkuchenteig. Dann in Öl ausbacken und genießen!

Die süßen Blüten sind ebenfalls verwendbar, obwohl das Auszupfen sehr aufwendig ist: Sie schmecken köstlich als Tee und man kann daraus einen Sirup herstellen. Außerdem eignen sie sich zur Dekoration von Salaten und Süßspeisen. Zum Dekorieren sind Mischungen mit rotblühenden und weißen Taubnesseln sehr ansprechend. Kinder saugten früher gerne den süßen Nektar aus den langen Blütenröhren. Das ist allerdings nur von Erfolg gekrönt, wenn die Blüten nicht zuvor von Hummeln besucht wurden. Deshalb ist es sinnvoll schon früh morgens zu sammeln. Auch die Wurzeln können als Gemüse gedünstet werden.

Die Taubnesseln sind nicht nur lecker, sondern auch gesund. Sie haben eine gute Nährstoffdichte, vor allem Proteine (5,3 g/100 g), Vitamin C (145 mg/100 g), Provitamin A, Kalium (460 mg/100 g) und Eisen (3,3 mg/100 g) sind zahlreich vertreten. Beispielsweise enthalten sie 3-mal so viel Protein wie Feldsalat.

Heilkraut vergangener Zeiten

Welche Taubnessel-Arten in der Antike verwendet wurden, lässt sich anhand der ungenauen Pflanzenbeschreibungen nicht sagen. Sowohl Dioskurides als auch Plinius erwähnen verschiedene Arten, eine Zuordnung ist aber nicht möglich. Die christliche Mystikerin Hildegard von Bingen erwähnt im 12. Jahrhundert eine Pflanze namens „Biensuga", die den Menschen zum Lachen bringe und das Herz erfreue. Diese Pflanze wurde oftmals als Melisse interpretiert, aber die berühmte Äbtissin hat wahrscheinlich die Taubnessel gemeint. Denn auch der englische Kräuterkundige Gerard schrieb 1597, dass die Taubnessel *„das Herz fröhlich mache, dem Gesicht eine frische Farbe gebe und die Lebensgeister erfrische"*.

Erst in den Kräuterbüchern des 16. Jahrhunderts lassen sich die verschiedenen Taubnessel-Arten eindeutig bestimmen. Sie werden allerdings alle für die gleichen Erkrankungen verwendet.

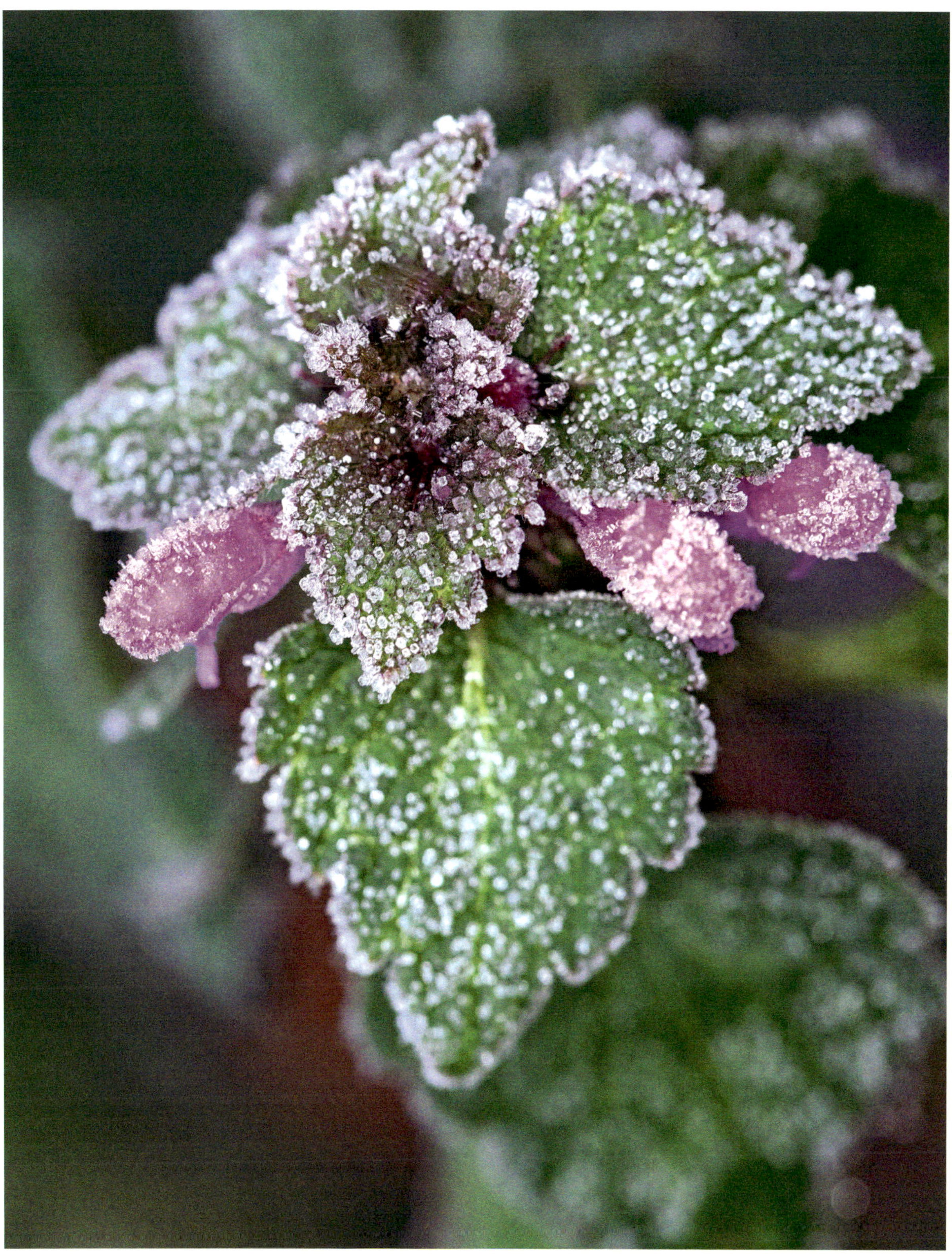

Die Rote Taubnessel blüht auch
in der kalten Jahreszeit.

Der Botaniker Leonhart Fuchs (1501–1566), der die Taubnessel damals Todnessel nannte, verordnete die zerstoßenen Blätter als Auflage bei Geschwülsten und Geschwüren. Außerdem beschreibt er sie als hilfreich gegen Nasenbluten, wenn man sie sich hinten auf den Nacken lege. Der Apotheker Christoph Wirsung (1500–1571) schrieb 1568 in seinem Artzney Buch: „*Zur Vorbeugung gegen Grieß und Steine hat es sich bewährt oft Taubnessel zu essen*". Der italienische Arzt Mattiolus erwähnt besonders die Rote Taubnessel als gutes Mittel gegen die „Rote Ruhr". Damit war eine bakterielle Durchfallerkrankung gemeint, bei der es zu Blutbeimengungen kommt. Mattiolus beschreibt auch die äußerliche Anwendung zur Heilung des Wurms am Finger. So nannte man früher eine Nagelbettentzündung, wobei man glaubte, der Schmerz würde durch einen darin befindlichen Wurm ausgelöst. Der Arzt Adam Lonitzer (1528–1586), der sich Lonicerus nannte, lobte die Taubnessel für „die weiße Zeit der Frauen". Gemeint war damit der durch eine Scheidenentzündung ausgelöste Ausfluss, den man Weißfluss (= Fluor albus) nannte. Diese Anwendung in der Frauenheilkunde wurde in den folgenden Jahrhunderten zur Domäne der Weißen Taubnessel, die die anderen Taubnessel-Arten zunehmend aus der Heilkunde verdrängte.

In der Volksmedizin geachtet

In der neueren europäischen Volksheilkunde hat sich vor allem die Weiße Taubnessel etabliert, wobei sich folgende Anwendungsgebiete herauskristallisierten: Erkrankungen der Atemwege, Nervosität und Einschlafstörungen, Magen-Darm-Beschwerden, Harnwegserkrankungen, zum Gurgeln bei Halsschmerzen, als Umschlag bei Hautentzündungen und Hämorrhoiden. Außerdem nutzte man sie bei Wechseljahresbeschwerden, Vaginalentzündungen und als Sitzbad bei Menstruationsbeschwerden.

In anderen Regionen der Erde werden aber auch die anderen Taubnessel-Arten volksmedizinisch genutzt: Die Gefleckte Taubnessel (*L. maculatum*) ist in der chinesischen Medizin sehr bekannt als Mittel bei Verletzungen, Knochenbrüchen und Bluthochdruck. Die Stängelumfassende Taubnessel (*L. amplexicaule*) und die Rote Taubnessel (*L. purpureum*) werden in der Türkei und im Iran als Rheumapflanze und als Stärkungsmittel eingesetzt. Die aktuellen Studien zu verschiedenen *Lamium*-Arten bestätigen, dass die rotblühenden Taubnessel-Arten *purpureum*, *maculatum* und *amplexicaule* aufgrund der Inhaltsstoffe für medizinische Zwecke besonders gut geeignet sind.

Zahlreiche Wirkstoffe

In der aktuellen Phytotherapie spielen die verschiedenen Taubnesseln kaum eine Rolle. Die Experten der Kommission E, die bis 1994 Studienergebnisse zur Wirksamkeit von Pflanzen bewerteten, kamen lediglich zu dem Schluss, dass die Weiße Taubnessel bei leichten Entzündungen der Mund- und Rachenschleimhaut, bei oberflächlichen Entzündungen der Haut und bei unspezifischem Fluor albus hilfreich sein kann. Damals waren die Taubnesseln allerdings noch unzureichend erforscht.

TAUBNESSEL-NUDELAUFLAUF

vegetarisch

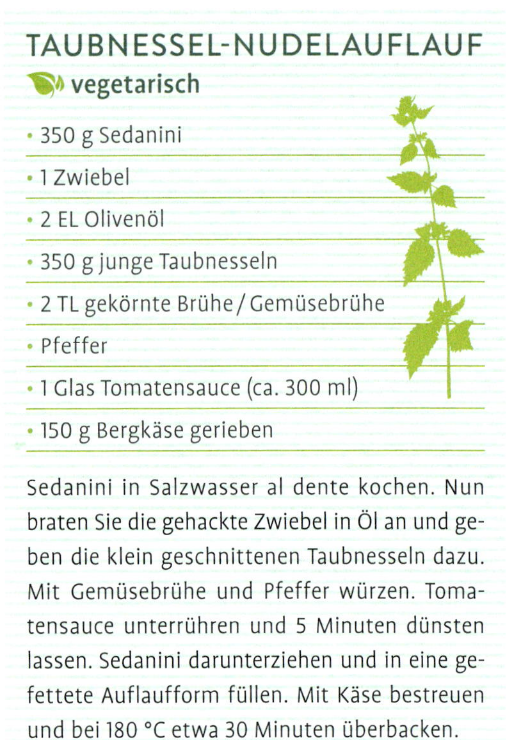

- 350 g Sedanini
- 1 Zwiebel
- 2 EL Olivenöl
- 350 g junge Taubnesseln
- 2 TL gekörnte Brühe / Gemüsebrühe
- Pfeffer
- 1 Glas Tomatensauce (ca. 300 ml)
- 150 g Bergkäse gerieben

Sedanini in Salzwasser al dente kochen. Nun braten Sie die gehackte Zwiebel in Öl an und geben die klein geschnittenen Taubnesseln dazu. Mit Gemüsebrühe und Pfeffer würzen. Tomatensauce unterrühren und 5 Minuten dünsten lassen. Sedanini darunterziehen und in eine gefettete Auflaufform füllen. Mit Käse bestreuen und bei 180 °C etwa 30 Minuten überbacken.

Aufgrund von zahlreichen Analysen und Studien weiß man heute, dass alle Taubnessel-Arten sehr ähnliche pharmakologisch wirksame Sekundärstoffe enthalten. Dazu gehören neben Triterpen-Saponinen, Schleimstoffen, Gerbstoffen, Flavonoiden und Phenolsäuren vor allem die zahlreichen Iridoid-Glykoside. Iridoide besitzen eine starke antimikrobielle, antioxidative, schmerzlindernde und entzündungshemmende Wirkung. Vermutlich spielen verschiedene rotblühende *Lamium*-Arten in der anatolischen Volksmedizin gerade deshalb eine wichtige Rolle bei Rheuma. Für Erkrankungen der Atemwege sind die auswurffördernden Triterpen-Saponine und die reizlindernden Schleimstoffe von Bedeutung, während die Gerbstoffe mit ihrer adstringierenden Wirkung bei Hautentzündungen und Wunden ihre Dienste anbieten.

Zudem hat man festgestellt, dass nicht nur die Blüten interessant sind, sondern dass die Blätter sogar eine bessere antimikrobielle Wirkung besitzen, weshalb es Sinn macht, das blühende Kraut (Blätter und Blüten) zu ernten. Am besten schneidet man den Blühhorizont, also 10 cm von der Blüte aus stängelabwärts.

Hilfreich beim magischen *Heilen*

Auf magische Weise konnte man mithilfe der Taubnessel das Fieber loswerden. Dazu musste man seinen Harn auf die Pflanze schütten und sprechen: „*Hier mach ich mein Wasser auf diesen Samen. In allen Fieber Namen. Das Fieber will mich meiden. Bis dass ich komm und will die Sonne abschneiden. Im Namen des Vaters und des Sohnes und des Heiligen Geistes.*“ Diesen Platz durfte man allerdings nicht mehr betreten, sonst würde das Fieber zurückkommen. Solche Krankheitsübertragungen auf Pflanzen waren in früheren Zeiten Teil der Medizin.

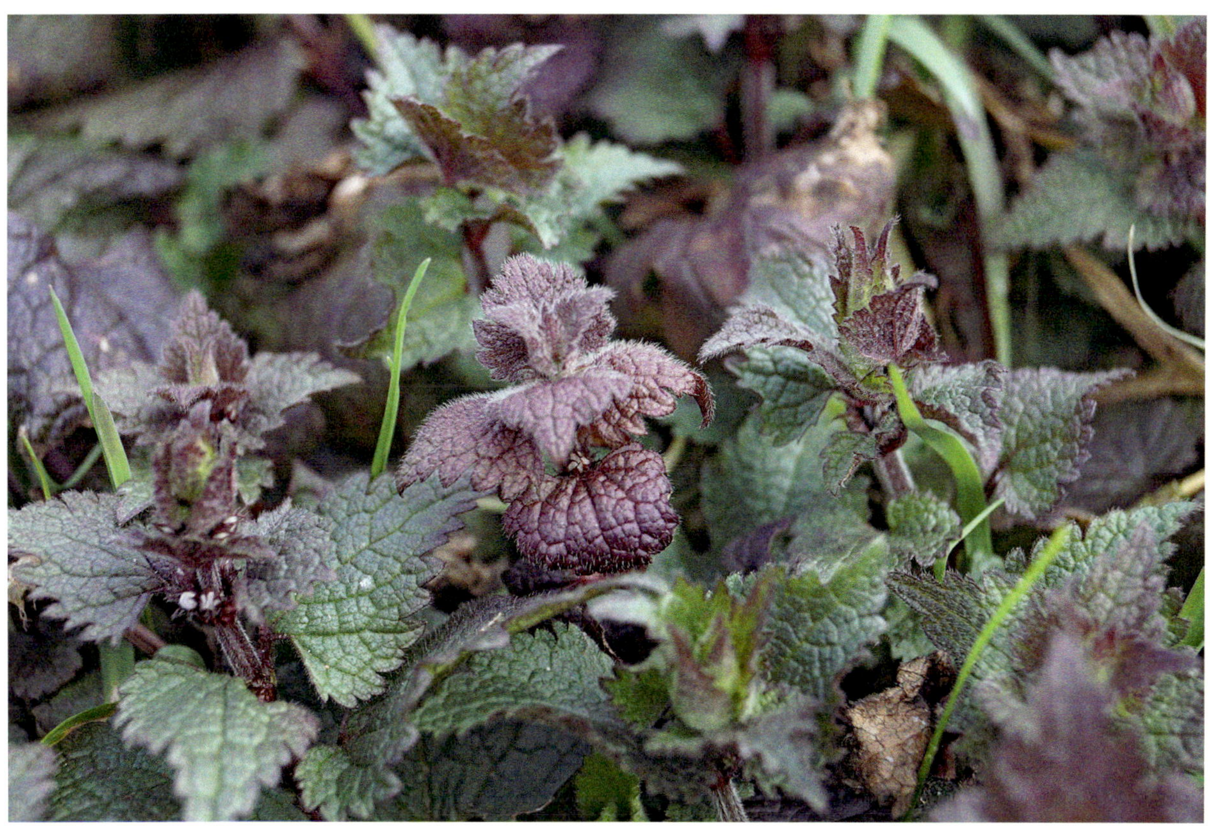

Kurz vor der Blüte: Bald ist Erntezeit! Typisch sind die im Jungstadium purpurfarbenen Blätter.

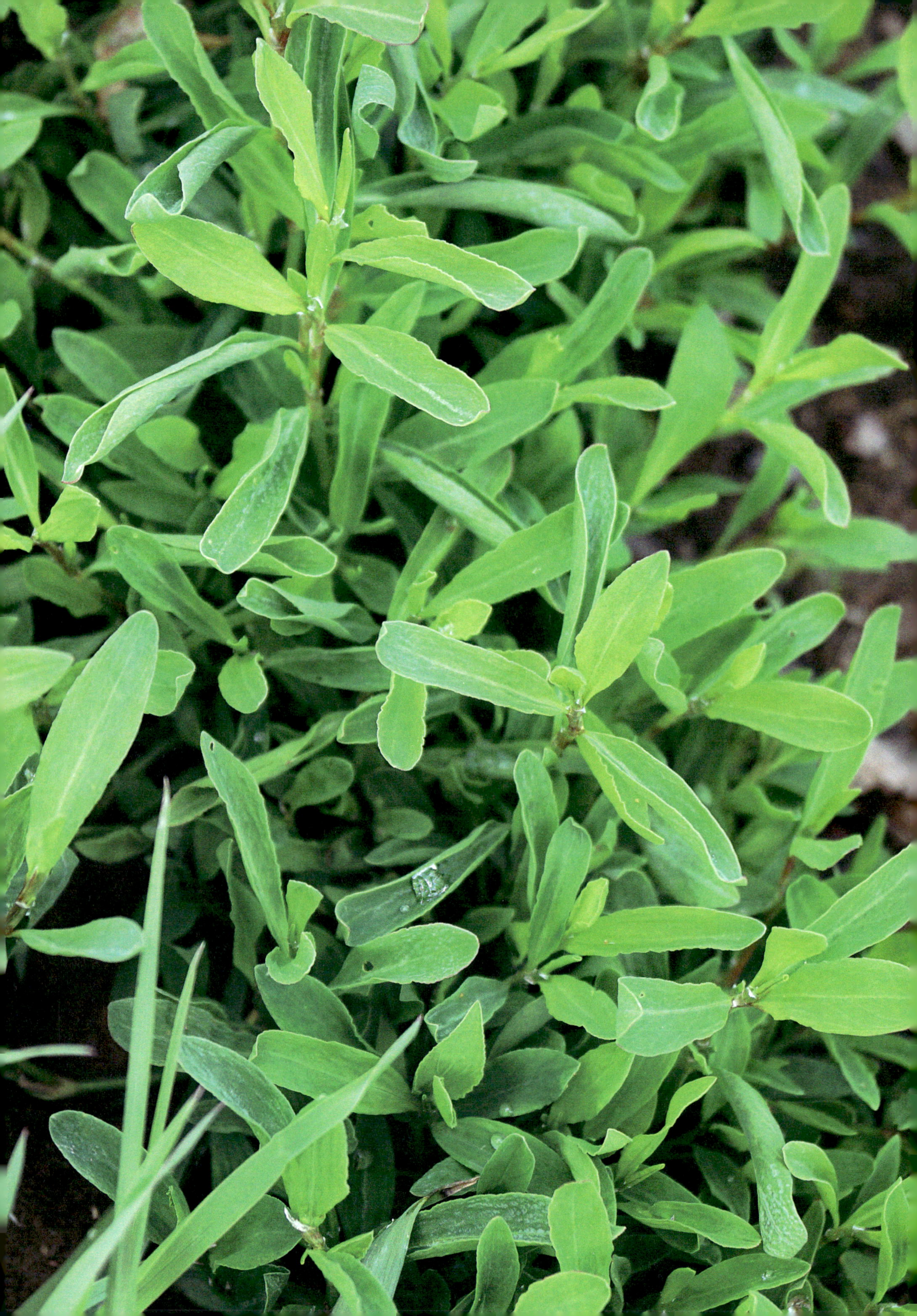

VOGELKNÖTERICH

Fußtritte erwünscht

Der Vogelknöterich (*Polygonum aviculare*) gehört, wie der Name schon andeutet, zu den Knöterichgewächsen. Er hat seinen Ursprung und seinen Verbreitungsschwerpunkt in Europa, gilt aber inzwischen in fast allen gemäßigten Zonen der Erde als weitverbreitetes Unkraut. Die einjährige, mit langen Ausläufern am Boden kriechende Pflanze ist außergewöhnlich „trampelfest", weshalb man sie häufig auf stark genutzten und verdichteten Bereichen findet. Außerdem bevorzugt der Vogelknöterich stickstoffhaltige Böden. Dementsprechend besiedelt er gerne Feld- und Gartenwege, Rasenflächen, Weiden und durch landwirtschaftliche Maschinen verdichtete Böden. Im Mittelalter nannte man ihn wegen seiner Trittfestigkeit Wegtritt oder Weggras.

Der recht kleine, unscheinbare Vogelknöterich hat einen bläulich-grün gestreiften Stängel und auffällige Stängelknoten, die mit einer häutchenartigen Blattscheide umhüllt sind. Am Grund ist das durchscheinende Häutchen bräunlich. Die ganz kurz gestielten Blättchen sind länglich-oval. Ab Mai beginnt die lang andauernde Blüte. Die kleinen trichterförmigen Blüten sitzen in den Achseln der Blätter. Sie sind grünlich-weiß mit einem rosafarbenen Rand. Die Samen werden häufig von Vögeln verbreitet, die diese sehr gern mögen. Deshalb nahm man die Samen früher auch als Vogelfutter. Das hat sich im deutschen Pflanzennamen niedergeschlagen, aber auch im botanischen Artnamen (*avicula* = Vögelchen).

Eine einzelne Pflanze kann je nach Standort mehrere hundert bis 5000 Samen produzieren, die im Boden 50–60 Jahre lebensfähig bleiben. Unter optimalen Bedingungen können sie sogar 300 Jahren keimfähig sein. Wer die Pflanze loswerden will, hat den besten Erfolg mit der Hacke. Ohnehin zeigt der Vogelknöterich an, dass der Gartenboden an dieser Stelle stark verdichtet ist und unbedingt gelockert werden sollte.

HARNTREIBENDE TEEMISCHUNG

- 20 g Vogelknöterichkraut
- 20 g Acker-Schachtelhalm
- 10 g Brennnesselblätter

2 TL dieser Mischung werden in kaltem Wasser angesetzt, zum Kochen gebracht und 10 Minuten ziehen gelassen. Davon 3-mal täglich 1 große Tasse trinken, am besten kurmäßig 2 Wochen lang. Trinken Sie den Tee zur Durchspülung bei Harnwegsinfekten, zur Unterstützung bei Bindegewebsschwäche, zur Entwässerung bei Frühjahrs- oder Fastenkuren sowie bei Gicht und Rheuma. Bei Ödemen infolge eingeschränkter Herz- oder Nierentätigkeit dürfen entwässernde Tees nicht eingesetzt werden.

Mehr als nur Vogelfutter

Dass die Pflanze bei Vögeln sehr beliebt ist, haben vermutlich schon unsere Vorfahren beobachtet und nach dem Motto „Was Vögeln schmeckt, muss für Menschen nicht schlecht sein" als essbare Wildpflanze genutzt. Funde von Pflanzenresten bei Ausgrabungen weisen darauf hin, dass der Vogelknöterich im Neolithikum gesammelt wurde.

Die jungen Blätter und Triebe können fein geschnitten unter Salat, Gemüse, Suppen und Soßen gemischt werden. Die Pflanze eignet sich auch wunderbar für Grüne Smoothies. Der Geschmack ist mild-würzig, etwas salatartig. Am besten schmeckt der Vogelknöterich von Mai bis Juni, später wird er etwas faserig. Das Kraut enthält mit 90 mg/100 g mehr Vitamin C als eine Zitrone. Außerdem enthält die kleine Pflanze außergewöhnlich viel Kalium und Eisen. Beim Verarbeiten sollte darauf geachtet werden, dass die am Boden kriechenden Pflanzenteile meist sehr schmutzig sind.

Den ab September geernteten dreikantigen, stärkehaltigen Samen könnte man theoretisch wie Getreide verwenden und getrocknet zu Mehl mahlen. Der Ernteaufwand ist allerdings immens.

Schwindlerarznei

Im 19. Jahrhundert nutzten zwei profitgierige Gauner namens Albert Wolfsky und Paolo Homero den Vogelknöterich für ihre Betrügereien. Mit großem Werbeaufwand verkauften sie in Deutschland und Österreich ein Allheilmittel gegen Schwindsucht und Asthma. Die geheimnisvolle Teepflanze mit dem Namen Herba homeriana wurde auch als „Russischer Knöterich" und „Homeriana-Tee" angeboten. Wie sich aber herausstellte, war in dem teuren Tee keine exotische Wunderpflanze, sondern eine Allerweltspflanze, die überall wuchs: Es handelte sich nämlich um den Vogelknöterich, der unter wohlklingendem Namen zum zwanzigfachen Preis verkauft wurde. Der Vogelknöterich war allerdings der Verlierer der Geschichte, denn er bekam den Ruf der Schwindlerarznei. Dabei hat die Pflanze Betrug gar nicht nötig, denn sie verfügt tatsächlich über beachtliche Heilkräfte.

Bestandteil der europäischen Volksmedizin

Der Vogelknöterich ist eine traditionelle europäische Heilpflanze. Er wurde schon in der Antike eingesetzt, vor allem als blutstillendes Mittel. So erwähnen die beiden römischen Autoren Plinius und Dioskurides, dass die Pflanze gegen Blutspeien, Blutfluss, Nasenbluten und starke Menstruationsblutungen helfe. Im Mittelalter stand die Verwendung als Wundpflanze und als harntreibendes Mittel bei Nierengrieß im Vordergrund. Außerdem wurde er bei Darmentzündungen und blutigem Stuhl eingesetzt. Im 19. Jahrhundert galt der Vogelknöterich zusammen mit Schachtelhalm und Hohlzahn als Heilmittel gegen Tuberkulose. Die Teemischung mit den drei kieselsäurehaltigen Pflanzen wurde von dem Arzt Rudolf Kobert (1854–1918) entwickelt und bekam den Namen „Kobert'scher Lungentee". Auch die beiden Kräuterpfarrer Kneipp und Künzle nutzten den Vogelknöterich gerne, vor allem bei Bronchitis und Blasenleiden sowie bei Gicht und Rheuma.

HUSTEN-TEEMISCHUNG

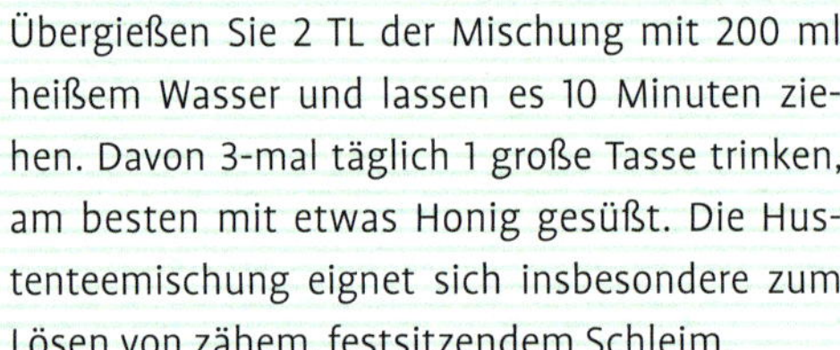

- 20 g Vogelknöterichkraut
- 10 g Spitzwegerich
- 10 g Thymiankraut
- 10 g Fenchelfrüchte (frisch gemörsert)

Übergießen Sie 2 TL der Mischung mit 200 ml heißem Wasser und lassen es 10 Minuten ziehen. Davon 3-mal täglich 1 große Tasse trinken, am besten mit etwas Honig gesüßt. Die Hustenteemischung eignet sich insbesondere zum Lösen von zähem, festsitzendem Schleim.

Nachweislich wirksam bei vielen Erkrankungen

Der Ausschuss für pflanzliche Arzneimittel der Europäischen Arzneimittel-Agentur (HMPC), konnte beim Vogelknöterich die Wirksamkeit der meisten volksmedizinischen Anwendungen auf wissenschaftlicher Basis bestätigen. Somit ist die Anwendung als Gurgeltee bei Entzündungen in Mund und Rachen genauso belegt wie der Einsatz bei Erkältungen und bei der Durchspülungstherapie bei Harnwegsentzündungen. Angesichts der zahlreichen heilkräftigen Inhaltstoffe, wie Flavonoide, Gerbstoffe, Kieselsäure, Phenolsäuren, Lignane, Triterpen-Saponine und Schleimstoffe, sind auch weitere traditionelle Anwendungen gut erklärbar: So lässt sich die schleimlösende Wirkung bei Husten durch das Vorhandensein der Saponine gut nachvollziehen. Aufgrund der Kieselsäure wird der Tee in der Volksmedizin bei Bindegewebsschwäche, brüchigen Fingernägeln und Osteoporose getrunken, denn das enthaltene Silizium ist an Neubildung von Knochen und Bindegewebe beteiligt. Auch die mittelalterliche Wundbehandlung war aufgrund der vorhandenen Tannin-Gerbstoffe durchaus sinnvoll. Angesichts der Tatsache, dass der Vogelknöterich im Mittelalter eine wichtige Nierenpflanze war, lässt eine

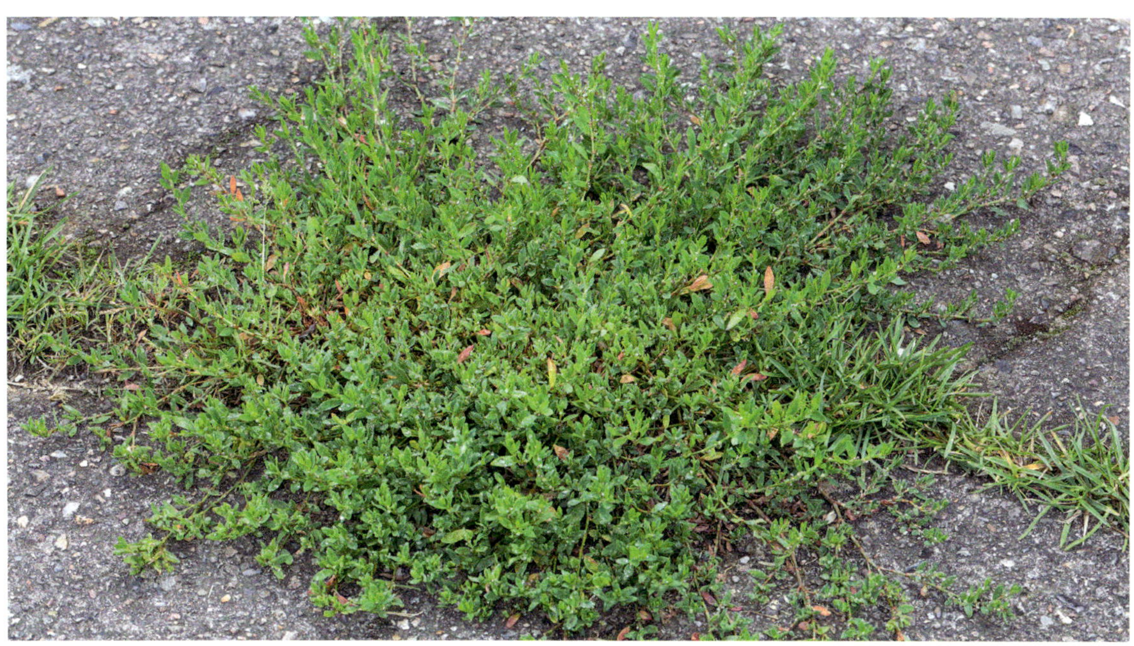

Typischer Wuchs zwischen Gehwegplatten

aktuelle Übersichtsstudie aufhorchen, in der 251 Pflanzen auf ihre Wirksamkeit bei toxischen Nierenschäden untersucht wurden. Der Vogelknöterich zählte zu jenen Pflanzen, die die besten Ergebnisse erzielten (Regenerationsrate des Nierengewebes von 98 %).

Neuere pharmakologische Untersuchungen (in vitro) konnten folgende weitere Effekte der Vogelknöterich-Extrakte belegen: Sie wirken entzündungshemmend, wundheilungsfördernd, antibakteriell, antikarzinogen und stark antioxidativ (Schutz vor freien Radikalen). In einer Studie an fettleibigen Mäusen zeigten sich Anti-Adipositas-Effekte. Ebenso wurden positive Einflüsse auf Blutfettwerte und Blutdruck festgestellt. Außerdem konnte in einer klinischen Studie mit 60 Patienten eine signifikante Wirksamkeit bei Zahnfleischentzündungen belegt werden.

In der Traditionellen Chinesischen Medizin nutzt man die kleine Pflanze bei Blaseninfektionen, Hautekzemen und bei Wurmbefall. In der Homöopathie spielt der Vogelknöterich eine Rolle bei Arteriosklerose und bei Rheumatismus der Finger.

Für Heilzwecke sammelt man das blühende Kraut möglichst erst ab August bis September, denn dann sind die meisten Wirkstoffe zu erwarten. Das Kraut wird dann entweder als Tee getrocknet oder als Tinktur verarbeitet.

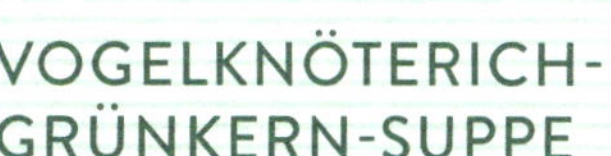

VOGELKNÖTERICH-GRÜNKERN-SUPPE

vegetarisch

- 1 Zwiebel
- 2 EL Öl
- 50 g Grünkernschrot
- 1 Liter Gemüsebrühe
- 50 g Vogelknöterich
- 50 g Brennnesseln
- 2 TL Sojasoße
- Pfeffer
- 2 EL Crème fraîche oder vegane Alternative

Gewürfelte Zwiebeln in Öl andämpfen, Grünkernschrot dazugeben und anschwitzen. Mit Brühe aufgießen, zum Kochen bringen und 20 Minuten köcheln lassen. Geben Sie die klein geschnittenen Wildkräuter dazu und lassen das Ganze nochmals 10 Minuten köcheln. Mit Pfeffer und Sojasoße abschmecken. Wer mag, kann die Suppe auch cremig pürieren. Vom Herd nehmen und 2 EL Crème fraîche darunterziehen.

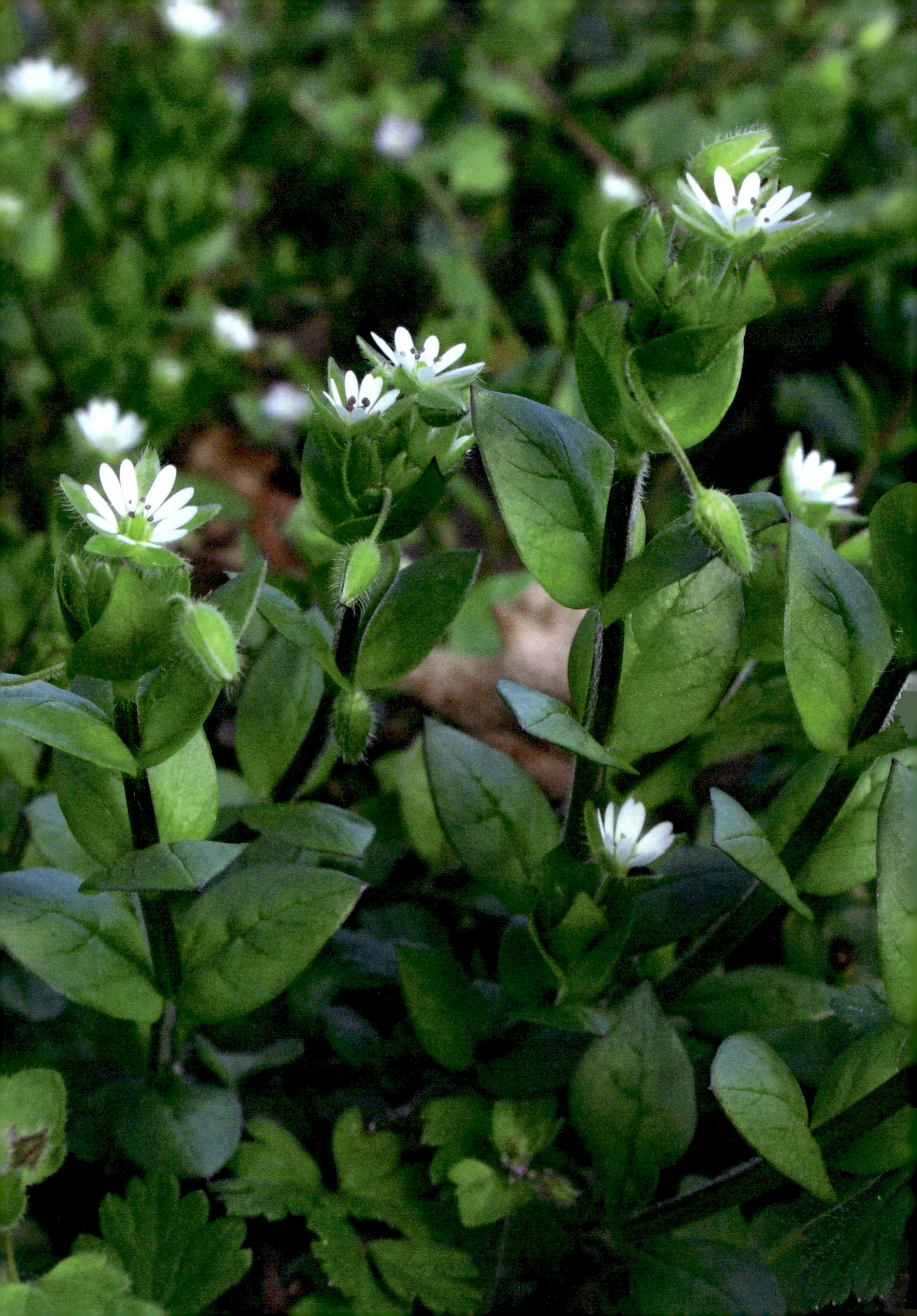

VOGELMIERE

Zeigerpflanze für guten Boden

Die Vogelmiere (*Stellaria media*) aus der Familie der Nelkengewächse stammt ursprünglich aus Europa. Mithilfe von uns Menschen ist sie inzwischen zu einem der weltweit verbreitetsten Unkräuter geworden. Die erfolgreiche Weltenbummlerin wird in über 50 Ländern als invasives Unkraut gemeldet. Man findet die einjährige kleine Pflanze oft auf bearbeiteten, nährstoffreichen Flächen, wie Äcker, Gärten, Weinberge, Weiden und Feldränder. Wo die Vogelmiere wächst, ist also mit fruchtbarem Boden und einer guten Bodengare zu rechnen, was ein alter Spruch bestätigt: „*Wo d'Mier gut wächst, do isch des Land gut.*" Das zarte Pflänzchen wächst niederliegend, die stark verästelten Stängel bilden oft dichte teppichartige Rasen. Der runde Stängel der Vogelmiere ist deutlich einreihig behaart. Diese typische Haarleiste aus weißen Härchen ist ein wichtiges Unterscheidungsmerkmal zu anderen Arten der Gattung *Stellaria*. Die fleischigen, saftigen Blätter sind eiförmig, zugespitzt und stehen sich immer paarweise gegenüber. Die Vogelmiere blüht fast das ganze Jahr hindurch. Die kleinen sternförmigen Blüten besitzen 5 weiße lanzettliche Blütenblätter. Diese sind bis zum Ansatz tief eingeschnitten, sodass der Eindruck entsteht, es wären 10. Der botanische Name *Stellaria* bedeutet Sternchen und nimmt Bezug auf die Blütenform. Die Blüten haben relativ wenig Insektenbesuch, es findet meist Selbstbestäubung statt. Eine kräftige Pflanze kann bis zu 15 000 Samen ausbilden und pro Jahr mehrere Generationen hervorbringen. Das erklärt die gute Ausbreitungstendenz. Hinzu kommt, dass die Samen außergewöhnlich lange keimfähig bleiben, sie können im Boden bis zu 50 Jahre auf den richtigen Moment warten. Unter besonderen Umständen bleibt der Samen sogar über 600 Jahre keimfähig.

Da die Vogelmiere nicht tief verwurzelt ist, lässt sie sich leicht jäten oder mit der Hacke entfernen.

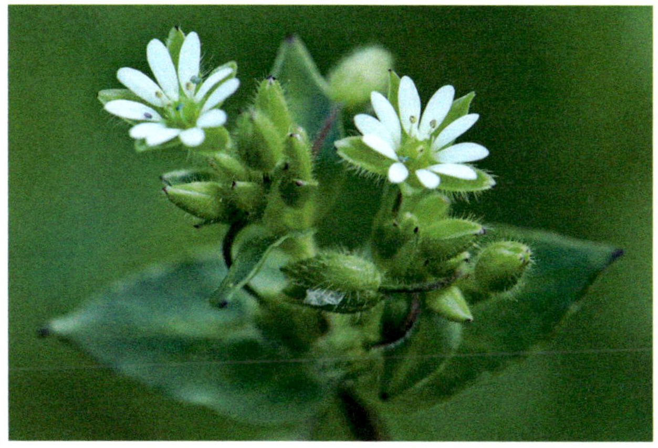

Sternchenförmige Blüten

Schmackhaft für Hühner und Menschen

Weil Kraut und Samen der Vogelmiere von Hühnern, Gänsen und Vögeln gerne gefressen werden, nannte man sie früher auch Hühnerabbiss, Gänsegras oder Vogelkraut. Man glaubte sogar, Hühner würden dadurch mehr Eier legen, und fütterte das Federvolk fleißig damit. Der Botaniker John Gerard (1545–1612) berichtet, dass das „Kanarienkraut" in London auf Märkten feilgeboten wurde, damit es die reichen Bürger ihren Singvögeln in die Käfige hängen konnten. Bestimmt freuten sich die Bauern darüber, dass sie sogar ihr Unkraut gewinnbringend vermarkten konnten.

Doch nicht nur Hühner sollten sich über das vitale Unkraut freuen, denn es ist auch eine Bereicherung für unseren Speiseplan. Die ganze Pflanze, mit Stängeln (solange sie zart sind), Blättern und Blüten kann verwendet werden. Sie wird fast ganzjährig genutzt, am besten schmeckt sie aber im Frühjahr. Die erfrischend saftige Pflanze eignet sich klein geschnitten sehr gut für Salat, Kräuterquark, Pesto, Smoothies, Suppen und vor allem als spinatartiges Wildgemüse. Der Geschmack ist mild-nussig und erinnert roh gegessen an junge Maiskölbchen. Durch ihren milden Geschmack eignet sie sich ausgezeichnet zum ausgleichenden Mischen mit herben oder bitteren

Wildkräutern. Auch die Gesundheit kommt nicht zu kurz: Vogelmiere enthält sehr viel Kalium (632 mg/100 g), Kalzium (107 mg/100 g) und Eisen (5,5 mg/100 g). Sowohl der Eisen- als auch der Kalziumgehalt übersteigt beispielsweise den von Feldsalat um fast das 3-Fache! Aber auch mit reichlich Vitamin C (60 mg/100 g), Provitamin A und Kieselsäure kann die kleine Pflanze punkten.

Wie bei allen saponinhaltigen Pflanzen ist zu beachten, dass sie nicht in Übermengen gegessen werden. Saponine können dann Schleimhautreizungen sowie Übelkeit und Erbrechen hervorrufen.

Gegen Entzündungen und Husten

Im Mittelalter nutze man die Vogelmiere vor allem äußerlich bei Wunden, Geschwüren, Verbrennungen und Hauterkrankungen. So auch die Äbtissin Hildegard von Bingen (1098–1179), die das gekochte Kraut als Umschlag bei Verletzungen empfahl: *„wenn ein Mensch durch Sturz gefallen oder von Spießen durchbohrt ist“*. Hieronymus Bock empfahl 1546 das kühlende Kraut, um *„alle Hitz und Entzündung“* zu löschen. Dementsprechend wurde es auf entzündete Wunden und Geschwüre gelegt. Bei von Hitze begleitetem Milchstau empfahl man den Frauen, Vogelmierenkraut über die Brüste zu legen. Auch der Mediziner und Botaniker Tabernaemontanus (1525–1590) nutzte das Kraut gegen Fieber und hitzige Entzündungen.

VOGELMIEREN-FRISCHTEE

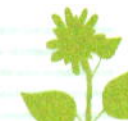

Da die Vogelmiere ganzjährig frisch zur Verfügung steht, sollten Sie sie möglichst frisch verwenden, denn beim Trocknen verliert sie einige wichtige Heilstoffe. 2 EL der klein geschnittenen Pflanzen mit 250 ml heißem Wasser übergießen und 6 Minuten ziehen lassen. Der Vogelmieren-Tee ist ein idealer Begleiter von Frühjahrs- und Fastenkuren. Dabei empfiehlt sich eine Kombination mit Brennnesseln. Falls Sie einen schleimlösenden Hustentee benötigen, können Sie ihn auch mit Spitzwegerich kombinieren. Auch diese beiden Pflanzen sind fast ganzjährig frisch zu finden.

VOGELMIEREN-SALBE

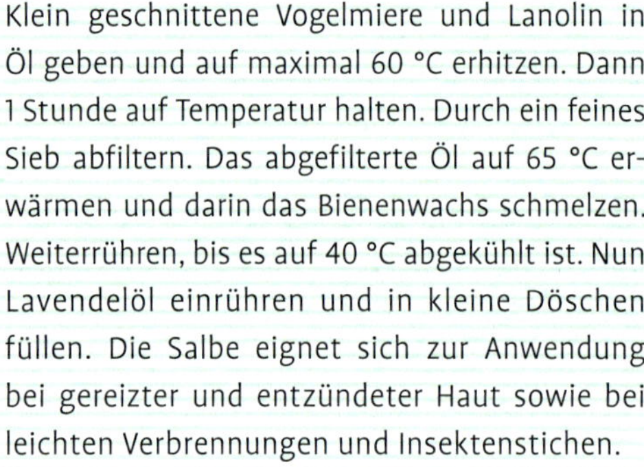

- 15 g frische Vogelmiere
- 10 g Lanolin anhydrid
- 110 ml Mandelöl
- 10 g Bienenwachs
- 10 Tropfen Lavendelöl

Klein geschnittene Vogelmiere und Lanolin in Öl geben und auf maximal 60 °C erhitzen. Dann 1 Stunde auf Temperatur halten. Durch ein feines Sieb abfiltern. Das abgefilterte Öl auf 65 °C erwärmen und darin das Bienenwachs schmelzen. Weiterrühren, bis es auf 40 °C abgekühlt ist. Nun Lavendelöl einrühren und in kleine Döschen füllen. Die Salbe eignet sich zur Anwendung bei gereizter und entzündeter Haut sowie bei leichten Verbrennungen und Insektenstichen.

Die Blätter in Fleischbrühe gekocht, empfahl er als *„gesunde Speis“* bei auszehrenden Krankheiten.

Erst im 19. Jahrhundert wurde die Vogelmiere als Hustenpflanze bekannt. Es war der Kräuterpfarrer Kneipp (1821–1897), der auf die schleimlösende Wirkung der Vogelmiere aufmerksam machte. Die darin enthaltenen Triterpen-Saponine machen diese Anwendung durchaus sinnvoll. Auch bei Rheuma und Gelenkschmerzen fand das entzündungshemmende Kraut in der neueren Volksmedizin Anwendung. Dazu wurde das frische zerstoßene Kraut als Umschlag verwendet. In der Chinesischen Volksheilkunde nutzt man die kühlende Medizin schon seit Jahrhunderten bei Hauterkrankungen, bei Magen-Darm-Beschwerden und bei Erschöpfungszuständen.

Gute Aussichten als Arzneipflanze

Mit der volksmedizinischen Nutzung als beruhigende Hautpflanze und schleimlösende Hustenpflanze ist das Potenzial der Vogelmiere längst nicht ausgeschöpft. Die neuere Forschung bescheinigt dem Unkraut eine große therapeutische Zukunft, denn die kleine unscheinbare Pflanze kann mit einigen Überraschungen aufwarten.

VOGELMIEREN-SMOOTHIE

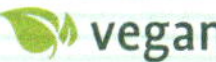 **vegan**

- 2 Handvoll frische Vogelmiere
- 1 Handvoll junge Brennnesseltriebe
- 1 Apfel
- 1 reife Mango
- 1 kleines Stück frischer Ingwer
- 100–200 ml Orangensaft

Alle Zutaten in einem starken Mixer zu einem sättigenden Power-Drink verarbeiten, der den Stoffwechsel in Schwung bringt. Die Flüssigkeitsmenge können Sie nach Vorliebe variieren. Aufgrund des Saponingehalts sollten Sie Vogelmieren-Smoothie nicht in Übermengen konsumieren, da dies den Magen reizen kann.

Kein Wunder, enthält sie doch zahlreiche bioaktive Sekundärstoffe, wie Flavonoide, Schleimstoffe, Anthrachinone, Triterpen-Saponine, Phenolsäuren, Fettalkohole und Cyclopeptide.

So wurde beispielsweise die entzündungshemmende und schmerzlindernde Wirkung belegt, die schon die mittelalterlichen Autoren erwähnten. In mehreren Studien wurde auch eine starke antioxidative Aktivität nachgewiesen, was die Vogelmiere zu einem wirksamen Radikalfänger macht.

Sehr interessant klingt auch die Beobachtung, Vogelmierenextrakte könnten Angst- und Spannungszustände lindern. Außerdem konnten Extrakte aus der Vogelmiere erhöhten Blutdruck senken. Zudem wirkten sie sich positiv auf den Cholesterinspiegel im Blut aus, woran unter anderem die enthaltenen Fettalkohole beteiligt sind. Aber damit nicht genug: Die Vogelmiere besitzt sowohl einen Appetitzüglereffekt als auch eine das schnelle Abnehmen unterstützende Wirkung, was sie für die begleitende Behandlung von Übergewicht interessant macht. Dies konnte bei Mäusen und Ratten signifikant belegt werden. Ebenfalls eindeutig belegt wurde bei Nagetieren die antidiabetische Wirkung des alkoholischen Blattextraktes.

Es liegen auch Studien vor, die eine antimikrobielle und antivirale Wirkung bestätigen, unter anderem beim Hepatitis-B-Virus. Hierbei spielen die enthaltenen Cyclopeptide eine entscheidende Rolle. Cyclopeptide werden auch von der Kosmetikindustrie genutzt, und zwar als Anti-Aging-Mittel.

Trotz ruhmreicher Vergangenheit und vielversprechender neuer Erkenntnisse ist die Vogelmiere leider in keinem offiziellen Arzneibuch verzeichnet. So bleibt uns nichts anderes übrig, als die Vogelmierenmedizin selbst herzustellen.

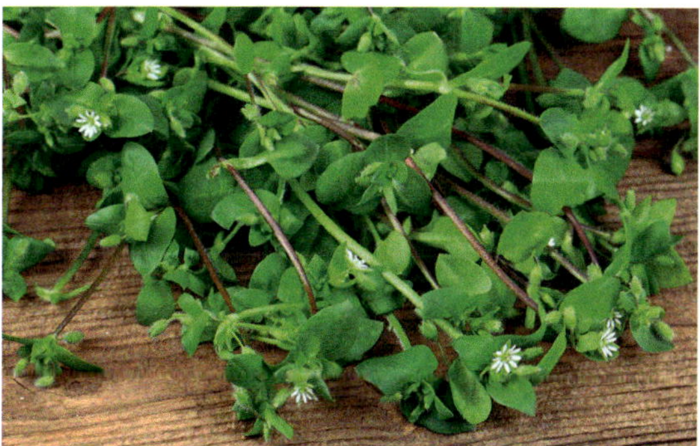

Die zarten Triebe eignen sich für Küche und Hausapotheke.

VOGELMIEREN-ERDÄPFELKAS

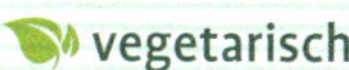 **vegetarisch**

Erdäpfelkas (= Kartoffelkäse) ist ein bayrischer Brotaufstrich aus Kartoffeln, Zwiebeln und Rahm.

- 450 g frisch gekochte mehlige Kartoffeln
- 1 Zwiebel, fein gewürfelt
- 1 Knoblauchzehe, gepresst
- ½ TL Kümmel
- 1 TL gekörnte Brühe / Gemüsebrühe
- Pfeffer, Salz
- 150 g Sauerrahm
- 50 g Crème fraîche
- 50 g Vogelmiere

Die ausgekühlten Kartoffeln reiben oder durch die Presse drücken. In einer Schüssel mit Zwiebel, Knoblauch und Gewürzen vermischen. Zum Schluss heben Sie Sauerrahm, Crème fraîche und klein geschnittene Vogelmiere da runter. Zu frisch gebackenem Brot servieren.

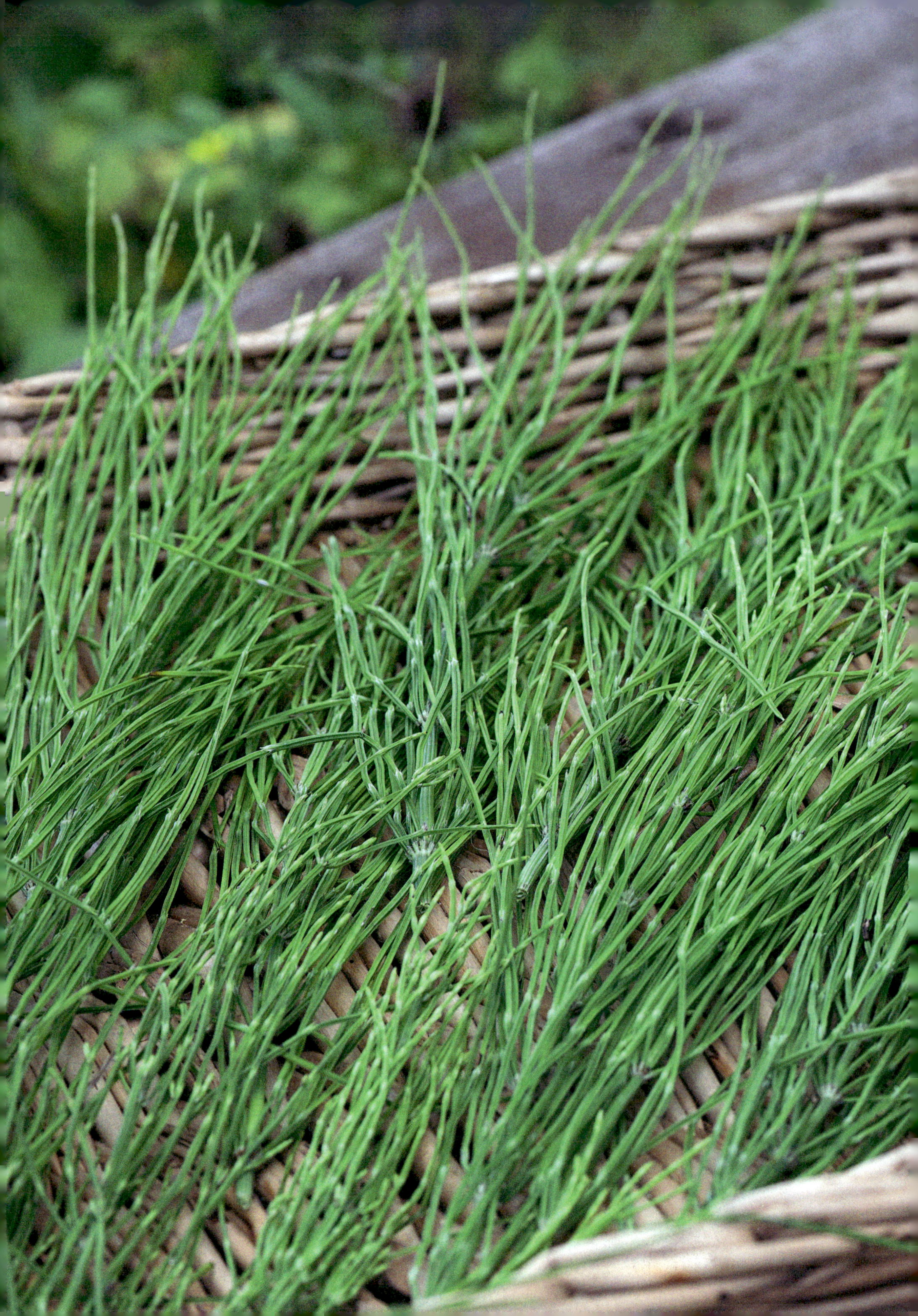

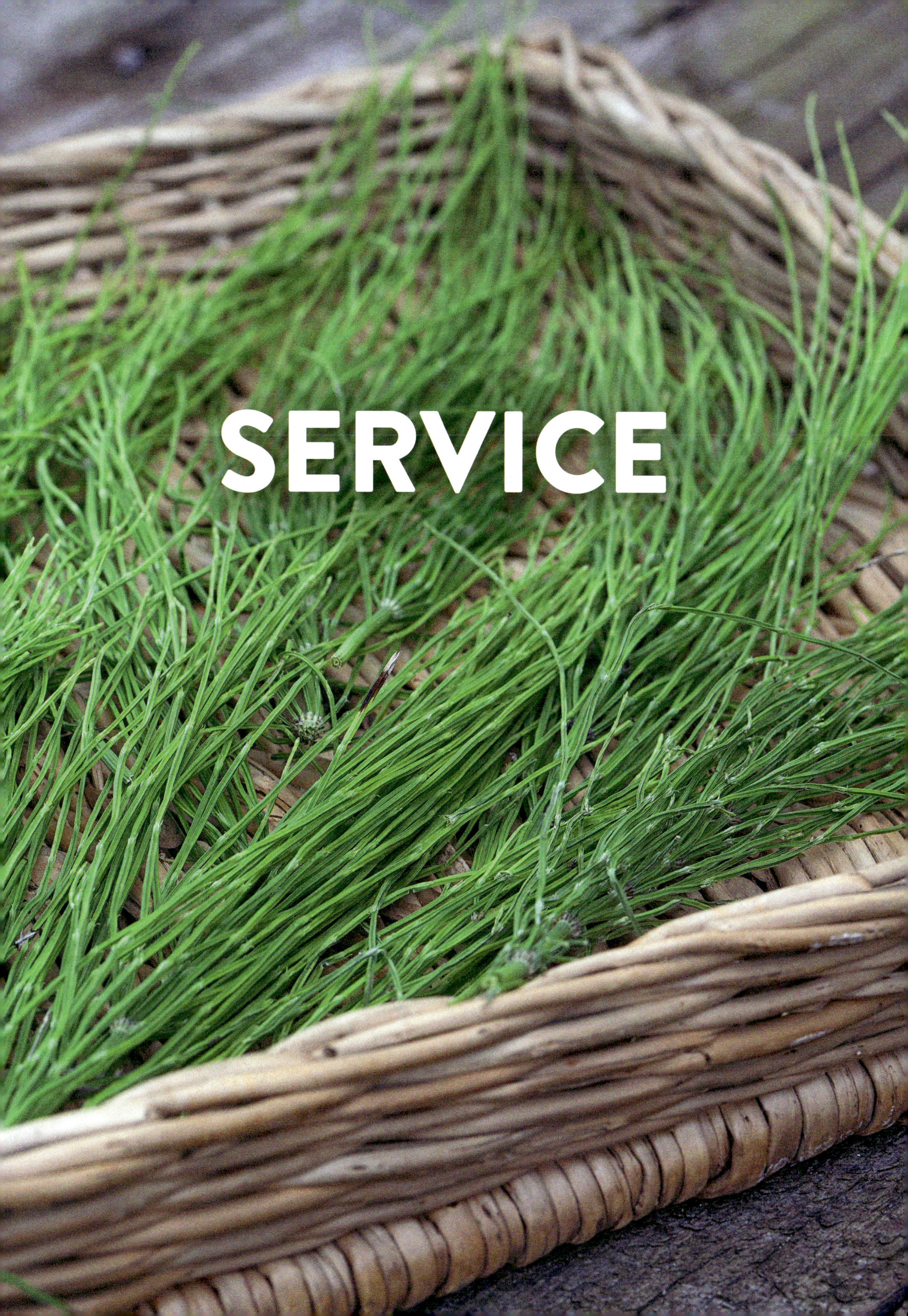

SERVICE

DIE ACKERUNKRÄUTER IM ÜBERBLICK

Unkraut	Unkrauttyp	Funktion als Zeigerpflanze			
Name	**Samen- (S) oder Wurzelunkraut (W)**	**lockerer, Boden, gute Bodengare**	**schwerer, verdichteter Boden**	**stickstoff-reicher Boden**	**kalkhaltiger Boden**
Acker-Hellerkraut	S			x	
Acker-Kratzdistel	S + W		x	x	
Acker-Schachtelhalm	W		x		
Acker-Winde	W			x	x
Amarant, Zurückgebogener	S			x	
Beifuß	S			x	
Bingelkraut, Einjähriges	S	x		x	x
Brennnessel, Große	W + S			x	
Ehrenpreis, Persischer	S	x		x	x
Fingerkraut, Kriechendes	W		x	x	x
Gänsefuß, Weißer	S	x		x	
Giersch, Gewöhnlicher	W			x	
Greiskraut	S			x	
Hirtentäschel, Gewöhnliches	S			x	
Hohlzahn, Gewöhnlicher	S			x	x
Horn-Sauerklee	W			x	
Kamille	S	x		x	
Klatschmohn	S			x	x
Kletten-Labkraut	S	x		x	
Knopfkraut	S	x		x	
Kohl-Gänsedistel	S	x		x	
Kriech-Quecke	W		x	x	
Löwenzahn, Gewöhnlicher	S			x	
Nachtschatten, Schwarzer	S			x	
Portulak	S			x	
Rainkohl	S			x	
Schaumkraut, Behaartes	S				
Taubnessel, Rote	S	x		x	
Vogelknöterich	S		x		
Vogelmiere	S	x		x	

	Funktion als Zeigerpflanze		Giftigkeit	Nährstoffgehalt (mg/100 g Frischsubstanz) *				
	feuchter Boden	trockener (warmer) Boden		Kalium	Kalzium	Magnesium	Eisen	Vitamin C
				–	–	–	–	–
				–	–	–	–	–
	x			–	–	101	2,9	–
			giftig	–	–	–	–	–
				641	215	150	6,8	57
				400	150	30	2	45
			leicht giftig	–	–	–	–	–
				430	580	98	4,3	215
				–	–	–	–	–
				–	–	–	–	–
				995	240	230	3,9	126
				528	110	31	2,4	148
			giftig	–	–	–	–	–
				520	220	84	5,5	104
				–	–	–	–	–
		x		–	–	150	8	105
				–	–	–	–	–
		x		616	205	36	4,9	26
				517	145	13	3,2	
				405	330	60	7,8	80
				585	93	54	3	63
				–	–	–	–	–
				510	125	32	2,6	78
			giftig	–	20 (Blätter)	240 (Blätter)	13 (Blätter)	14 (Blätter)
		x		585	100	245	3,1	48
				–	–	–	–	–
				–	–	–	–	36
				460	121	23	3,3	144
				–	–	–	–	90
				632	107	41	5,5	60

* Die Mengenangaben der Nährstoffe sind Durchschnittswerte mehrerer Messungen und Studien aus unterschiedlichen Regionen. Die bei den Messungen auftretenden Schwankungen sind auf den Einfluss von Klima, Witterung, Standort, Bodenzusammensetzung und Erntezeitpunkt zurückzuführen. Zu einigen Pflanzen liegen leider keine Nährwertanalysen vor.

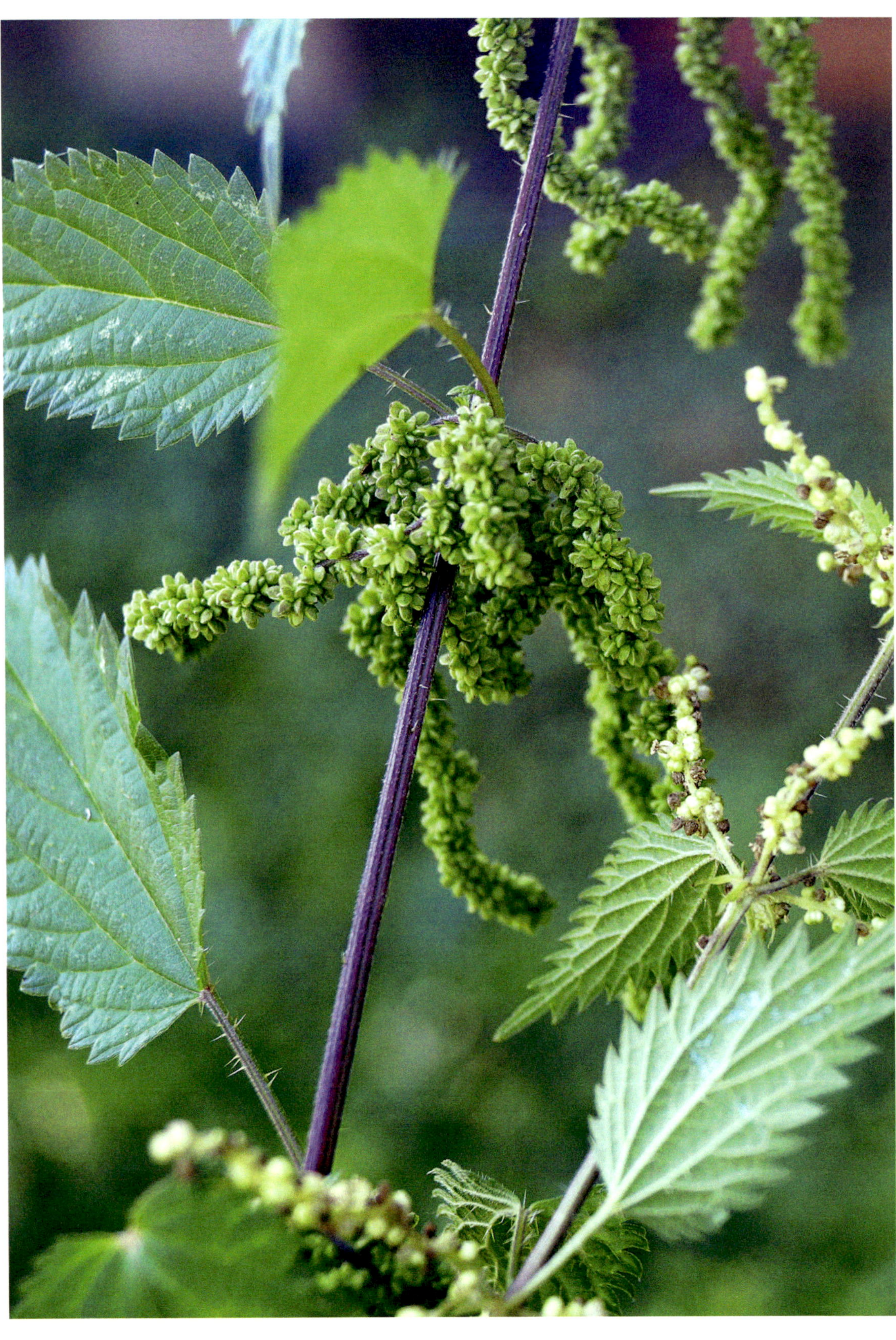

FACHBEGRIFFE KURZ ERKLÄRT

abortiv: eine Fehlgeburt herbeiführend, abtreibend

Acetylcholin: einer der wichtigsten Neurotransmitter, also ein Botenstoff, der Nervenimpulse weiterleitet

adstringierend: zusammenziehend, durch Gerbstoffe hervorgerufene Wirkung auf Haut oder Schleimhaut

Alkaloide: sekundäre Pflanzenstoffe, die Stickstoffatome enthalten; meist giftig; diese Stoffgruppe ist vor allem in der Acker-Winde (S. 37), im Bingelkraut (S. 51), im Greiskraut (S. 85), im Klatschmohn (S. 109) und im Schwarzen Nachtschatten (S. 143) vertreten

Allergie, allergen: überempfindliche Immunreaktion auf bestimmte Stoffe (etwa Pollen, Tierhaare)

Anthocyane: Pflanzenfarbstoffe, die Früchte und Blüten blau, violett oder rot färben, wirken oft zellschützend; diese Stoffgruppe ist vor allem im Klatschmohn (S. 109) und im Schwarzen Nachtschatten (S. 143) vertreten

Anthrachinone, Anthranoide: pflanzliche Sekundärstoffe mit abführender Wirkung, die bei Verstopfung eingesetzt werden; diese Stoffgruppe ist vor allem im Acker-Hellerkraut, (S. 23), im Kletten-Labkraut (S. 115) und in der Vogelmiere (S. 173) zu finden.

antibakteriell: wirksam gegen Bakterien

antibiotisch: wirksam gegen Mikroorganismen aller Art

Antidepressivum: Mittel mit stimmungsaufhellenden Eigenschaften zur Behandlung von Depressionen

antidiabetisch: wirksam bei Diabetes mellitus durch Blutzuckersenkung

antikanzerogen: Krebs entgegenwirkend

antimikrobiell: wirksam gegen Mikroorganismen

antimykotisch: wirksam gegen Pilze

antioxidativ: schützt die Zellen vor oxidativem Stress durch die Bindung von → freien Radikalen

antiulzerogen: wirksam gegen Geschwüre im Magen

antiviral: wirksam gegen Viren

Antoxidantien, Radikalfänger: Stoffe (etwa Carotinoide, Flavonoide, Vitamin A, C und E), die → freie Radikale abfangen können

Apophyten: einheimische Pflanzen, die ihren Lebensraum mithilfe des Menschen ausdehnen

Archäophyten: Pflanzen, die vor 1492 in ein neues Gebiet eingeführt wurden

ätherisches Öl: öliger, leicht verdampfender Pflanzeninhaltsstoff, der den Pflanzen ihren charakteristischen Geruch verleiht; besitzt vielfältige pharmakologische Wirkungsmöglichkeiten wie schleimlösend oder entzündungshemmend; ätherische Öle finden sich vor allem in Beifuß (S. 45), Giersch (S. 79), Kamille (S. 103) und in der Quecke (S. 133)

Carotinoide: umfangreiche Gruppe der sekundären Pflanzenstoffe mit gelber, orangefarbener bis rötlicher Färbung; beispielsweise bedeutsam für die Immunabwehr; diese Stoffe sind stark vertreten in Löwenzahn (S. 137), Gänsedistel (S. 127), Weißem Gänsefuß (S. 73) und Giersch (S. 79)

Cumarine: sekundäre Pflanzenstoffe mit angenehm würzigem Geruch (etwa in Waldmeister); Cumarine sind vor allem vertreten in Acker-Winde (S. 37), Beifuß (S. 45), Bingelkraut (S. 51), Gänsefuß (S. 73), Giersch (S. 79), Kamille (S. 103) und Klatschmohn (S. 109)

Cyclopeptide: pflanzliche Stoffe aus Aminosäuren; oftmals mit antibakterieller oder entzündungshemmender Wirkung; diese Stoffe finden sich in der Vogelmiere (S. 173)

Diterpene: sekundäre Pflanzenstoffe, die zu den Isoprenoiden (Terpenoide) gehören, sind z. B. oft in ätherischen Ölen und in Harzen enthalten; finden sich in Acker-Hellerkraut (S. 23), Hohlzahn (S. 95) und Knopfkraut (S. 121)

Droge: getrocknetes Pflanzenmaterial

Elaiosom: Fettreiches Anhängsel am Samen, als Ausbreitungsstrategie mithilfe von Ameisen

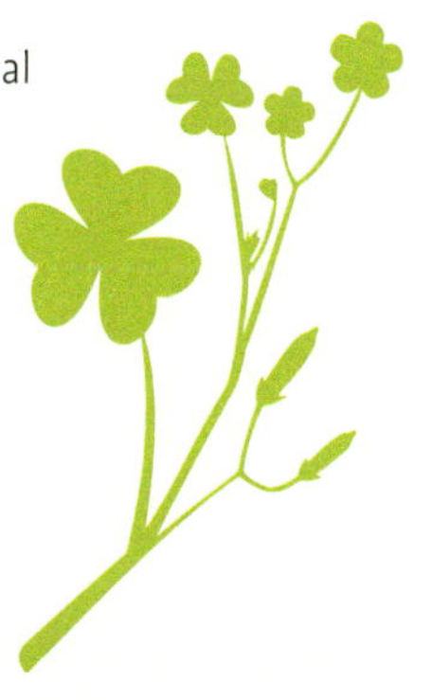

Flavonoide: sehr umfangreiche Gruppe sekundärer Pflanzenstoffe, zu denen ein Großteil der Blütenfarbstoffe gehört; Stoffe mit vielen gesundheitlichen Wirkungen; diese große Stoffgruppe ist in allen Pflanzen vertreten

freie Radikale: Atome, die ein ungepaartes Elektron besitzen. Diese Verbindungen streben danach, anderen Molekülen ihre Elektronen zu entreißen und sie damit zu oxidieren. Ist der Anteil freier Radikale zu groß, führt dies zu Zellschäden.

Furanocumarine: spezielle Cumarinverbindungen mit → photosensibilisierenden Eigenschaften (sehr häufig bei Doldenblütlern); sind im Gänsefuß (S. 73) vertreten

Gerbstoffe: sekundäre Pflanzenstoffe mit gerbender (zusammenziehender) Wirkung; Gerbstoffe sind in allen Pflanzen zu finden, besonders zahlreich in Kriechendem Fingerkraut (S. 69), Taubnessel (S. 163) und Vogelknöterich (S. 169)

Glykoside: chemische Verbindungen, bei denen ein Alkoholmolekül an einen Zuckerteil gebunden ist (etwa Senfölglykoside oder Iridoidglykoside)

Herbizide: chemisches Mittel zu Unkrautvernichtung

Indikation: Anwendungsgebiet

Iridoide, Iridoidglykoside: sekundäre Pflanzenstoffe mit vielfältiger pharmakologischer Wirkung; gehören zu den Isoprenoiden (Terpenoide); meist bitterer Geschmack; Iridoide sind wirkbestimmend bei Ehrenpreis (S. 63), Hohlzahn (S. 95) und Taubnessel (S. 163)

karzinogen: krebsauslösend

Kieselsäure: chemische Verbindung mit Silizium, die für die Gesundheit von Haut, Haaren und Knochen wichtig ist; besonders viel Kieselsäure enthalten Brennnessel (S. 55), Hohlzahn (S. 95), Quecke (S. 133), Schachtelhalm (S. 31) und Vogelknöterich (S. 169)

Kompresse: Umschlag, Auflage

Lanolin: Wollwachs oder Wollfett, das beim Waschen von Schafswolle gewonnen wird

Lignane: sekundäre Pflanzenstoffe, die östrogenartige Wirkungen besitzen, finden sich in Brennnessel (S. 55) und Vogelknöterich (S. 169)

Mineralien, Mineralstoffe: lebensnotwendige Stoffe (etwa Kalzium, Kalium, Magnesium und Natrium), die der Organismus nicht selbst herstellen kann und die deshalb mit der Nahrung zugeführt werden müssen

Mörser: Reibschale, die mithilfe eines Stößels zum Zerkleinern von Pflanzenteilen dient

mutagen: beim Embryo potenziell Genmutationen hervorrufend, also das Erbgut verändernd

Neolithikum: Zeitepoche, die mit dem Anbau von Kulturpflanzen beginnt und auch Jungsteinzeit genannt wird

Neophyten: Pflanzen, die nach 1492 in ein neues Gebiet eingeführt wurden

Osteoporose: Verringerung der Knochendichte

Oxalsäure: organische Säure, die in vielen Pflanzen vorkommt; sie kann das Risiko der Bildung von Nieren- und Blasensteinen begünstigen. Sehr reich an Oxalsäure sind Zurückgebogener Amarant (S. 41), Gänsefuß (S. 73), Gänsedistel (S. 127), Horn-Sauerklee (S. 99) und Portulak (S. 149)

Pestizide: Überbegriff für chemische Schädlingsbekämpfungsmittel; dazu gehören Herbizide (gegen Pflanzen), Insektizide (gegen Insekten) und Fungizide (gegen Pilze)

Pflanzenschleimstoffe: bestehen vorwiegend aus Polysacchariden und wirken schleimhautschützend; Schleimstoffe finden sich in Kamille (S. 103), Klatschmohn (S. 109), Portulak (S. 149), Quecke (S. 133), Taubnessel (S. 163), Vogelknöterich (S. 169) und Vogelmiere (S. 173)

Phenolsäuren: sekundäre Pflanzenstoffe, oftmals mit antimikrobieller und antikarzinogener Wirksamkeit, etwa Rosmarinsäure, Kaffeesäure; Phenolsäuren sind in allen Pflanzen zu finden, besonders vertreten in Zurückgebogenem Amarant (S. 41), Kriechendem Fingerkraut (S. 69), Knopfkraut (S. 121) und Gänsedistel (S. 127)

photosensibilisierend, phototoxisch: toxische Reaktion, ausgelöst durch Hautkontakt mit einem chemischen Stoff unter Einfluss von Sonnenlicht

Phytosterine/Phytosterole: pflanzliche Sterole, die zu den sekundären Pflanzenstoffen gehören; kommen hauptsächlich in fettreichen Pflanzenteilen vor und haben eine cholesterinsenkende Wirkung; findet man vor allem in Acker-Hellerkraut (S. 23), Acker-Kratzdistel (S. 27), Acker-Winde (S. 37), Bingelkraut (S. 51), Brennnessel (S. 55), Gänsefuß (S. 73), Horn-Sauerklee (S. 99) und Portulak (S. 149)

Phytotherapie: Pflanzenheilkunde

Polyacetylene: sekundäre Pflanzenstoffe, die vor allem in Dolden- und Korbblütlern zu finden sind; sie besitzen eine antibakterielle Wirksamkeit, vor allem vertreten im Giersch (S. 79)

Prävention/präventiv: vorbeugende Maßnahme/vorbeugend

Procyanidine, Proanthocyanidine: sekundäre Pflanzenwirkstoffe, die zur großen Gruppe der Flavonoide gehören; starke antioxidative Wirksamkeit; stark vertreten in Gänsedistel (S. 127) und Kriechendem Fingerkraut (S. 69)

Protein: Eiweißstoff

protektiv: schützend

Pyrrolizidinalkaloide: sekundäre Pflanzenstoffe aus der Gruppe der Alkaloide. Einige davon können die Leber schädigen und Krebs auslösen; charakteristisch für das Greiskraut (S. 85)

Rhizom: unterirdische meist waagrecht verlaufende Sprossachse, oft auch Wurzelstock genannt

Saponine: sekundäre Pflanzenstoffe, die mit Wasser gelöst wie Seifen einen Schaum ergeben, wirken sehr vielseitig z. B. schleimlösend; diese Stoffe sind vertreten in Acker-Winde (S. 37), Zurückgebogenem Amarant (S. 41), Bingelkraut (S. 51), Ehrenpreis (S. 63), Kriechendem Fingerkraut (S. 69), Gänsefuß (S. 73), Hohlzahn (S. 95), Kletten-Labkraut (S. 115), Gänsedistel (S. 127), Schwarzem Nachtschatten (S. 143), Portulak (S. 149), Schaumkraut (S. 159), Taubnessel (S. 163), Vogelknöterich (S. 169) und Vogelmiere (S. 173)

Schleimstoffe: → Pflanzenschleimstoffe

Segetalpflanzen: Ackerbegleitflora, Wildpflanzen auf den Ackerflächen

sekundäre Pflanzenstoffe: Stoffe in den Pflanzen, die einen hohen Stellenwert für die menschliche Gesundheit haben. Den Pflanzen dienen diese Stoffe etwa zur Abwehr von Fressfeinden, Pilzen, Bakterien, Viren, ebenso zum Schutz vor UV-Licht. Dazu gehören u. a. die Stoffgruppen ätherische Öle, Cumarine, Flavonoide, Gerbstoffe und Saponine.

Senföle, Senfölglykoside (= Glucosinolate): sekundäre Pflanzenstoffe, die im Senf, aber auch in vielen weiteren Kreuzblütlern vorkommen und stark antibakteriell wirken; stark vertreten in Acker-Hellerkraut (S. 23), Hirtentäschel (S. 89) und Schaumkraut (S. 159)

Sesquiterpene: sekundäre Pflanzenstoffe, die zur Gruppe der Isoprenoide (Terpenoide) gehören und oft in ätherischem Öl vorkommen, finden sich in Acker-Kratzdistel (S. 27) und Zurückgebogenem Amaranth (S. 41)

Sesquiterpenlactone: Sesquiterpen-Derivate, die einen bitteren Geschmack aufweisen und oft in Korbblütlern vorkommen; wirken entzündungshemmend und kommen in Beifuß (S. 45), Gänsedistel (S. 127), Kamille (S. 103), Löwenzahn (S. 137) und Rainkohl (S. 155) vor

Spurenelemente: mineralische Elemente, die der Organismus nur in Spuren benötigt (etwa Selen oder Zink)

Steriode: Hierzu gehören die → Sterole, aber auch die Sexualhormone

Sterole: → Phytosterole

Superfood: Lebensmittel mit gesundheitlichen Vorteilen, meist hoher Vitamin- und Mineralstoffgehalt

TCM: **t**raditionelle **c**hinesische **M**edizin

toxisch: giftig

Triterpene: sekundäre Pflanzenstoffe, die zur Gruppe der Isoprenoide (Terpenoide) gehören; wirken oft blutdruck- und cholesterinsenkend; finden sich in Acker-Hellerkraut (S. 23), Acker-Kratzdistel (S. 27), Kriechendem Fingerkraut (S. 69), Hohlzahn (S. 95), Horn-Sauerklee (S. 99), Löwenzahn (S. 137), Portulak (S. 149), Taubnessel (S. 163), Vogelknöterich (S. 169) und Vogelmiere (S. 173)

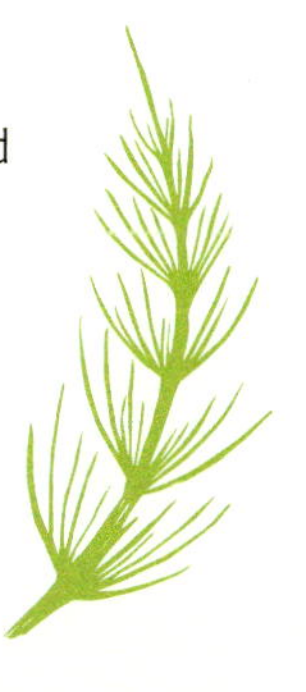

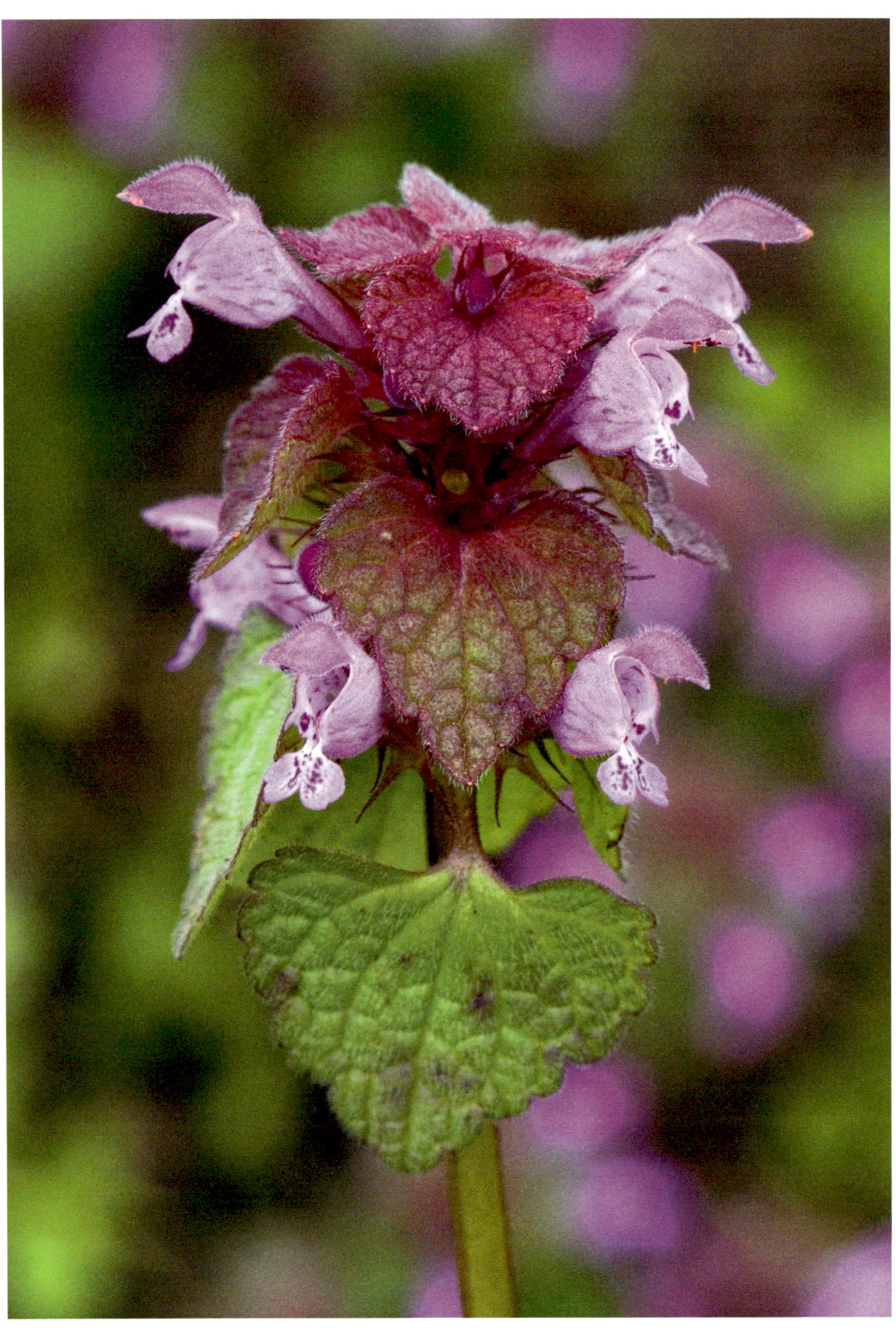

REGISTER

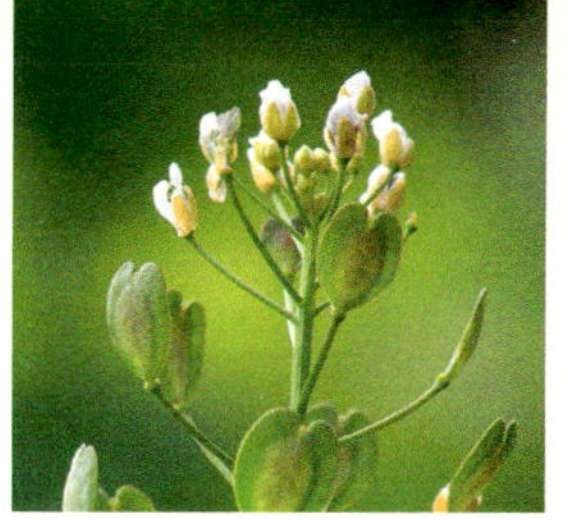

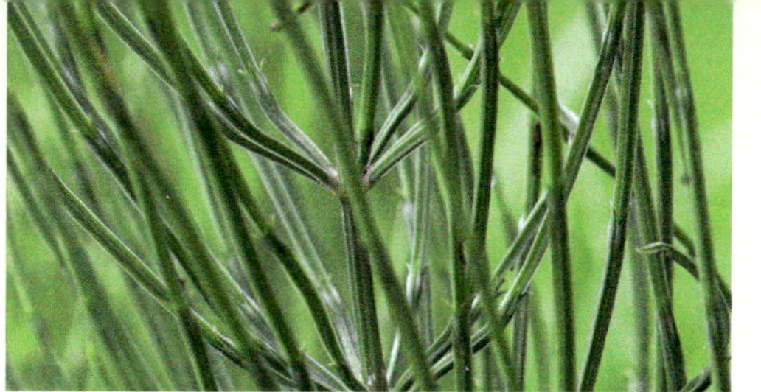

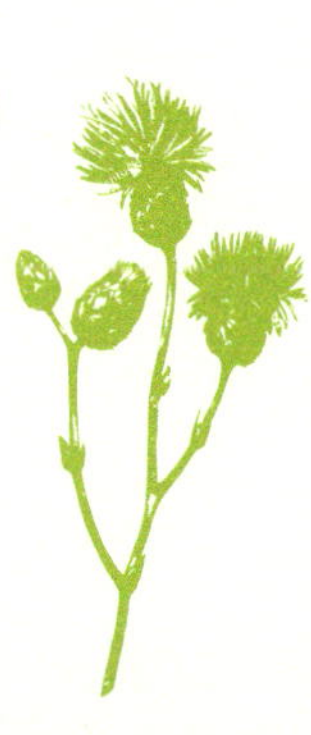

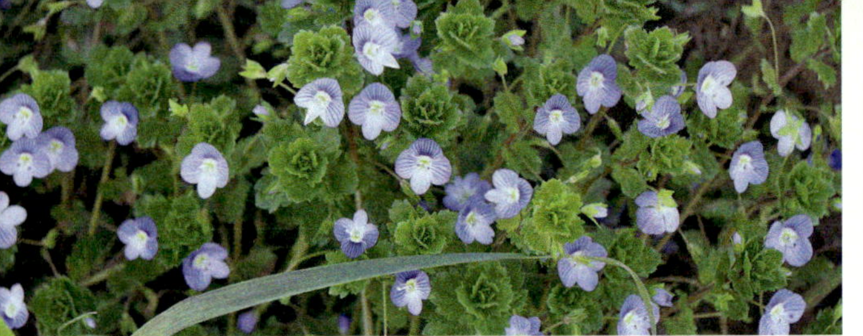
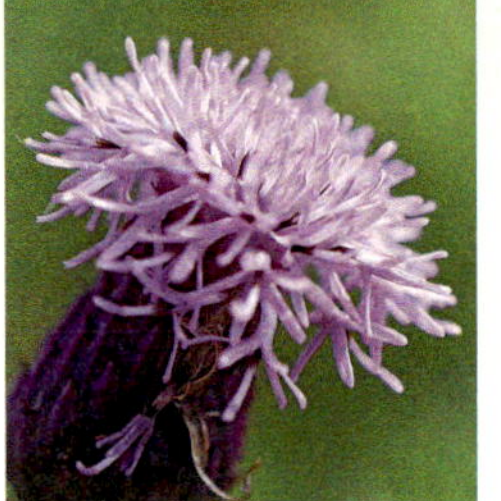
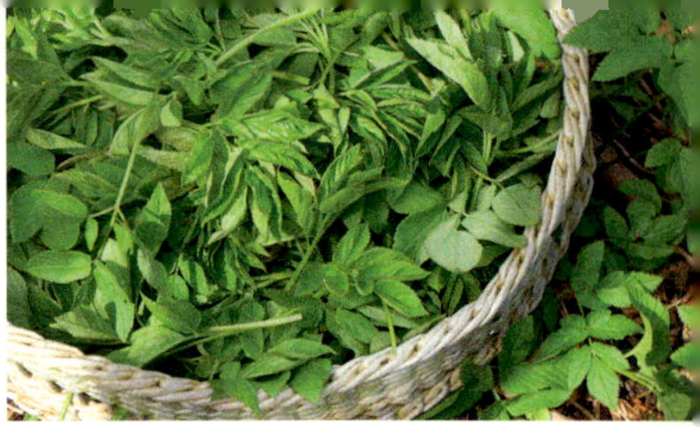

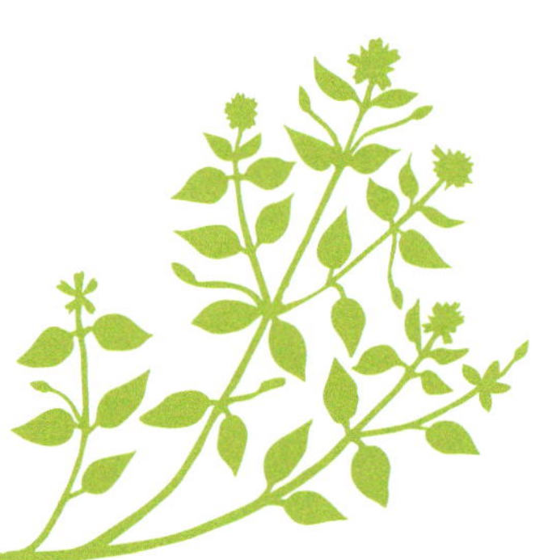

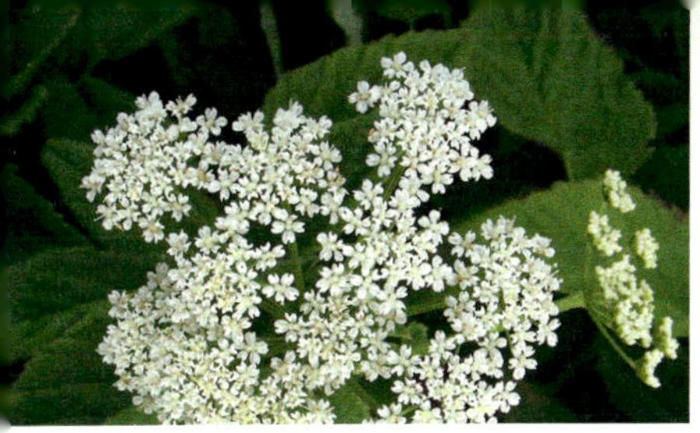
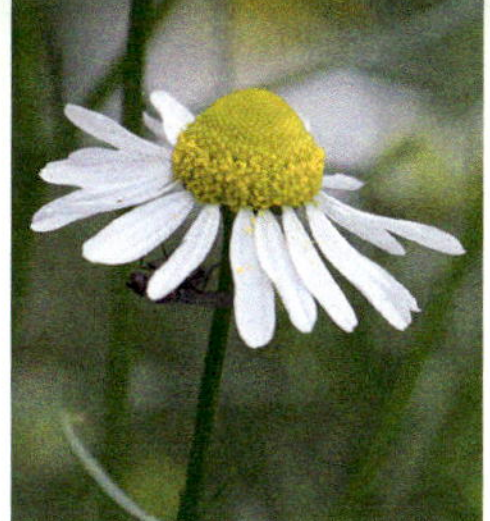
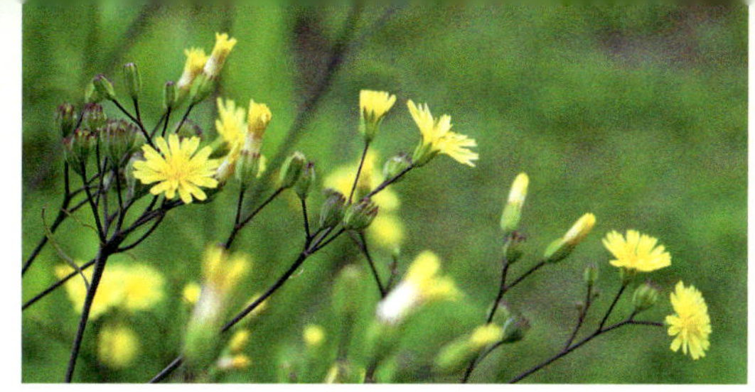

R

S

T

U

V

W

Z

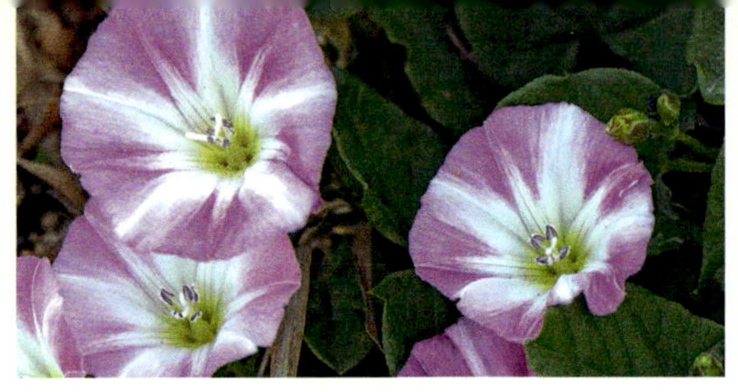
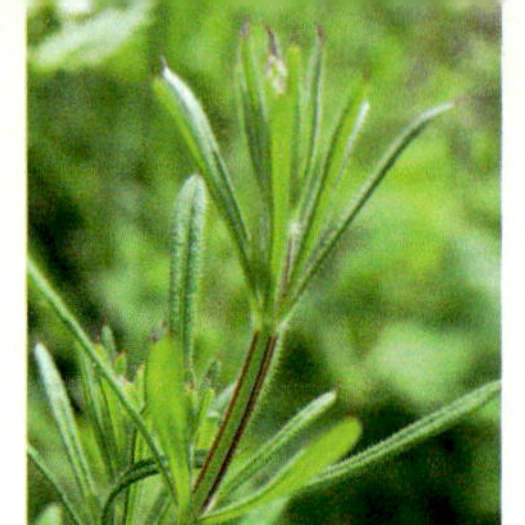
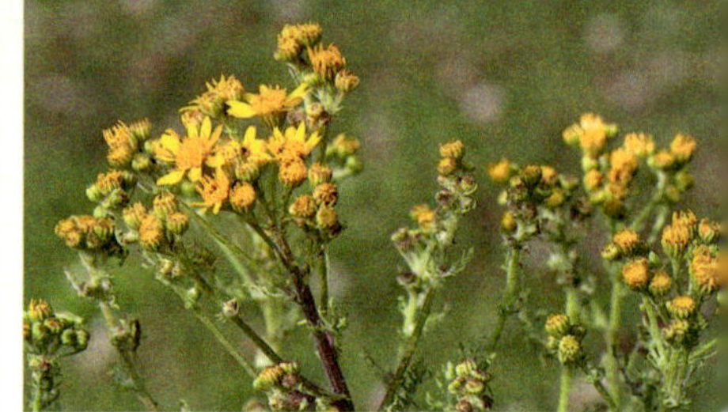

ZUM WEITERLESEN

Beiser, Rudi (2022): **Unsere essbaren Wildpflanzen – Bestimmen, sammeln, zubereiten und genießen.** Kosmos Verlag

Beiser, Rudi (2022): **Essbare Wildkräuter und Wildbeeren für unterwegs.** Kosmos Verlag

Beiser, Rudi (2020): **Tee aus Kräutern und Früchten – 68 Teekräuter sammeln, zubereiten und genießen.** Kosmos Verlag

Beiser, Rudi (2017): **Wildkräuter – Von der Wiese auf den Teller – mit 42 vitalen Rezepten.** Trias Verlag

Beiser, Rudi (2021): **Heilpflanzen finden – Der Blitzkurs für Einsteiger.** Verlag Eugen Ulmer

Beiser, Rudi (2019): **Geheimisse der Hecken – Heilkraft, Mythen und Kulturgeschichte unserer Sträucher.** Verlag Eugen Ulmer

Beiser, Rudi (2017): **Baum und Mensch – Heilkraft, Mythen und Kulturgeschichte unserer Bäume.** Verlag Eugen Ulmer

Beiser Rudi (2020): **Öle, Cremes und Salben aus Heilpflanzen – Wirksame Rezepturen selbst gemacht.** Verlag Eugen Ulmer

Beiser, Rudi & Ell-Beiser, Helga (2022): **Heilpflanzen-Tinkturen – Wirksame Pflanzenauszüge selbst gemacht.** Verlag Eugen Ulmer

Bergmann, Heide & Armbruster, Ulrike: **Wildkräuter aus Topf und Garten: Grüne Kraft pflanzen und genießen.** Verlag Eugen Ulmer

Hansch, Susanne & Schwarzer, Elke (2019): **Der Giersch muss weg! 28 Unkräuter bekämpfen oder einfach aufessen.** Verlag Eugen Ulmer

Hansch, Susanne (2023): **Die große Wildkräuter-Kochschule – Pflanzenwissen, Küchenpraxis und 180 wilde Rezeptideen.** Verlag Eugen Ulmer

Hissel, Janine & Rechenburg, Liesa: **Wildkräuter im Herbst und Winter – Frische Pflanzenkraft in der kalten Jahreszeit genießen.** Verlag Eugen Ulmer

Hissel, Janine & Schwarzer, Elke (2021): **Das kleine Unkraut-Kochbuch.** Verlag Eugen Ulmer

Höfflin-Rock, Bärbel (2022): **Wildkräuterküche – Kräuterfrauen verraten ihre Lieblingsrezepte.** Verlag Eugen Ulmer

Höller, Anke (2022): **Mein kleines Kräutercafé für zu Hause: Wohlfühlrezepte mit Wildkräutern für Frühstück, Snacks und Kaffeeklatsch.** Verlag Eugen Ulmer

Kremer, Bruno P. (2023): **Essbare und giftige Wildpflanzen: Über 200 Kräuter, Beeren, Nüsse.** Verlag Eugen Ulmer

Schneider, Christine (2021): **Wildkräuter finden – Der Blitzkurs für Einsteiger.** Verlag Eugen Ulmer

Wurft, Monika (2020): **Mein Wildkräuterbuch: 30 essbare Pflanzen entdecken, sammeln und genießen.** Verlag Eugen Ulmer

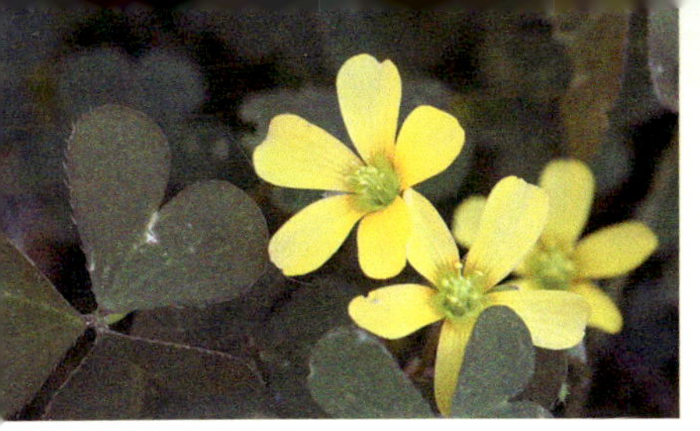
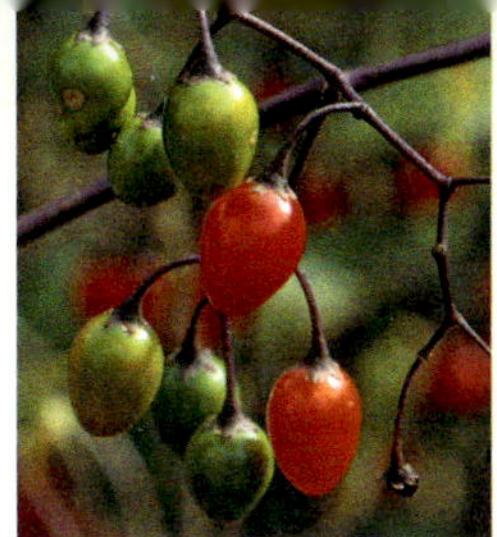
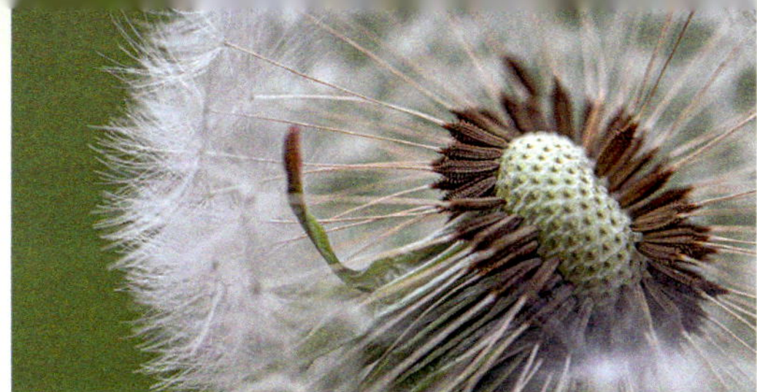

MEIN DANK …

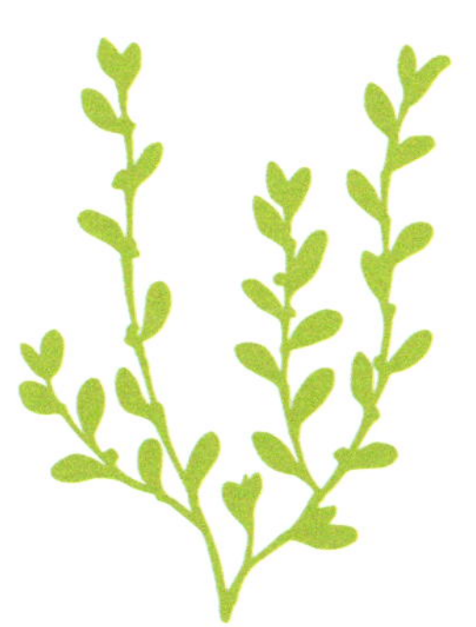

… gilt an allererster Stelle meiner Frau Helga Ell-Beiser, die seit über 30 Jahren meine Leidenschaft für Heil- und Wildpflanzen teilt.

Danken möchte ich auch unseren Töchtern Lena und Samira, denen wir unsere Freude an den Pflanzen und der Natur vermitteln durften.

Ein großer Dank auch an Ina Vetter und Ulf Müller, die mit großem Engagement an der direkten Entstehung des Buches beteiligt waren.

Nicht vergessen möchte ich die vielen Kursteilnehmerinnen und -teilnehmer, deren Wissbegierde und Anregungen dieses Buchprojekt auf den Weg brachten.

DER AUTOR

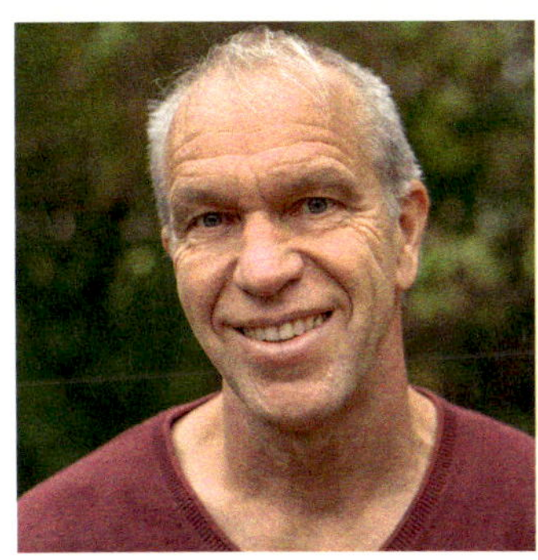

RUDI BEISER, Jahrgang 1960, beschäftigt sich seit 45 Jahren intensiv mit Heilpflanzen und essbaren Wildpflanzen. 20 Jahre lang betrieb er die von ihm gegründete La Luna Kräutermanufaktur, in der hochwertige Kräutertees in Demeter-Qualität produziert wurden. Dabei begegneten ihm täglich auf den Feldern die in diesem Buch beschriebenen Unkräuter. Sein reichhaltiges Wissen über Pflanzen und Pflanzenbrauchtum gibt er heute als Dozent an verschiedenen Instituten und als erfolgreicher Buchautor weiter.

www.rudibeiser.de

BILDQUELLEN

Beiser, Rudi:
17, 39, 50, 51 links, 52, 60 (180), 63 (186 links), 66, 69, 71, 79, 84, 87, 88 (2), 90, 92, 96, 98 (189 links), 103, 104, 110, 113, 114 (188 Mitte), 115, 123, 127, 128, 130, 148, 149, 152, 154 (187 rechts), 156, 159, 161, 163, 167, 168

Bellmann, Heiko/Frank Hecker Naturfoto: 4, 23, 26, 31, 62, 68, 108, 118, 142, 162

Ell-Beiser, Helga: 189 unten

Hecker, Frank Naturfoto:
Umschlagfoto vorne; 6/7, 12, 14, 18, 27, 30 (185 rechts), 32, 33, 35, 38, 40, 44, 45, 46 (3 oben), 49, 58, 65, 73, 74, 78, 83, 85 (188 rechts), 100, 102 (187 Mitte), 106, 112, 116, 118, 120, 121, 136, 138, 139, 140, 141, 144 (189 Mitte), 145, 155, 158, 165, 171, 172, 176/177, 184

mauritius images:
19, 20/21, 28 (186 Mitte), 36 (188 links), 51 rechts, 55, 72, 93, 126, 151, 173

Shutterstock.com:
Anna Gratys: 125; Diana Hlachova: 137 (189 rechts); IanRedding: 22 (185 links); Irina Papoyan: 146; Iva: 175; LUIS CANDELAS: 10; Madorf: 59; Marina.Martinez: 81 (186 rechts); Miglena Boneva: 61; Orest lyzhechka: 54, 76, 132; photowind: 135; RMX IMG: 42; Slavica Stajic: 56; ULD altmedia: 80 (187 links); weha: 24
Zoonar/Joerg Hemmer: 94

Adobe Stock/maritime_m: Illustration Buchrücken
Die Illustration auf Seite 32 fertigte Helmuth Flubacher.
Die Pflanzen-Icons stammen von Antje Warnecke.

IMPRESSUM

Anmerkung des Verlags zur Schreibweise (Gendering):
Gendergerechtigkeit und Inklusion sind bei uns gelebte Praxis – bei der Auswahl unserer Themen, bei der Recherchearbeit, in der Gestaltung. Unsere Texte meinen alle. Damit unsere Inhalte jedoch gut lesbar bleiben, verzichten wir in diesem Werk auf die jeweilige Mehrfachnennung oder Anpassung der Schreibweise bestimmter Bezeichnungen an die weibliche, männliche oder diverse Form.

Die in diesem Buch enthaltenen Empfehlungen und Angaben sind vom Autor mit größter Sorgfalt zusammengestellt und geprüft worden. Eine Garantie für die Richtigkeit der Angaben kann aber nicht gegeben werden. Autor und Verlag übernehmen keine Haftung für Schäden und Unfälle. Bitte setzen Sie bei der Anwendung der in diesem Buch enthaltenen Empfehlungen Ihr persönliches Urteilsvermögen ein.
Der Verlag Eugen Ulmer ist nicht verantwortlich für die Inhalte der im Buch genannten Websites.

Bibliografische Information der Deutschen Nationalbibliothek
Die Deutsche Nationalbibliothek verzeichnet diese Publikation in der Deutschen Nationalbibliografie; detaillierte bibliografische Daten sind im Internet über http://dnb.d-nb.de abrufbar.

Wollgrasweg 41, 70599 Stuttgart (Hohenheim)
E-Mail: info@ulmer.de
Internet: www.ulmer-verlag.de
Lektorat: Ina Vetter, Ulf Müller
Herstellung: Birgit Heyny
Umschlag-Gestaltung: Anette Vogt, red.sign, Stuttgart
Layout und Satz: Antje Warnecke, nordendesign.de
Reproduktion: time:ray, Jettingen
Druck und Bindung: Firmengruppe APPL, aprinta druck, Wemding
Printed in Germany

ISBN 978-3-8186-2040-0

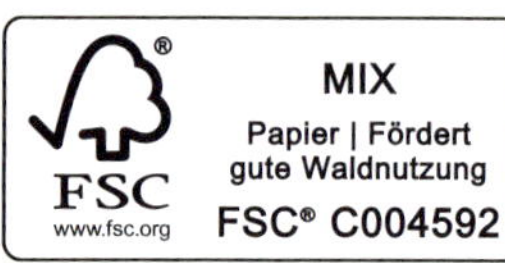

HIER KÖNNEN SIE WEITERLESEN

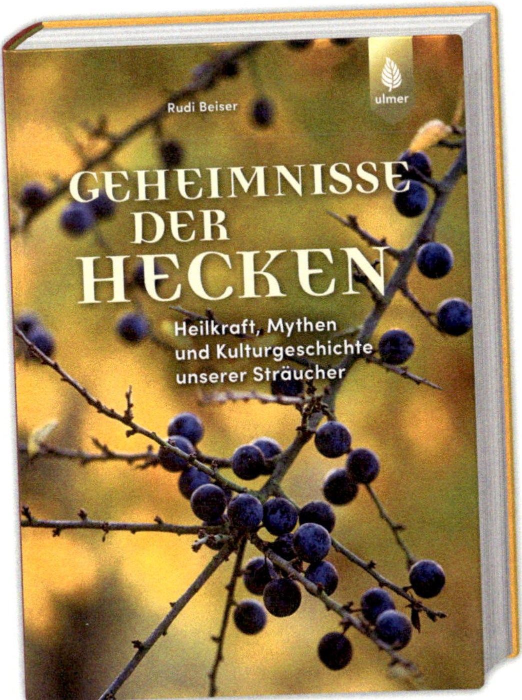

Menschen und Hecken pflegen seit Jahrtausenden eine Beziehung der besonderen Art. Holunder, Schlehe, Weißdorn waren nicht nur Feldgrenzen. Sie hatten im Volksglauben eine wichtige Schutzfunktion, inspirierten zu Mythen und Legenden, spendeten Früchte und Blätter für Nahrung und Medizin. Rudi Beiser, bekannt für sein umfangreiches Wissen zur aktuellen Heilpflanzenkunde, zu Brauchtum und Volksheilkunde, nimmt Sie mit auf eine Reise zu 23 unserer heimischen Sträucher. Er beleuchtet Volksglauben, traditionelle und moderne Naturheilkunde mit Heil- und Genussrezepten, die ökologische Bedeutung und Tipps für Sträucher im eigenen Garten.

Geheimnisse der Hecken. Heilkraft, Mythen und Kulturgeschichte unserer Sträucher. R. Beiser. 2019. 256 Seiten, 161 Farbfotos, geb. ISBN 978-3-8186-0726-5.

HEILKRAFT AUS DER NATUR

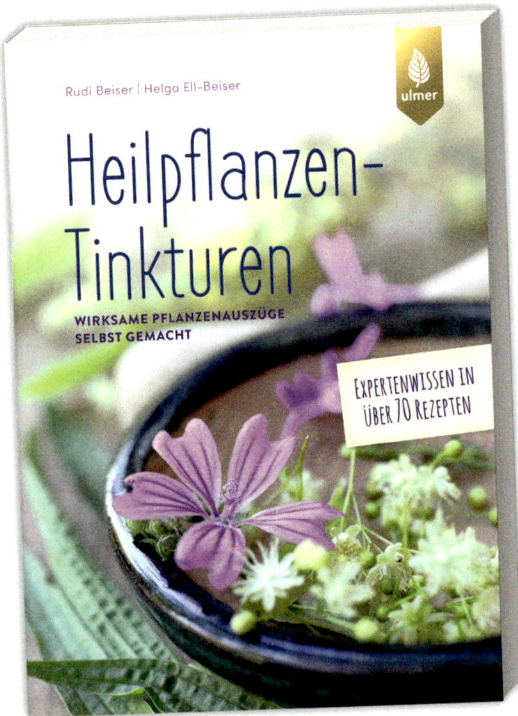

Tinkturen sind Heilpflanzenkonzentrate – durch sie können Sie die Inhaltsstoffe von Heilpflanzen sehr effektiv extrahieren und zugleich haltbar machen. Wenige Tropfen Tinktur enthalten häufig mehr Wirkstoffe als eine Tasse Tee. Die Heilpraktikerin Helga Ell-Beiser und der Heilpflanzenexperte Rudi Beiser schöpfen aus langjähriger Erfahrung und zeigen Ihnen in diesem Buch den optimalen Weg zur selbst gemachten Tinktur. Schritt für Schritt wird die Herstellung mit frischen und getrockneten Pflanzen erklärt. Mit über 70 Rezepten für alle wichtigen Beschwerden, einer exklusiv entwickelten Ausleitungstherapie sowie Tipps für Haus- und Reiseapotheke.

Heilpflanzen-Tinkturen. Wirksame Pflanzenauszüge selbst gemacht. Expertenwissen in über 70 Rezepten. R. Beiser, H. Ell-Beiser. 2., aktualisierte Auflage 2022. 160 Seiten, 70 Farbfotos, 10 Tabellen, Klappenbroschur. ISBN 978-3-8186-1268-9.